瑜伽中的能量精微體

結合古老智慧與人體解剖、
深度探索全身的奧秘潛能，喚醒靈性純粹光芒！

提亞斯．里托 Tias Little ◎著
林資香◎譯

Yoga of the Subtle Body

A Guide to the Physical and Energetic Anatomy of Yoga

目錄

引導練習索引

序言

我頌讚芭華妮（bhavānī），她的身體是甘露、示現為歡悅；在一串六朵蓮花的盡頭，她歡欣鼓舞地閃耀著勝利的光輝。帶著太陽主線（suṣumnā）散發的耀眼光芒，她融化了甘露之月、飲盡其光。

——商羯羅（Śaṅkarācarya）的《芭華妮頌歌》（*Bhavānī Bhujaṅgam*），第一節①

瑜伽中的能量精微體，不僅是身體最佳功能與校準的秘訣，更是感受快樂、愛、理解以及良好關係的關鍵。我們的身體是多麼地精巧、微妙、不可思議！有的時候，身體會融入純粹的意識之中；其他時候，身體則會機械化、快速地完成日常生活中無數的大小事。而能量精微體往往會表現於諸神、女神、脈輪、鮮花、令人驚異的動物以及神話的範疇之中，藉由能量精微體矛盾的循環與明亮的甘露之海，輝映心智及現實的本質。我們必須謹記，精微意味著神秘、無可精簡、細膩以及精緻。深入細察精微的事物，往往會讓我們暫停當下的思維過程、進入一種開放探索與驚異不已的境界。

我們每個人都擁有能量精微體，因爲我們都有身體，也有心智。透過心智，我們能記住及識別各種意象、符號與標籤，並將這些組織成經驗，種在感覺領域中開放、光輝燦爛、不帶偏見的樹上；我們推敲這些符號、標籤、想法所代表的意義，並對照重要的興趣、需要、希望以及恐懼。當我們思考著意識、上帝或時間之類的精微事物，我們的心智會爲這些所有的事物創造出一種象徵性的代表，並像物體般以不同的關係來安排它們。由於心智擁有這種似乎源源不絕之創造象徵的力量，我們對於自己與他人的經驗與想法，可能相當地不平衡、有偏見、悲慘而痛苦。老實說，我們的能量精微體大部分時候都有點兒悲慘不幸；而能量精微體會承受這種痛苦，是因爲我們心智中的愚昧無知把象徵與事物或地圖與版圖給混淆了，同時在此之際，心智還徒勞無功地設法將精微變成粗俗、暫時變成永久、深沉變成膚淺。

印度、西藏以及亞洲的瑜伽與譚崔（tantra）傳統皆樂於讓心智的焦點回到它自己身上，並冥思神話、隱喻、符號如何與呼吸的日常細節以及原始身體感知的經驗結合。內在呼吸、相關感知與想法的正念意識，會自然而然地對心智所有習於混淆的錯誤，展現其脈絡、深度以及平衡作用。傳統瑜伽練習可藉由想像並感受內在呼吸的領域、運用豐富多彩的意

編按：○為原註；●為編註。

①理查．弗里曼翻譯。

象，或是吟誦並導引梵咒到身體之中或周遭特定部位，以加速或鼓勵這樣的過程。這讓我們得以在一種眞正精微的層次（亦即：標記符號與參考想法暫時消失、相互連結的豐富世界閃耀登場）體驗事物，一起運用心智、思想、意象以看穿特定思維過程中重疊的混亂狀況。能量精微體的冥想可在一開始就消除造成痛苦與困惑的誤解，而隨著能量精微體逐漸平衡，它的管道也開始保持開放而無偏見的狀態，此時，涵蓋一切的每一項特定事物、想法或感覺的經驗就會出現，甚至到每個皮膚毛孔都包含了欣喜的宇宙、每個感覺點都展現了愉悅的甘露境地。最終，你正在冥想的這個能量精微體，就是一個神聖、驚人、無限的純粹意識、智慧以及慈悲之本體。

此書之美，在於作者提亞斯．里托（Tias Little）樂於保持身心的精微與神秘；這使我們的心智保持開放，也讓我們得以持續去觀察、探索，並享受現實令人煥然一新且永不厭倦的面貌。與里托一起探索解剖學、生理學及神經科學的詳盡性質與瑜伽、脈輪、氣脈等古老智慧的關聯，是多麼令人興奮！這項身體重要細部難解而深奧的基礎，有助於我們磨砥、淬鍊所有最重要、最尖端的瑜伽練習。

——理查．弗里曼（Richard Freeman）

著有《瑜伽之鏡》（*The Mirror of Yoga*，二〇一〇年）

引言

能量精微體是什麼？是某種物質，像是結締組織、荷爾蒙分泌物或是神經元的脈衝？或者是沒有形狀，像是空間、純粹的能量或是意識？能量精微體是否跟恐懼或熱情等情感綑綁在一起？在瑜伽的傳統中，將能量精微體視爲精細、微妙、宛如原子粒子般無限微小，也意味著身體中無所不在的靈性，亦即濕婆（Śiva）的諸多名稱之一。

在本書中，我對能量精微體進行了一場探索與調查，將傳統瑜伽來源中所出現的賦予生命之靈與解剖學之體等概念結合在一起。我將透過各種不同的角度來檢視我們的身體，包括經典印度神話中所描繪的身體、脈輪與氣脈系統的深奧解剖學，以及當代整體健康系統中所繪製的身體結構。

儘管關於瑜伽哲學與解剖學的書籍多不勝數，但將兩者結合起來的著作卻是少之又少。融合、匯聚許多古老瑜伽典籍中所描述的神秘解剖學與身體的腺體、結締組織、器官的概念，長久以來始終是我的一項興趣，因此，本書旨在對有關身體的抽象推測提供洞察與見解，並透過練習、冥想、思考的引導，讓讀者得以體驗能量精微體的存在。

在想像能量精微體時，印度與西藏的神祕主義者與瑜伽修行者設計出遍及我們體內之精細而詳盡的系統，就像是電腦的電路網絡；這些系統繪製出名爲「普拉納之息」（prāṇa）的呼吸，透過無數稱爲「氣脈」的管道，將「普拉納之息」的動態效能抽唧、流動、滴淌進入體內。這些路徑的確切性質很難以任何一種生物系統來闡明清楚，它們的效能顯示出有某種超越科學範疇的身—靈（physio-spiritual）力量存在。

以往典籍中用來闡述能量精微體的語言與意象，譬如可溯及西元前五世紀的《奧義書》（*Upaniṣads*）等古印度哲學文獻，以及西元十五世紀的《哈達瑜伽之光》（*Haṭha Yoga Pradīpikā*），都充滿了隱喻且神秘難解。部分原因是由於在顯微鏡或核磁共振成像技術出現之前的時代，人體內部的景象是在深度冥想的狀態下被看見的；同時，對能量精微體的描述隱藏於層層晦澀難解的隱喻之中，爲的是避免被缺乏專門知識的門外漢隨意解讀，而保留予接受合格大師訓練的修行者。諷刺的是，現在的情況與以往完全相反；瑜伽教學可說無所不在，任何人在任何時間都可以從全球資訊網上取得。

在本書中，我試圖捕捉這個隱喻精微體的若干精髓，將其與今日的瑜伽修習結合在一起。這個想法部分是由於我身爲一名瑜伽導師，深受詩意的想像所吸引，並在教學時經常會使用到隱喻；我相信到最後，瑜伽的經驗不可能訴諸於文字或形之於言語。藉由比喻與意象（譬如，像眼鏡蛇般往上抬高腦幹）來闡明身—心的連結，能量精微體的直接經驗才會變得更爲觸手可及、顯而易見。隱喻的思考可以包容更廣大的靈活度、想像力、開放性，所有這些都是冥想中之心靈不可或缺的元素。

在撰寫本書之際，我愈來愈清楚地理解到，在古印度先知的眼中，「人體」不僅具備飲食、睡眠、生殖等實用目的，更是一個可讓能量發揮作用的微觀宇宙。在人體的能量精微體中，陽光映照、微風吹拂、川河流動、繁花盛開，還有蓮花、龜、蛇、龍棲息於此。從這個意義來看，我們並不是以字面意義、而是以象徵性的比喻來理解「人體」；因此，以瑜伽的思想與修習的歷史來說，能量精微體不僅涉及複雜且無法抗拒的生物節律，更是眾多原型力量的起源。

同時，以瑜伽爲靈感所啓發的藝術視覺素材中，心—靈生命以狂野、煽動的方式呈現。透過神話、雕塑以及故事，善惡的力量分別由多頭的神祇、奸詐的惡魔、錯綜複雜的曼陀羅以及動物的神靈來加以執行。舉例來說，濕婆這位在拱形火環中跳舞的瑜伽士，被描繪成騎著公牛、坐在最高的喜馬拉雅山峰之巔（全蓮花坐姿），以石頭陰莖（林伽 linga）或是雌雄同體的存在形式顯現。在瑜伽藝術中，人類心靈的複雜性得以用形式上的多維度以及靈性上的單一情感等方式表現出來。

人體中的原型力量是由普拉納之息的活力所維繫。普拉納之息是一股神祕的能量，也是生命本身無邊無際的源頭。身爲熱愛瑜伽的實踐者以及這項內在藝術的學生，我發現透過普拉納之息的活力流動來了解人體構造，是極爲寶貴的見解。我的研究始於肌肉與骨骼的系統如何與瑜伽體位產生關聯，然後逐漸發展到其他範疇，包括瑜伽修習如何影響消化、循環，以及淋巴液與荷爾蒙分泌物流動的理解與認識。在這本有關能量精微體的書中，我詳述了解剖學上的身體結構如何為流經血管、神經束、毛細淋巴管的普拉納之息提供組織和支持。能量精微體中的普拉納之息受情緒的影響極劇，因此，我的研究包括了分裂的心理與情緒狀態如何嵌入身體組織之中：埋藏在皮膚之下、抑制在骨盆之內、阻塞在橫膈膜之中，或是被鎖在顎部之中。

在我們今日的世界中，由於壓力和創傷的影響如此普遍，而且會顯著地破壞身體的微妙平衡，所以我花了些時間討論創傷對能量精微體的影響，並提供有助於對抗壓力影響的體位與冥想。置身於今日憂心忡忡的社會裡，要成為我的冥想老師所描述的「快樂、健康的人類」著實不易。藉著仔細觀察今日造成身心失調的壓力如何影響消化、心率、睡眠模式並造成肌肉與骨骼的負擔，我亦對古老的傳統提供了現代的見解。

誠然研究並思考人體不同系統的獨特性（肌肉骨骼、消化、神經等）極為重要，但生物體中的每種結構都是相互依存的，所有的結締組織、每個器官、每條血管以及每個細胞都在全身的流體矩陣中相互連結；在印度與佛教神話中，相互依賴的概念扮演著重要而強大的角色。舉例來說，知名寓言因陀羅之網即描繪出所有現象的相互連結性，從離銀河系中心最遠的角落以及星系之間的塵埃、到脾與胃的細胞結構；而在述說神話時，原始神祇因陀羅掛起一張龐大的網，往四面八方無限延伸，網中的每個節點都有一顆晶瑩透徹的寶石，可映射出網中所有其他的寶石，使得相互映射的過程不斷進行下去。在本書中，我認為人體就是一張類似的網、錯綜複雜的網絡、或是相關結構的連續性。理解生物結構的相互連結性，可以讓我們在瑜伽墊上產生一種更直接、整體合一的感覺體驗。

本書的組織架構遵循著我在瑜伽教師培訓中使用了超過十五年的大綱，從腳與腿往上穿越身體的進程，沿著脊柱與軀幹來到頭頂：從根部的基底開始，從下半身的脈輪來到上半身的脈輪，從粗劣到精微、從黑暗到光明，遵循了古典瑜伽中已然行之有年的軌跡，牽涉到從休眠與惰性到啓發與領悟的過程。我也指出了體內一系列的水平結構（在此指的是膈膜，即位於腳底、骨盆底、呼吸中樞、聲帶、上顎以及小腦天幕❶）如何發揮體位定向並提供內在支撐的作用。

在今日的瑜伽中，脈輪是能量精微體最具識別度、最容易辨識的代表。**脈輪**這個字，就像梵文當中的許多字一樣，有著多重的意義。它可以意味著蜿蜒的河流、歲月的週期、蛇類及鳥類呈環形的飛行、陶工製陶的轉輪、祈禱用的轉經輪，或是像黃道帶這類天文學上的環帶。在人體中，脈輪屬於我們想像中的身體，與幾何設計、動物、聽覺的共振有關，並且被

❶小腦天幕：分隔大腦的枕葉與小腦的水平月狀結構。

比喻爲盛開的花朵。在後續的章節中，我將檢視每一個脈輪的隱喻意涵及其在生物學上的關聯性。

爲了符合以人體作爲相互依存結構之相關領域的主題，並符合我們雙足站立姿勢從腳開始的安排方式，我想像脈輪始於我們的腳；有鑒於雙腳在穩定並調校人體架構上所發揮的重要性，我決定用一整章的份量來說明它。在人體的神聖構造中，腳正是這座聖殿的基礎，雙腳與雙腿都有重要的骨骼、筋膜以及神經與脊柱連結。另外，雖然本書章節遵循著傳統脊柱脈輪的軌跡，我還分配了一整章給呼吸的橫膈膜，因爲考慮到它在身體中佔有異常重要的位置。而通常會在顱骨部位提及的兩個脈輪，亦即第三眼中心（眉心輪，ājñā chakra）以及**頂輪**（sahasrāra chakra），我將一起涵蓋於「頂輪上的寶石」這一章。

在能量精微體中，脊柱是一切源起的中軸，原始的生物力量**昆達里尼**即存在於這條通道之內。這條身體的中線，與脊髓、緣腦以及自主神經系統有關。這條穿越身體的中軸帶有一種磁力（生命力，śakti），在瑜伽整體的修習中，始終不乏對這股生命力量的頌讚。我繪製出脊柱與能量精微體的相關對應性，也說明了中樞神經系統如何依賴由手腳所支配的周邊神經系統。

我對於能量精微體的探討跨越了多個學科，同時我也提及除了瑜伽之外的其他療癒方法。接下來的內容，就是我在過去三十年之間的研究與修習所得的豐盛成果。而我對人體的看法，也獲益於我從徒手治療系統領域中的所學，特別是按摩、魯爾夫治療法（Rolfing）、顱薦椎治療法、整骨療法、費登奎斯方法（Feldenkrais Method）以及湯瑪斯・漢納身心學（Thomas Hanna Somatics）的施行。

在本書中，我將引導讀者去感受能量精微體的感覺運動體驗；誠如你所見，這並不是一本教你如何做瑜伽的書。學習瑜伽就像學習一種外國語言，需要人與人之間的接觸以及一位導師敏銳的目光與引導性的撫觸。最重要的是，本書旨在啓發學生、行家以及初學者，以新鮮並新穎的方式去檢視身體結構的調校以及能量精微體。正如法國作家普魯斯特（Marcel Proust）所說，「眞正的發現之旅不僅是看見新的風景，而是以新的眼光去看。」我的目的在於改善讀者的發現過程，引入新的意識途徑並激發讀者的見解與洞察。

當涉及必要的例行慣例時，瑜伽最大的危險在於容易變得機械化與刻板化。我發現瑜伽或氣功這類心—身訓練之美，是一種充滿發現與驚喜的無盡過程，但這一點往往爲學生們所忽視，而只致力在達成最大力量與彈性的收穫上。我認爲與其說瑜伽是一條通往精通與掌控的道路，不如說是一項邀請，讓我們得以喚醒身體的奧秘並引導一股強大、精微、最終無以名之的能量到來。專注的修習就像是某種重大的生命儀式，引導一個人去感知、感受、記住那無可避免亦無以名之的事物。我可以證實的是，我愈深入身心的內在過程，就愈了解到自己其實一無所知；以下這段話，是美國小說家肯・克西（Ken Kesey）在談到發現的過程以及喚起神祕事物的必要性時所說：

> 答案永遠不會是答案，眞正有趣的是神祕事物本身。如果你尋求的是神秘而非答案，那麼你將永遠都在尋求。我從沒看過任何人眞的找到答案——他們認爲自己找到了，因此停止了思考；但是，這項工作應該是尋求神秘、激發神秘，開墾一座花園讓奇異植物得以茁壯、神秘事物得以盛開。對神秘的需求遠大於對答案的需求。①

對於能量精微體的探索，就像是開墾、培育一座園圃，「讓奇異植物得以茁壯、神祕事物得以盛開。」我深信本書可以幫助瑜伽修行者撒下種子，去體驗並探索自己最深入底層、最細緻入微的存在。我也領悟到，發現的眞正樂趣存在於身—心諸多錯綜複雜的關聯之中，而這些關聯，最終將賦予我們深刻的完整感與一體感。

---

① Ken Kesey, "Ken Kesey, The Art of Fiction No. 136," *The Paris Review* (Spring 1994): www.theparisreview.org/interviews/1830/the-art-of-fiction-no-136-ken-kesey.

1

從腳開始

從海底輪到頂輪的旅程

我向所有先祖導師們的蓮花足致敬，
喚醒並展現本身的歡喜之情。
示現為無與倫比的弄蛇人（濕婆），
為了消弭生死輪迴的有毒妄念。①

——《阿斯坦加瑜伽祈禱梵唱》（*Aṣṭāṅga Yoga Mantra*）

在我生活的美國西南部，美洲原住民沿著里奧格蘭德山谷（Rio Grande valley）建立家園的歷史十分悠久。在早期定居此地的阿納薩齊（Anasazi）原住民信仰系統中，相信人類起源於地球底層的子宮；這趟通往地球表面、往上跋涉直到出生與生命出現的旅程，即可看成是人類靈魂的遷徙過程。另一個從普韋布洛（Pueblo）部落起源的神話，則與瑜伽系統內經由脊柱中心移動的旅程有著顯著的相似性。轉換變化的主題比比皆是，從黑暗到光明、從無生命到有生氣、從粗略到精微、從深度到表面。

在美洲原住民的傳說中，地球是一切生物的母親與始祖。大地穴儀式（kiva ceremony）（這些地穴是神聖而宛如子宮般的地下空間）即暗示了這一點，薩滿巫師、占卜先知以及普韋布洛族人在這項儀式中都會爬下一座木梯，進行祈禱、沉思、神交。阿納薩齊族人的「地球是生命起源」的神話，在一九三二年於越南舉辦的一場有關昆達里尼瑜伽心理學的研討會上，又被卡爾・榮格（C. G. Jung）提出重述，並將這個美洲原住民創世的神話拿來與脈輪的順序與進展相提並論——後者始於固著土地的海底輪之內的骨盆，一直往上來到頭頂的頂輪，宛如在各式祈願梵唱中對聖哲帕坦加利（Patañjali）的頌讚，被描述為「一千個白光耀眼的頭」大放光明。①

> 〔在〕普韋布洛的神話中，說到人類是從地球遙遠地底下的一個漆黑山洞中生成的……在經歷了冬眠與絕對黑暗、宛如昆蟲般的存在後，他們找到一根像梯子般的藤條，可以往上攀爬並來到第二個洞穴的地面；接著，他們繼續往上爬，來到第三個洞穴……最後他們爬到第四個洞穴……洞穴的開口就在地球的表面……他們學會創造出輝煌燦爛的光芒，並從其中創造出太陽與月亮。②

這個故事是從地球內部、潛意識、洞穴狀的中心上升，一直到創造、誕生以及意識的出

① Nicolai Bachman, Aṣṭāṅga Yoga Mantra, 2014.
② C. G. Jung, *The Psychology of Kuṇḍalinī Yoga* (Princeton, NJ: Princeton University Press, 1996), 30.

現，我們可以用同樣的方式想像透過脈輪逐步往上提升，亦即從腳底到頭頂的覺醒狀態。脈輪就像美洲原住民神話中的洞穴一樣，是往上移動的過程中轉變、過渡的所在。在阿納薩齊的神話中，藤條或梯子（梯子象徵著心理與靈性轉變的原型）是往上攀爬的工具，在阿納薩齊神話中這種用來往上爬出深淵的植物，與脊髓有著異曲同工之妙，在瑜伽傳統中比作植物的莖或桿。那座梯子則類似通過身體的中心軸，而瑜伽修行者認爲這條中心軸是從固著於土地的尾骨通往頭骨內之天空的主要途徑。

地球是這趟旅程的起點，也是一切萬物出生的發源地、最初的源頭、子宮，而最後，萬物也會回歸於此。透過脈輪，從地下開始、進入地球表面、沿著縱軸前進地移動，就像植物幼苗鑽出地面、身體的骨頭向上成長豎起、史前巨石陣直立的龐然巨石或是昂然吐信的眼鏡蛇，人類心靈經由垂直提升而得以演變發展。

練習 1

攤屍式（Śavāsana），零的起點

攤屍式即屍體的姿勢，通常在瑜伽練習課程結束時進行；然而，我經常以攤屍式開始我的課程，因為這個姿勢可以讓學生放鬆身體、清空肌肉張

力，並藉由地心引力讓身體的重量落入地底。攤屍式是一種身體被完全支撐著、以水平方式置放休息的姿勢，讓深刻的靜止與平靜可以滲透內在。最後，攤屍式中的放手，指的並非肉體的死亡、而是一種精神上的死亡（摩訶三摩地 mahā samādhi），受限於個人身分認同的所有自我痕跡都會消失，讓人得以體驗到廣闊無垠與和平的感受。

首先，仰躺在柔軟但有穩固支撐的地板上，深呼吸幾次，讓骨頭的重量落入地板；接著，落入地板之下的地面；讓器官的重量往下沉，就像樹葉落入冬季池塘的底部。想像血液與呼吸沉澱到身體的後背，讓皮膚沿著地板延展開來，使得後背的皮膚可以與地板完全接觸。讓後方骶骨的重量以及後方頭骨的重量都落入地板以下。將空氣吸入後方的肋骨，並感受這股氣息沿著地板擴展、延伸。感受你的普拉納之皮囊（普拉納的虛幻之皮囊，prāṇa-maya-kośa），自問，「累嗎？感覺浮腫嗎？不安、沉重或者心煩意亂？有任何明顯可觸知的疼痛嗎？」審視自己的身體是否有任何細緻入微的感覺，亦即，注意神經、血液或筋膜中是否有任何的刺痛或悸動。藉著發展出對最細微感覺的敏感度，你將得以與能量精微體發展出協調的一致性。停留在這個姿勢十分鐘，再緩慢地滾動到側邊起身。

以雙腳作爲轉變的門戶

對於用雙足行走、以腳踩踏地面塵土的人類來說，整個在陸地上行走的歷史都涉及了遷徙與轉變——不斷地在移動。在美國西南方的美洲原住民文化中，部落人民會從一個聚落奔波數公里去到下一個聚落；在印度與西藏，前往神聖位址的朝聖活動也都涉及了艱苦的長途跋涉。依《聖經》故事所述，穿越沙漠的旅程意味著一場集體的出走，一趟逃離專制權力與心靈束縛的遷徙。而以人體的結構來說，足底的表面與地表相接，正是人體進化的起源。

一趟訓練有素的旅程、通過能量精微體中迷宮般的航道（經由骨骼、組織、細胞、荷爾蒙分泌物），必然以雙足爲起點。有鑒於我們今日活在一個人們居無定所、節奏飛快、高度流動的社會，透過雙足建立起一種腳踏實地感可說是彌足珍貴。透過腳的骨骼與結締組織所產生的穩定性與支持度，有助於調節神經系統、促進循環、改善呼吸。身體基礎往下紮根，有助於我們在面對困難時（不論是支離破碎的家庭、健康的危機、失敗的婚姻或是搖搖欲墜的經濟狀況），都能沉著以對。爲達此目的，瑜伽中的站姿可幫助我們建立起耐力、穩定性，以及剛毅果斷的決心。

地球主要的組成元素：五行

在印度、中國以及日本的內在藝術中，人體是元素力量的合成物；也就是說，人體的骨骼、皮膚以及分泌物都是由組成自然界的相同原料所合成。脈輪源自與每個人體中心相關的元素，而腳則與「土」這項基本元素有關。③《鷓鴣氏奧義書》（*Taittirīya Upaniṣad*）中充滿歡欣鼓舞之情的段落，想像與雙足及骨盆有關、從純粹意識到堅固土地之物質的連續源起：以太（space）出於我（ātman），風出於以太，火出於風，水出於火，地出於水，植物出於地，食物出於植物，人出於食物。④

在此能量精微體的探索過程中，我們將提到這五項元素的生理機能，以及它們與脊柱、內部器官、內分泌腺體的關聯（參見圖1.1）。

---

③ 五行（五聖體）與其所代表的脈輪：

感官	**解剖學構造**	**五行元素**	**脈輪**
嗅覺	鼻孔	地（土 pṛthivī）	海底輪
味覺	舌頭	水（āp）	腹輪
視覺	眼睛	火（tejas）	臍輪
觸覺	皮膚	風（vāyu）	心輪／喉輪
聽覺	耳朵	以太（ākāśa）	眉心輪／頂輪

④ Nicolai Bachman and Tias Little, Taittirīya Upaniṣad, ch. 2, verse 1 (2014).

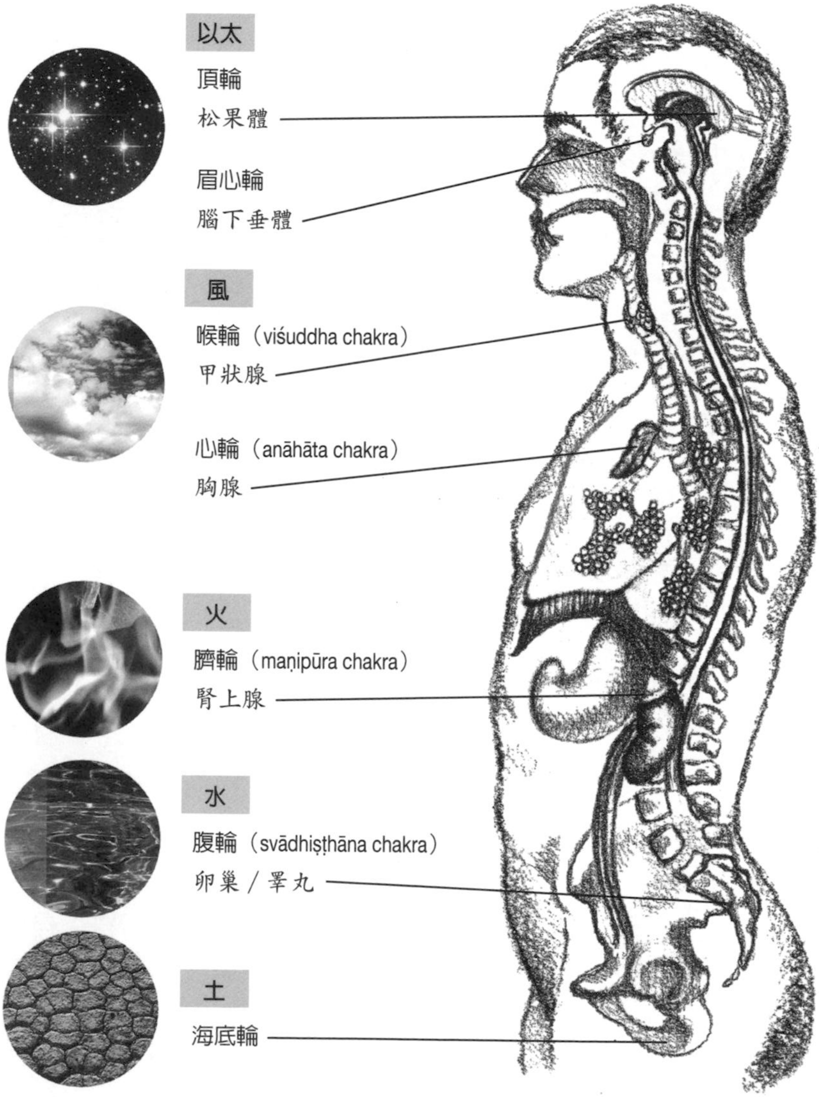

圖 1.1　能量精微體：脈輪、腺體以及五行元素

本章將檢視我們的腳如何成為身體這座殿堂的基礎。瑜伽練習的挑戰，類似建築師或工程師所面對的挑戰，首要之務就是奠定好基礎。從結構上來說，腳不但支撐著身體，更是無數氣脈與經絡通道的源頭。腳底從下方支撐所有的身體系統，以姿勢位置來說，腳支撐著所有承重的力量；腳上二十六塊骨頭的排列，很大程度上決定了在腳之上所有結構的平衡，腳踝與腳的變形會造成上方結構的彎曲、扭轉以及旋轉。考量到腳就站在整個身體的下方，我們會看到理解腳的動力變化是多麼地重要。因此，瑜伽的第一項挑戰，就是重新學習如何站立。

腳就像樹根

在內在藝術中，發展出腳的心智是重要訓練的一部分。一位瑜伽導師的首要挑戰，便是鼓勵學生將覺醒與結構完整性帶入他們腳（亦即身體的主根）的微小骨骼及韌帶之中。人體就像一棵樹，這是瑜伽中最古老的比喻之一；在這個樹的隱喻之中，腳趾與腳滋養身體的方式，與樹根從地底吸取水分、養分、礦物質以供給樹幹、樹枝、樹葉生命力的方式相同；接著，脊柱反過頭來支持手臂與手的成長，就像樹幹支持著樹枝與樹葉。最後，腳的根部藉由間接地提供支撐予肺部（細支氣管）中微細樹枝狀結構與樹葉般集簇的肺泡，也幫助了普拉納之息的代謝。

腳的眾多小骨骼有助於在身體基部適當地分配並支撐整個骨架結構。許多小韌帶與肌肉的網絡分布附著在腳的骨骼上，就像榕樹繁茂的根部；腳上的許多肌腱與韌帶也會提供站立、行走以及跑步時的穩定性與適應性。

藉著透過雙腳來建立起多方面的根部系統，包括伸展足底筋膜、延展蹠骨、擴展腳跟、抬高足弓，我們可以爲全身提供一套有架構的組織。

樹式

在所有瑜伽姿勢中，樹式（vṛkṣāsana／tree pose）是獲取專注力的典型姿勢。為了達到苦行或靈性生命力的目的，眾所皆知，瑜伽修行者甚至可以樹式站立好幾個月、甚至好幾年之久。山式（tāḍāsana／mountain pose）有著類似的意義。艾揚格（B. K. S. Iyengar）在《瑜伽之光》（*Light on Yoga*，臉譜出版，二〇一九年）這本對於瑜伽姿勢的開創性典籍中，頭兩個姿勢就是山式與樹式。

樹式所代表的關鍵歷史意義之一例，描繪於「恆河降凡」（Descent of the Ganges）這幅浮雕上，那是一個雕刻於整塊巨石上、長達近三十公尺長的故事。這座巨石浮雕是座落於印度南部瑪瑪拉普蘭（Mahabalipuram）的世界遺產，創作於十七世紀中；其中關於宇宙的場景，與生命的起源有關。許多人物圍繞著恆河彷彿從天而降、往下流動的河水（以岩石中的天然裂縫呈現，令人聯想到人體的中央通道）；而在這條賦予生命的河流源頭處，有一位以樹式站立的瑜伽修行者。這位浮雕上的苦行人物枯瘦到肋骨都突出來了，給人一種是他舉起、支撐住整座山的錯覺，因而使所有河流之母——神聖的恆河，得以暢流無阻。在瑜伽中，有鑒於樹式古老而單純的力量，我們可以視之為支撐起整個哈達瑜伽傳統的基礎。

腳的構造

現在，我們將注意力轉向腳的構造，它也可作爲人體全身的一份藍圖。

腳掌

腳掌是身體第一個水平的膈膜，它抓緊地面，適應高低地形的變化。當你在行走與站立時，腳裡頭有三十多個關節可以持續地進行微調；大腿中有一塊骨頭（股骨）、小腿中有兩塊骨頭（脛骨與腓骨）、而腳中卻有二十六塊骨頭的事實，暗示了腳內關節的連接與接合擁有極大的潛能；然而，腳的運動通常並未能充分而徹底地發揮到腳可以運作的最大範圍，許多人腳部組織的複雜網絡已經扭曲、受到壓迫、逐漸硬化了。正如我們說從腳開始建立起身體的這座殿堂，腳底的表面（就踏在地平面上）正是奠定堅實基礎不可或缺的位置。

腳的上方表皮幾乎沒有任何柔軟肉墊與肌肉組織，如果你觸摸腳的表面，可以感覺到長而強壯的肌腱從脛骨與腓骨往下延伸、一直來到你腳上的長骨（蹠骨）。然而，腳掌卻是由約一公分厚的肉墊所組成；因此，腳的支撐不僅來自從脛骨開始懸吊起腳、長線般的肌腱，更來自腳掌上四層肌肉與肌腱所組成的厚厚肉墊。

足底筋膜（足底肌肉和肌腱組成的肉墊表層）是宛如雪鞋般的強大網狀組織，可伸縮、有彈性、堅韌而結實，使長蹠骨能在地上彈跳；這些如繩索般強健、可伸展拉長的網狀組織，繫附在腳跟以及五個腳趾的根部上。而在足底筋膜的條狀肌腱後方，有著許多短小肌肉可以控制腳內精細關節的接合與連結。

足底筋膜經過腳跟（跟骨）上多肌腱的筋膜外層，併入阿基里斯腱；於是足底筋膜與阿基里斯腱一起，形成了強健而堅固的吊帶，是保持身體直立與穩定不可或缺的一環。有許多活動會導致這條吊帶變得緊繃、僵硬，譬如久站、在人行道上跑步或行走很長的距離，以及穿著無法支撐身體的鞋子。導致阿基里斯足底肌腱筋膜吊帶緊繃的最常見姿勢之一，就是牽涉到腿部會用力向前推的姿勢；當股骨和脛骨向前傾斜時，後腿底部的吊帶必須鎖住不動的時間較久。就像一根向前傾斜的樹幹，必須以園藝設計師的支撐纜索將其撐直，向前推進的腿也必須由這條足底筋膜與阿基里斯腱所形成的吊帶來撐直。這條吊帶的僵化，是無法在瑜伽上取得進展的常見障礙，因為這個問題會導致腳部與小腿失去靈活彈性，使瑜伽學習者在地板上蹲下時腳跟無法著地，或是在做下犬式（adho mukha śvānāsana / downward-facing dog pose）時腳跟無法貼緊地面。

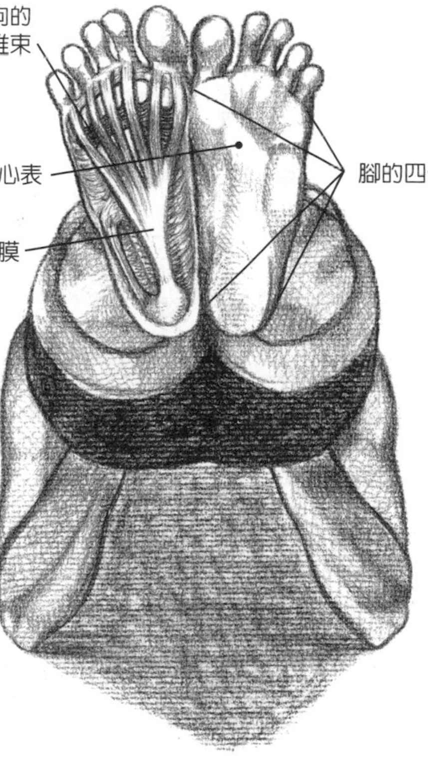

圖 1.2　第一個膈膜：
以肩立式顯示的足底筋膜

活化腳上的多條韌帶、肌腱以及骨骼，對所有的瑜伽體位來說都是至關緊要的，包括站姿、前彎、後彎以及椅式；而在諸如頭倒立式（śīrṣāsana / headstand）或肩立式

（sarvāṅgāsana / shoulder stand）的倒立姿勢中，透過腳來往外延伸也十分重要。在這些倒立的姿勢中，如果雙腳只是沉重、靜止的重量負擔，那麼頸部、頭骨或肩膀可能會受到壓迫；正確執行的倒立姿勢就像是倒立的站姿，腳的足底筋膜會主動地被延展、拉長（參見圖1.2）。腳掌不僅可以提供結構性的支撐，更有助於提供「燃料」給腿部；倒立時，雙腳的功能就像太陽能板，是動能的導體，因此，我們可以把它們想成是在收集並傳送普拉納之息給整個身體。同理，當你赤足在沙灘或地面上走路或站立時，腳掌會吸收地球的磁場與負離子，可以促進體內的生化活動、提高改善情緒的血清素水平，並且還可緩解壓力。

腳的弓與橋

腳的設計包括了可爲全身提供支撐的弓與橋。瑜伽的練習都是以赤足的方式進行，因爲赤足可以與地面產生更緊密的連結，有助於爲你的足弓做好準備。

腳內有三個弓，分別位於內側、外側以及橫向。在這三個弓之中，內側足弓（medial arch）是最重要的一個，因爲它可以提供與核心的連結，並爲內側的腿、腹股溝內側肌肉以及骨盆底提供支撐。更甚者，抬高內側足弓還可與能量精微體中脊柱脈輪的微妙結構產生連結；抬高內側足弓，會牽涉到抬高內踝骨（脛骨基部）與一塊被稱爲「舟骨」的骨頭（舟骨是內側足弓的拱心石）。

外側足弓則牽涉到抬高腳的外緣以及外側的腳踝（腓骨基部）。外側足弓可爲外側的腿提供穩定性，包括外側的膝蓋、髂脛束以及外側的髖部。外側足弓的拱心石是骰骨、一塊粗壯的方形骨，以關節與舟骨相連，共同構成通過腳心的堅固支柱。橫向足弓是第三個足弓，橫跨腳骨並爲中橋（midfoot）的骨頭提供了圓頂般的外形構造。上述三個足弓的作用就像彈跳床，提供彈力與懸吊功能。在彈跳床的設計中，強有力的彈簧將拉緊的尼龍織帶固定於邊緣，就像充滿彈性的韌帶與肌腱將腳的骨頭固定在一起。

從小腳趾底部到大腳趾底部之間的跨距，宛如一座具體而微的橋樑；第一根蹠骨與第五根蹠骨的基底，正是這座橋樑的基石，也是承重的主要壓力點（如果你檢視自己的腳掌，應該會看到上面有很多個繭，因爲它們在你站立時以及你邁步蹬離地面時承載著你的身體重量）。在瑜伽的站姿中使勁張開腳趾、擴展腳趾的基底，這座蹠骨之橋將可被抬得更高而且更加穩固。在擴展腳趾與腳的橋樑跨距時，我們可以伸展條狀的微小結締組織，形成橫跨足底筋膜的水平網狀結構（注意圖1.2中橫跨足底筋膜兩端的橫向纖維束）。

在健康且功能健全的腳中，這些重要的支柱會具備跨度、高度以及彈力，足弓與足橋遂得以支撐全身的架構。遺憾的是，這座橋的橫樑、縱樑以及纜索的彎曲變形以致於下垂，是十分常見的情況。塌陷的腳不僅彈性與彈力會降低，還有可能導致腳部、腳踝以及膝蓋受到壓迫並逐漸硬化。結果，整個腳的結構可能會變成幾乎沒有任何的彈性與靈活度；由於缺乏彈性，身體的平衡也會變得蹣跚不穩、搖搖欲墜，並危及下肢的良好循環與代謝，而多餘液體的累積會造成水腫、靜脈曲張或是蜘蛛網狀血管。足弓塌陷的後果之一，是臀部、髖關節以及下背部的肌肉組織可能會絞扭緊繃；而腳踝或腳部的組織失序及位移，會導致上方結構不當的扭曲、旋轉，或者崩塌。

當腳的骨頭及其周遭的組織受損時，就像是開著一部爆了胎的車子，懸吊系統無法充分撐持起輪軸、支柱以及框架；在這種情況下，框架容易塌陷，車體幾乎無法減震，車身容易觸底。如果腳的懸吊系統也跟輪胎一樣洩了氣，下背部會特別脆弱而容易受傷。如果腳與腳踝都受損，那麼不僅是下背部會有問題，全身的活力都會衰退，一個人會更容易感到倦怠、精疲力竭。

腳跟的受力

腳跟也被稱爲跟骨，是全身最堅硬的一塊骨頭——有鑒於腳跟必須在站立及行走時擔負起承載全身重量的重責大任，這一點完全可以理解。足底筋膜附著於前側腳跟，所以當足底筋膜太緊繃時，不僅會把腳跟往前拉、縮短腳跟與腳趾之間的跨距，還會拉離骨頭、生成骨刺。

跟骨的圓球形狀十分奇特，但不令人驚訝的是，傳遞到腳跟的力量往往會因碰擊而彈向單側，導致腳跟不是往內斜就是往外傾；姿勢的重量往下落在腳跟的方式，在很大程度上決定了腿部的負重模式。在涉及腳跟的平衡時，站姿是調校腳跟、使其得以對準中心線的理想選擇；假以時日，理想的站姿必可改變行走時重量如何落在腳跟的方式，此即稱爲「腳跟的受力」。在站姿中對腳跟施壓的方法，跟打撞球有點類似：施壓於腳跟的角度，會決定力量往腿的內外側傳遞的軌跡，進而影響腿與骨盆的內緣或外緣。

在站立時，我們必須自問：我是否有傾跌或倒向腳跟的內緣或外緣？評估腳跟如何受力以及重量如何分配於腳跟的一個好方法，就是去檢視你最喜愛的一雙舊靴或運動鞋，鞋墊的磨損處是在內側還是外側？重量因碰撞而彈向腳跟的一側，這種情況或可說明，腿部以上的身體結構未來也有可能會倒向同一側。

練習2

三角式，用濕婆的三叉戟找出正中腳跟

在瑜伽的站姿中，分辨出是腳跟的哪個部分（內側腳跟、外側腳跟或正中腳跟）在抓地相當重要；我把腳跟的三個部分想像成濕婆的三叉戟，三個分叉尖端的結構暗示著某種三個一組的東西（參見圖1.3），描述的不僅是內

側、外側以及居中腳跟之間的動態互動，更是其他諸如未來、現在、過去以及創造、維持、毀滅等三件一組的事物。

進行三角式（trikoṇāsana / triangle pose）時，雙腳分開約九十到一百二十公分，把你的右（前）腳向外轉，讓腳的內緣與瑜伽墊的長邊平行；再把你的左（後）腳往後轉二十度，往下看並注意你的重量落在前腳的哪個部分。由於外側腿的張力所致，重量往往會落到外側腳跟上；因此，往下踩壓在你的內側腳跟上，把重量釘在三叉戟的內側尖端，同時，抬起前腳的內側足弓（包括舟骨）。接下來，注意你後腿的腳跟；考量到內側腿部的無力與傾塌，重量往往會倒向內側腳跟，因此，固定住你後腳跟的外緣（濕婆三叉戟的外側尖端）。這項運動對外側足踝扭傷、以及外側足踝上及周圍形成疤痕組織的人來說，尤其重要。伸展你的雙臂，向右延伸進入三角式；同時，踩壓前腳跟上三叉戟的內

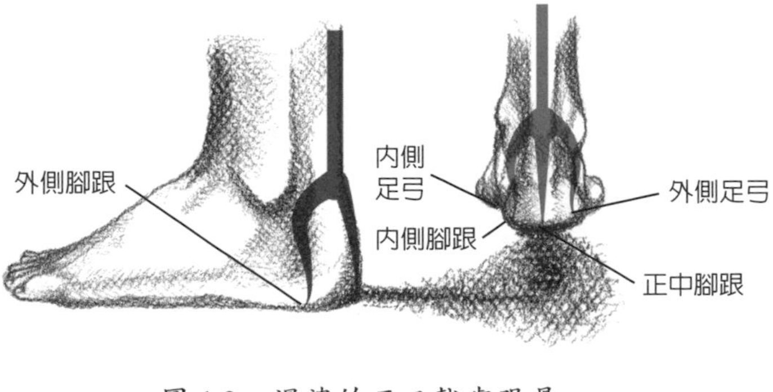

圖 1.3　濕婆的三叉戟與跟骨

側尖端、以及後腳跟上的外側尖端（前腳的外側腳跟與後腳的內側腳跟亦不離開地板），停留一分鐘，把力量往上拉向你的中心，然後換邊。

三角式之後，回到站立山式（samasthiti／even standing），雙腳分開與臀部同寬，將你的腳跟對準正上方的坐骨。在你的腦海中標示出一把想像的三叉戟，分叉的尖端朝下來到你的腳跟；把中間的尖端（也就是你居中的腳跟）踩壓進地板，同時抬起並延展你的十根腳趾。位置居中的腳跟有助於定位腿的中線、坐骨以及脊柱的中心。

練習3

釘住腳底的四個角

以山式站立，雙腳分開與臀部同寬，壓穩你的第一根蹠骨底部，也就是你大腳趾的趾丘；想像你可以把這個趾丘上的皮膚螺紋壓進那有黏性的瑜伽墊中，印出一個清楚的印記。接著，對你第五根蹠骨底部、小腳趾的趾丘如法炮製。這是你腳掌上的前兩個角（參見圖1.2），切記，盡可能同時去延伸、擴展你腳掌與腳背上這兩個錨點之間的皮膚與結締組織，將會有助於拓寬你腳上這座橫跨所有腳趾的橋樑，並可使你的腳趾更有彈性。

接下來，同時固定住你腳跟的內緣與外緣，這是你腳掌上的後兩個角；然後，同時將腳掌上的四個角壓往地板方向。當你這麼做的時候，將腳的骨骼、韌帶以及肌肉組織這個矩陣往上抬向你的膝蓋，然後，將膝蓋的這四個角向上拱起：膝蓋骨下方的兩個下角，以及膝蓋骨上方的兩個角；這會提升你四頭肌的舉力，並且將普拉納之息抽吸回你的肺部。繼續踩穩、壓住你腳上的四個角，以便為你的整條腿建立起穩固基礎；感受一股電流往上穿過你雙腿的骨幹，進入你的骨盆。保持這個姿勢一到三分鐘。

活化內側足弓

把你大腳趾的腳球往下壓住，以承載你的內側足弓。注意在蓮花足的圖示上（參見圖1.4），將大腳趾丘的區域描繪成一座廟門；因此，我們可以想像第一根蹠骨不僅是一項重要的骨骼指標，更被當成了通往能量精微體這座聖所的入口。延伸、擴展你的大腳趾與第二根腳趾之間的網狀組織，往下踩壓住大腳趾的底部，利用你內側的腳、內側膝蓋、內側腹股溝以及脊柱的前緣，同時將你的腳跟外緣往下壓。用你的想像力在腳底畫出一條對角線，把這條對角線的兩個點：大腳趾底部與外側腳跟，同時往下壓，感受內側腳踝與內側足弓上提的強大力量。

在兩根大腳趾的內緣之間，放一個面朝下的瑜伽磚，讓你的雙腳保持平行並夾住瑜伽磚的側邊，以便抬起內側腳踝的兩塊骨頭；透過往內側夾住瑜伽磚的動作（稱為內收），你應該會感覺到自己的內側腳踝骨往上拱。為了避免蜷曲或夾緊腳趾，你應該持續延伸、擴展腳趾，並將大腳趾的趾丘往下壓實。感受腿部的整條內側通道如何參與其中，尤其是內側膝蓋以及上方大腿的內側。保持這個姿勢一到三分鐘。

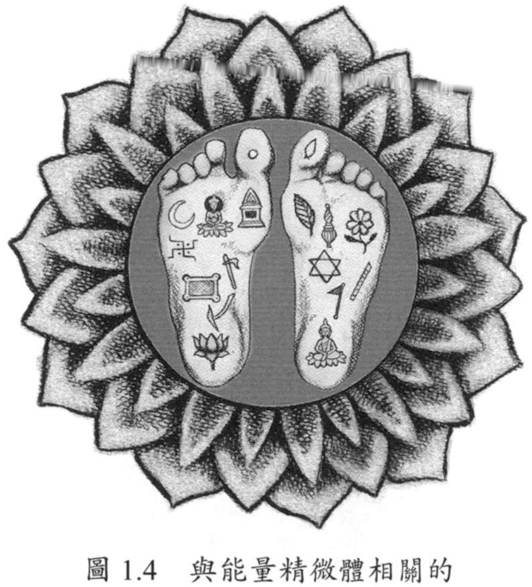

圖 1.4　與能量精微體相關的蓮花足與儀式符號

足部反射學（Foot Reflexology）：身體的藍圖

足部反射學是一種理論科學，將身體的器官、腺體、腔室對應到足底表面的各個區域（參見圖1.5），認爲全身部位都可以標示於足底，足底宛如身體的物質與器官結構之藍圖。足底的不同區域是身體不同部位（譬如肺部、腎臟或是大腸）的反射區，而在瑜伽體位中，施加於足底不同區域的力量，會連帶對骨盆、腹部、頸部以及頭部產生作用。舉例來說，在半月式（ardha chandrāsana／half moon pose）這類體位中延展腳跟內緣，即可運動到對應的部位：尾骨區（參見圖1.5中位於內側腳跟的尾骨位置）；由此可知，內側腳跟的運動可以對根鎖（mūla bandha）的生物能量產生遙遠的影響力。我們將在下一章詳細探討骨盆膈膜的根部如何上提。

腳趾

腳趾的末梢就像昆蟲的觸角，有助於姿勢的平衡、空間的定位與導航。然而人們隨著年齡漸增，腳趾也會逐漸變得像木釘一樣僵硬無彈性、扭曲而緊縮，失去了接受感覺運動的作用、敏捷度以及適應環境的能力。就像失去視力一樣，僵硬不靈活的腳趾會使老年人容易摔倒；摔跤是衰老最大的敵人之一。

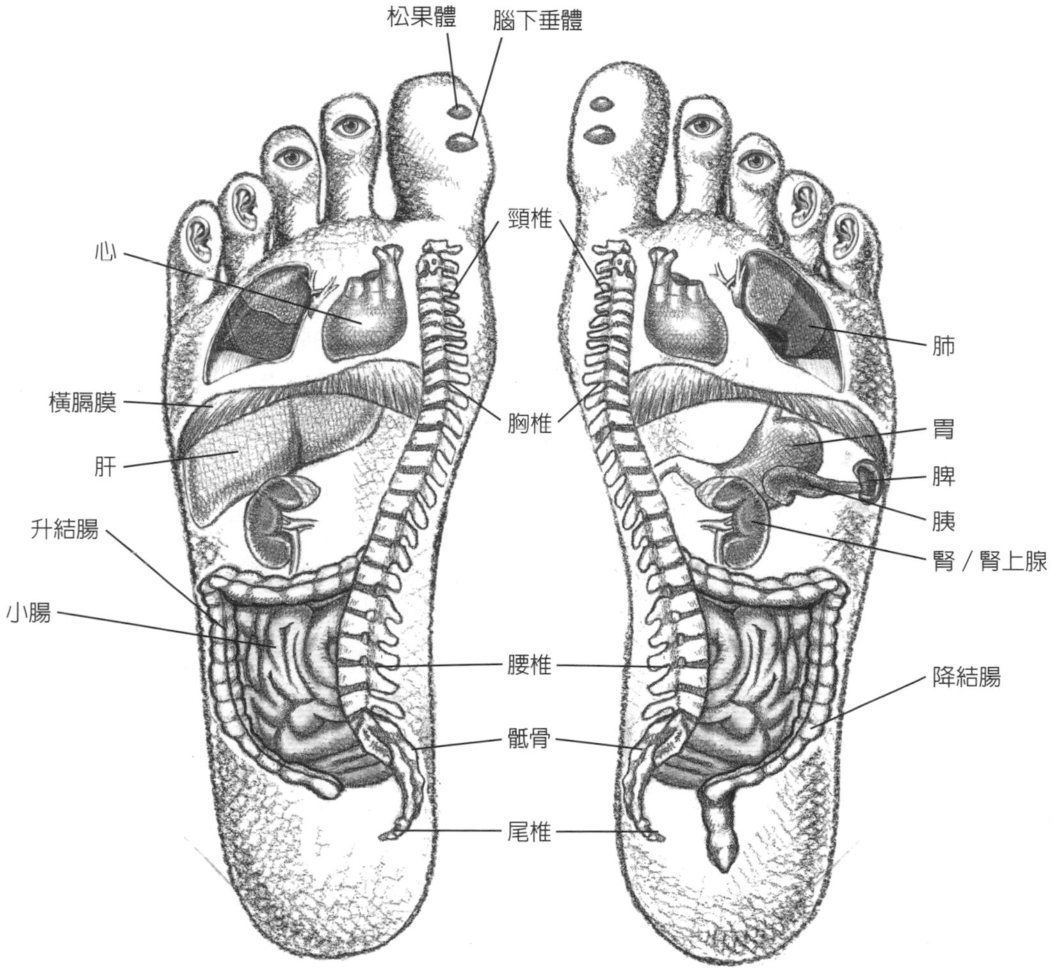

圖 1.5　足部反射學中的脊柱與器官

考慮到這一點，就可以理解對修習瑜伽的學生來說，維持腳趾的功能或者重建起腳趾與身體的關聯性，是多麼地有價值。瑜伽老師在練習剛開始時，常給學生的一句提示就是「張開你的腳趾」；有一種瑜伽的輔助用具就是用來幫助學生被動地撐開腳趾（類似修腳師使用的分趾器），那是可以用來擴展蹠骨之間網狀組織的好工具。爲了主動張開腳趾並擴展腳趾間的網狀組織，我常教學生做我稱爲「斷趾式」的姿勢，也就是金剛坐姿（vajrāsana／thunderbolt pose）的一種變化，在第四十六頁中將有詳細的介紹。同時，爲了重建腳趾、足弓與身體的連結，我在教課時也會請學生快樂地回到爬行階段，因爲交叉爬行的姿勢必須透過腳趾與腳部的彎曲才能做到。在站姿時，藉由抬起並張開腳趾（宛如一把東方的扇子）來連結腳趾的關節十分重要；在半月式這類的姿勢中，此舉有助於活化眼睛—腳趾的反射弧，並提供修習者更佳的平衡。參見圖1.5，注意在這張足部反射學的圖示中，腳趾球與眼睛的關聯性。

練習4

建立橫向足弓的穹頂

這項技巧有助於建立橫向足弓往上抬舉的力量。一開始時，先將一張有黏性的薄瑜伽墊捲成厚度約五公分的密實捲筒；在進行這兩項練習時，要確定這個捲筒的體積不會太大也不會太小，而是剛好適合你腳底的輪廓。面對牆壁站好，保持一個雙手可以撐住牆面的距離，從而讓你的雙臂與軀幹位置平行於地板；將這個有黏性的捲筒橫放在雙腳腳底的中間位置，讓雙腳的中心可以踩踏在捲筒上——亦即腳弓中心的輪廓剛好符合捲筒的弧度，同時，腳掌的四個角仍然貼住地板（也就是說，只有腳弓中心被捲筒撐起）。在這個靠牆下犬式中，要主動在捲筒上伸展雙腳的蹠骨；觀察橫向足弓在捲筒上向上凸起、向下凹入，並留意腳上的蹠骨同時往縱向與橫向的展開。主動張開你的腳趾以運動到腳上的小骨骼，同時觀察膝蓋、股骨以及臀部所產生的任何改變；保持這個姿勢一到三分鐘，然後雙手往牆上走，同時雙腳走下捲筒。

接著進行三角式，把捲筒放在前腳的橫向足弓下，使這隻踏在捲筒上的腳宛如一座足橋。踩壓住正中的腳跟（三叉戟中間的尖端）以及大腳趾的底部，感受腳的骨骼如何被抬起、張開；停留一分鐘，再換邊進行。兩邊都完成之後，以山式站立以平衡雙腳與雙腿。

練習5

金剛坐姿

Vajra 在梵文中即為「雷電」之意，對於腳趾不易彎曲的人來說，這個姿勢會帶來宛如燃燒閃電般的灼痛感。以嬰兒式（bālāsana／child's pose）開始，讓雙腳彎曲、腳趾踩地、腳掌與地板成直角，雙臂向前伸出，雙手按壓在地板上，將坐骨的重量推往腳跟；停留一分鐘。接著，雙腳保持彎曲，採身體直立的高跪姿；如果你覺得你彎曲腳趾上的重量負荷過大，就讓雙手保持在地板上，讓身體部分立起即可，並利用你的雙手去調整堆疊在腳趾底部的重量。另一個緩解金剛坐姿中腳趾壓力的選擇，就是在腳跟與臀部之間放一塊瑜伽磚。

確定你的腳趾有張開，而且雙腳分開約五到七公分寬。大腳趾的底部還可以接觸到地板嗎？哪一根大腳趾的趾丘較不容易彎曲？假以時日，你的腳趾與蹠骨將會形成直角的角度。雙手手指互扣，將手臂伸到胸前，掌心朝前，舉起雙臂；這是金剛坐姿中的鎖手式（baddha hastāsana／bound hand pose）。把兩側的側腰與肚臍下方的皮膚與肌肉都往上提，宛如在進行臍鎖（uḍḍīyāna bandha，臍鎖的說明請參見第四章：腹部的大腦）：保持這個姿勢三十秒到一分鐘，然後放下手臂，讓腳趾朝向後方，解開姿勢回到嬰兒式。

如其在下，如其在上

當我們年歲漸增時，腳部、腳踝以及下肢扭曲與不對稱的現象會愈來愈明顯而嚴重。許多人有長短腳的問題，大部分人的站姿並不對稱、或是走路歪斜；重複性的緊繃張力、沉重壓力、創傷或不良的姿勢習慣，都可能造成不對稱的現象：一條腿可能會比另一條腿長，一個膝蓋可能比另一個膝蓋旋轉的幅度更大，一個腳弓可能比另一個腳弓塌陷的程度更甚。對於修習瑜伽的學生來說，**覺察**出哪一隻腳更穩定、哪一隻腳更容易傾跌，是十分寶貴的觀察；而對於運動治療師來說，分析下肢的結構，包括膝蓋的方位、腓骨肌的形狀、腓腸肌的狀況、足弓的完整性等等，對於評估客戶整體結構和步態效率的能力，亦十分重要。從這個意義上來說，我們遵循的是「如其在下，如其在上」的格言。

比起維持平衡的結構，補償排列錯誤的結構要花上更多的體能；當身體的某個部位發生了扭曲、斷裂、拉扯或塌陷的現象（特別在腳部與腿部），其他鄰近結構也會被誘發而牽連進來。維持代償性肌肉運作所需的能量，就像一段失衡關係中令人痛苦的行爲模式，會將可得的情感（物質）資源消耗殆盡。因此，倘若有一連串維持姿勢的模式出現，可能確實會成爲一種阻力或拖累。開啓神經科學與身心整合新視野的摩謝・費登奎斯（Moshé Feldenkrais），在他的《身體與成熟的行爲》（*Body and Mature Behavior*，二〇〇五年）一書中寫道：

> 當人體的重心保持在盡可能高的位置時，可以往任何方向移動而幾乎不需消耗任何能量，而即便是最少的能量，也是來自體內的潛能；這股潛能之後會恢復，以便讓所有的運動都可以從最大潛能的配置爲起點而展開。⑤

這門內在藝術中的所有心—身訓練，都是爲了培養這種「盡可能高的位置」，使能量的消耗降至最低限度。在這樣的過程中，辨識出腳部、膝蓋以及骨盆的補償模式十分重要，如此才能運用最適合的技巧去平衡與重組。重新取得結構的平衡，身體自然會充滿最理想的活力與耐力。

站姿

在練習瑜伽、太極、氣功這類運動時，站姿的目的是在建立並整合雙腳的廣度、強度、跨度以及適應性。山式是瑜伽的第一個姿勢，也是這種整合性的最佳體現；舉例來說，阿斯坦加流動瑜伽（Aṣṭāṅga Vinyāsa Yoga）是我訓練了十五年的一個系統，在阿斯坦加流動瑜伽教學法中，修習者會在每個姿勢之後回到山式，如此一來，他們就可以一直回到中心點，以最大潛能的配置作爲下一個姿勢的起點。

學生們可以經由站姿釋放腳部的緊繃與堵塞。造成腳部緊攥蜷曲與受到壓迫，最常見的罪魁禍首就是鞋子；防滑運動鞋、芭蕾舞鞋、攀岩鞋、工作靴以及高跟鞋，都有可能使腳受到束縛與壓迫。藉著瑜伽體位把腳趾張開、抬高足弓與足橋，動能可以更有效率地在全身循環。在阿斯坦加流動瑜伽與艾揚格瑜伽兩種系統中，站姿都是練習的基石，是在學習坐姿、後彎或倒立之前就會先教授的體位。

特別是單腿站立的平衡姿勢，譬如樹式或半月式，可以建立起腳踝與腳部周遭韌帶、肌腱以及肌肉組織的健全度與熟練度。

---

⑤ Mosé Feldenkrais, *Body and Mature Behavior: A Study of Anxiety, Sex, Gravitation, and Learning* (Madison, CT: International Uni- versities Press, 1992), 70.

山式

如前所述，瑜伽的第一個姿勢就叫做山式；以山式站立，就是以輕鬆、堅決、順勢及優雅的方式站立。山式是所有站姿中的第一式，同時在許多方面來說，也是倒立、後彎、扭轉與前彎等所有體位的藍圖。在山式中，我們會站在身體的神聖中線上（參見圖1.6）；在冥想藝術中，山不僅是一種姿勢位置，更代表了智慧的體現。

山所意味的，不僅是一塊靜止不變的石頭，而是充滿生機、不斷進化的動態物體。在「禪」的訓練中，認為人體就是一座行走的山，是與日常團體行禪（walking meditation，被稱為經行）結合的概念；體現山的精神，一方面指的是堅定不移的穩固與決心，另一方面也同時意味著流動、無常以及變化。一二四〇年創立日本佛教曹洞宗的道元禪師，在他所撰的《山水經》中描述山是「諸佛骨髓」、「山為所有諸佛修行之境」並「顯化不思議佛性」。⑥

在瑜伽中，山式也被稱為站立山式（samasthiti），意味著「均衡地站立」或是「安然鎮定地站立」。Sama 就像英文中的 same，有著均等、一致、平衡、鎮靜之意；而梵文的動詞字根 stha 則意味著站立、發生、具備穩定性之意。因此，站立山式指的就是在身體的鉛垂線上取得優美的對稱與平衡。

學會用雙腳站立

我還記得數年前在聖達菲當地的一所中學教過一群八年級學生，我要他們做的姿勢之一就是山式。而令我深感驚訝的是，要這些十四歲的孩子們站直不跌倒，竟然會是如此困難的一項挑戰；只見這些孩子們垂著腦袋、彎腰駝背、在腳的範圍之外搖擺晃動，或者腦袋往一側傾斜，與種種困難奮戰著；光是像山一樣站直這樣看似簡單的動作，對他們來說都十分陌生。學會以雙腳站立是一項極有價值的練習，可以幫助任何年齡的人建立起良好的平衡意識、中心感與個人的自我價值感。

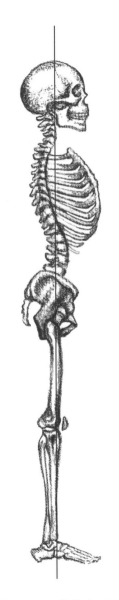

圖 1.6　山式的鉛垂線

⑥ Kazuaki Tanahashi, *Moon in a Dewdrop* (New York: North Point Press, Farrar, Straus and Giroux, 1985), 99–101.

練習6

山式

雙腳平行站立，分開與臀部同寬；雙臂放在身體兩側，讓呼吸輕柔、和緩而輕鬆。當你把腳跟往下踩時，同時伸展腳掌的皮膚與筋膜，並且張開腳趾，宛如展開一把紙扇，讓你的重量均勻地落在雙腳腳底的四個點上。略為前傾，把重量往前壓在大腳趾與小腳趾的趾丘上，然後再往後傾，把重量移往腳跟的後緣；持續前後擺動，直到你找到前傾與後移之間的中心位置。接著，彎曲雙膝約三十度，並在伸直雙腿的同時，將腳跟往地板方向踩壓。蓄勢並提起你的大腿內側，從腳踝內側到大腿內側最上方處；利用大腿前側將膝蓋往上抬，使腿部的肌肉組織與骨骼貼緊密合，感受你的重量傳遞於骨髓之間。

把一塊瑜伽磚放在靠近臀部的雙腿之間。當你用力夾緊瑜伽磚時，將兩側的腰從骨盆上緣往上拉；同時注意，不要繃緊或收縮臀部。將肚臍下方的肌肉收往脊柱方向，並拉往頭部方向，就像經由煙囪上升的一股氣流；讓後腦勺往天花板方向上提，同時讓下巴的位置平行於地板。感受頭骨之中以及兩耳之間輕鬆不費力的平衡感，並察覺頭頂的開闊空間與腳底遼闊表面這兩點之間相對的引力。避免使身體任何部位在這個姿勢中變得僵硬，讓你這座山可以平靜、流動、動態、不斷變化的方式站立。保持這個姿勢一到三分鐘。

把磚拿掉，解開姿勢。接著，再練習一次山式；這一次，背靠著牆壁站立，讓腳跟靠著牆底，骶骨、肩胛骨、枕骨也貼住牆壁。這面牆會幫助你對準身體的中線，尤其是你的骨盆、軀幹以及頭骨在雙腳上方排列安置的方式。保持這個姿勢一分鐘。

神秘的中線

現在，我們討論了腳的基礎以及穿過身體的鉛垂線，讓我們再檢視一下能量精微體以及身體的其餘部位，如何建立在這個基礎之上。腳有助於爲這條穿越身體殿堂的神聖軸線定向，這條軸線宛如自我組織完善、散發光芒活力的支柱，在哈達瑜伽中推崇此軸線爲最深沉生命力（昆達里尼）移動的主要路徑；當代生理學對這條中心軸線的演繹，涉及了脊柱、脊髓以及大腦——也就是中樞神經系統；然而，我們可以想像這條中心軸線始於雙腳的內側。就像地球的地下礦脈，導引著礦物、水、火的流動，身體的**氣脈**也在腳部與脊柱之間相互流動；關於這條中央內導管有無數的參考資料，其中有許多對這條引導意識流動之神經鉛錘線的奇妙類比。

在胚胎發育時期，這條中央經絡與脊柱的形成有著迷人而有趣的關聯性；因爲在受精之後的第三週，一條原始的中線就會出現在快速增長的細胞基質之中，這條脊柱的前身在中胚層（胚胎發育的中間胚層，可容納神經管）會以空心軸的形態出現。在整骨療法中，這條中線被稱爲原線（primitive streak）、一條中央的細線，會漸漸發展成脊索以及之後的脊椎神經；在神秘傳統中，頌讚這條原始中線爲保有身體最深層生命力的部位。

在瑜伽中，對這條原始中線的翻譯之一就是**主線**（suṣumṇā），亦即「太陽主要的輻射光線」，意味著它活躍的生命脈動直接來自太陽的能量。而又由於這條主要通道光輝明亮的特性，也被稱爲光脈（Chitriṇī），亦即發光體或輻射體。人體的中軸以及所有的氣脈都是賦予生命的女性力量之展現，**光脈**這個字也有性愛、美以及狂喜的含意。對這條最深層通道的其他稱呼，還包括了「中脈」（Madhya Nāḍī / the Middle Channel）、「空脈」（Śūnya Nāḍī / the Empty Channel）、「寂脈」（Nishabda Nāḍī / the Silent Channel）以及「梵脈」（Brahma Nāḍī / the Channel of the godhead Brāhma）。總而言之，這條身體的中線、一切源起的中軸，既美妙壯觀又充滿了力量，亦爲敬畏與驚奇之源。

蓮花足

在神秘的瑜伽傳統中，將脈輪比作有盛開潛能的花朵。在本書中，我們會探討蓮跟能量精微體有關的根、莖、葉以及花朵等部位的比喻。這種水生花朵的莖會將自己固定於泥土中，並在池塘與湖泊深處的泥土中找到養分；這些泥土，正是植物根部養分的支持與來源。身體也以類似的方式在地面找到其支撐點與穩定性，而地面就是腳掌與土地的接觸點。

瑜伽傳統中有許多圖示與塑像，皆是以圖形描繪被各式花瓣圍繞的腳，來演繹全身皆由宛如蓮花足般肉墊所支撐的概念。在此可回頭參考一下在腳掌上標示的儀式符號（參見圖1.4），譬如古印度吉祥卍字飾（swastika）、廟門、半月、蓮花式坐姿的濕婆、吉祥的六角星等譚崔意象。在這個曼陀羅圖案中，用這些吉祥符號來爲蓮花足編碼，藉由能量精微體中的通路指引我們通往開悟之道。

在自然界中，蓮花的莖會從湖底肥沃的沉積物中抽取養分，然後往上輸送到葉片與花朵；同理，位於身體基底的腳也會啓動一種抽唧、液壓的運動，經由腿部的骨頭、結締組織以及關節往上輸送。舉例來說，當雙腳有彈性又強壯時，對於腳踝與膝蓋的良好循環與新陳代謝都會產生相當的助益。正如蓮花足的**綻放**，雙腳也有助於神經系統與能量精微體產生類似的開展，亦即在骨盆與骶骨之內與周圍部位的開展。由於雙腳連接著地面以下的範疇，正是一切形成與發生的起源與來源（在梵文中稱爲根 mūla）；在瑜伽系統中，雙腳擁有巨大的潛力，而且是神聖的身體部位。

尊榮之足

在印度，追求靈性者所表現的最虔誠之舉，就是碰觸大師的腳。這項虔誠之舉，是一種敬畏與尊重的姿態；藉由碰觸（在極端虔誠、情感流露的展現下，甚至會親吻）導師的腳，虔誠的信徒尊崇的是導師一脈相傳的教導。就像我們的雙腳承載著行走中的身體，大師的腳也負載了世世代代的傳統與教導；腳是神聖而不可侵犯的，就像法（dharma，教導的主體）一樣莊嚴。

阿斯坦加瑜伽祈禱梵唱的開頭經文是「我拜倒在眾位老師的足下」（vande gurūṇāṃ caraṇāravinde），即翻譯爲對所有先祖導師們的蓮花足致敬。⑦

在這項祈願中，雙腳擔負了一種智慧，充滿了力量，並且是保持傳統之所，象徵著把教導從這一代傳遞到下一代。腳不只是平常的腳，更保有身—靈覺醒的潛能，如同水蓮的花苞蘊含了盛開的潛能。雙腳充滿了生命力，也是通往瑜伽之路上的靈性印記，顯示了脫離苦難的方法。腳底與頭頂，是獨一無二的配對。

從某種意義上來說，腳底與頭頂是相對的，因爲它們處於身體的兩個最末端；然而，腳與頭蓋骨形成一種往復來回的運動，宛如在天與地之間的一種動態平衡。在能量精微體中，腳與頭都是智慧的寶庫；當印度的虔誠信徒先碰觸大師的腳，再碰觸他們自己的前額，這個姿態正代表著智慧從導師傳承給學生、從根部傳送到頂部之意。

---

⑦ 完整的阿斯坦加瑜伽祈禱梵唱如下：

vande gurūṇām caraṇāravinde
samsarśita-svātma-sukhāvabodhe
niḥśreyase jāṅgalikāyamāne
saṃsāra-hālāhala-moha-śāntyai.
ābāhu puruṣākāraṃ
śaṅkha-cakrāsi-dhāriṇaṃ
sahasra-śirasam śvetaṃ
praṇamāmi Patañjalim.

我向所有先祖導師們的蓮花足致敬，
喚醒並展現本身的歡喜之情；
示現為無與倫比的弄蛇人（濕婆）
為了消弭生死輪迴的有毒妄念。
肩膀以下的人形，
握著海螺（神聖之聲）、法輪（時間之輪）、寶劍（無分別心），
一千個散發白色光芒的頭，
我恭敬地向帕坦加利致敬。

洗腳

當我的弟弟麥可跟一位來自南印度的女子齊爾西結婚時，婚禮在新娘父母位於班加羅爾的家中舉行。在婚禮的最初階段之一（印度的婚禮可以跟婚姻本身一樣冗長而複雜），新娘的母親會為參加婚宴的每個人洗腳；對於一個來自新英格蘭小鎮長老教會家庭的人來說，這絕對是相當難得的經驗。我還記得當時的感受：穿著精美婚禮服裝的自己在公眾場合讓人洗腳，感覺既令人著迷又有些尷尬。

然而，這種洗滌的儀式意味著一種共同的、家庭的、徹底的淨化，是對新郎家譜之所在或位置表示敬意與謝忱的一種方式。洗腳是為了讓即將合而為一、立場一致的兩個家庭做好準備。

腿部內側的神聖接縫

在瑜伽與古典芭蕾中，腿部與手臂的內側通道，是與神聖氣流的連結處；藉著將腳與腿外轉到最大限度，腿的內側線條（從腳趾指向骨盆）便能充分展現。由於芭蕾舞源起於十五世紀的歐洲以及文藝復興的時代，藉由動作與姿態傳達了上帝與人類之間的緊密關係；巧妙而精確地展開內側的手臂、腿部以及腹脊柱，表現出與神聖天國和諧而密切的關係，動作腿在身後伸直、上升、大跳等姿勢，都是強調輕盈、靈動與優雅之感。在古典芭蕾與哈達瑜伽中，身體的內側通道是最能與崇高而神聖的靈性之流接合的所在。

身體內袖的拉提，與腿部和身體核心內的解剖結構有著一致的關聯性；腳的內側和腿的內縫，與骨盆底、髂腰肌以及腹脊柱所形成的密室，皆以肌筋膜連結在一起。沿著前脊柱遍布著許多聚集於內臟位置的神經叢束，這些就是瑜伽理論與修習中所提到的脈輪，腿部內側的延展會激發脈輪內的運動（下一章將會討論到）。

伸展腿部內側的結締組織，會引發氣脈之中的氣流。在解剖學上，這些股動脈、靜脈以及神經是腿部的命脈，穿過腹股溝內側的內收肌、往下來到內側腳跟的部位。許多姿勢都會伸展到腿的內側，包括三角式、半月式、戰士二式（vīrabhadrāsana II／warrior pose II）以及束角式（baddha koṇāsana／bound angle pose）；在這麼做的同時，可以增加流入腿部的普拉納之息（參見八十四頁圖2.3）。所有瑜伽體位中，可控制腿部內側氣流的最經典姿勢就是蓮花式，腿的內側宛如花瓣般往外打開，腳踝則會對鄰近內側腹股溝的股動脈與神經部位施加壓力。

腳與脊柱曲線

將人體視爲一個整體來考量時，仔細思考雙腳如何與脊柱產生關聯，會爲我們帶來極大的幫助。正如嬰兒出生時並無足弓，人類的脊柱在出生時也沒有任何拱起的曲線，新生兒只保留了胚胎時期形成的背部C形曲線（數個瑜伽體位會展現出這條曲線，包括了胎兒式pindāsana／embryo pose，以及嬰兒式）。我們稱脊柱這種拋物線狀的弧形爲「原始曲線」，因爲它是人體第一條形成的曲線，同時從頭到尾的形狀就像一把弓。在胚胎發育過程中，正因爲有了脊柱這條原始弧線的保護空間，大腦與內部器官才得以成長並發育成熟。

頸椎和腰椎曲線（第二曲線）是經由運動而在脊椎發展出來的凹形曲線，這意味著它們彎向身體，前後交替的第二曲線賦予了脊柱特有的延展性與彈力；藉由這樣的對立曲線，脊柱得到獨特的垂直度，同時還能承受頭部與肩膀環繞的重量。從生物力學上來說，脊柱凹陷的部分、也就是經由運動發展出來的第二曲線，最容易產生與壓力有關的併發症。

第一條演化而來的曲線是頸椎的曲線。當嬰兒在剛出生的第一年，肚子還朝天仰躺著、開始舉起他沉重的小腦袋時，頭骨底部的肌肉組織逐漸變得強壯，從而在頸椎內開始形成弓形；在小嬰兒把頭往上舉的過程中，激活了經過頸部區域的肌肉組織、韌帶、椎間盤以及脊椎神經。

頭部與頭骨往上抬的運動，啓動了大腦與感覺器官中神經血管的進一步發育與成長。小嬰兒藉著把頭抬離嬰兒床板的努力，展開了往上對抗地心引力的漫長旅程；而這樣用力往上推舉頭頸、對抗地心引力的動作，類似於眼鏡蛇式（bhujaṅgāsana／cobra pose)，是所有哈達瑜伽中最經典的體位之一。

在瑜伽式中，眼鏡蛇往上抬頭的動作暗示了意識的往上提升。促使嬰兒把頭部抬離地面的衝動，是身體自我組織本能地發展出意識的一個絕佳範例。從結構上來說，頭部往上推頂的力量不僅涉及頸椎，還涉及了下背部強有力的肌肉組織。在爬行中，腰椎的伸展得到了進一步發展；而手腳交叉爬行的動作則會激發另一個姿勢發展的關鍵連結：在足弓與下背之間。足弓開始發展出彈力，腰椎的堅固椎骨開始形成，注意內側足弓之間的平行線以及足部反射學圖示中的腰椎曲線（參見圖1.5）。下面

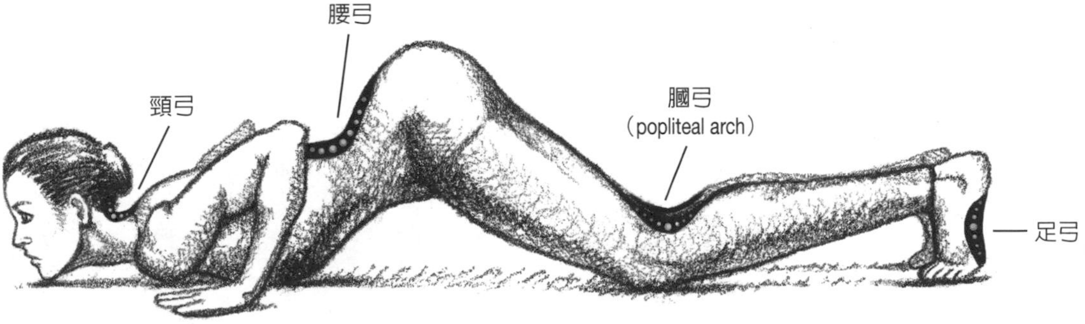

圖 1.7　八點式與身體前側曲線

的八點式（aṣṭāṅga namaskāra／chest-knee-chin pose）也是如此（參見圖1.7），注意腳部、下背以及頸部之間的彎曲度。

足弓、腰弓以及頸弓之間的連接很重要，爲了落實從零開始建立起整個身體結構完整性的概念，我們必須先強調如何建立內側足弓以穩固身體前部的脊柱曲線。

隨著我們逐漸發育成熟，這種結構上的相互作用變得愈發重要，因爲許多成年人身體上的這些「弓」形構造會漸漸變得脆弱、甚至崩垮。在瑜伽與其他訓練身體的方式中，主要的目標之一就是訓練足弓以加強全身結構的完整性，進而有助於穩定腰背部位；如果足弓塌陷下去，那麼腰背部位可能會受到壓迫。腰酸背痛是我們文化中特有的流行病，百分之八十五的人都有這樣的經驗。⑧

腳踝和腳的軟組織（韌帶、肌腱以及肌肉組織）鬆弛，加上缺乏運動與過重，都可能導致內臟器官的脫垂。如果子宮、膀胱或是結腸等器官無法從腳部、腿部及其周圍的骨盆肌肉組織獲得充分支撐，就可能脫垂到骨盆底，如此一來，許多潛在的疾病都可能會出現，正如我們在下一章中將會談到的。發展腳底的彈性與彈力，有助於加強骨盆腔內的器官以及腰背部位內臟結構的完整性。

⑧ "Back Pain Stats," *American Spinal Decompression Association:* www.americanspinal.com/back-pain-stats.html.

練習 7

八點式

通常是拜日式（sūryanamaskāra／sun salutation sequence）體位法序列中的一個體位，暗示著跪拜姿，因為這個俯伏的體位以**八肢**（aṣṭāṅga）、亦即八個點接觸地面，包括雙腳、雙膝、雙手、胸骨以及下巴；是較偏向運動競技型態的**四柱式**（chaturaṅga daṇḍāsana／four-limbed staff pose）之前的版本，而且容易得多。這個姿勢有助於強化足弓、腰弓與頸弓處凹陷的部分。

先從山式開始，吸氣，手臂往上舉，吐氣，上半身往腳的方向對折前彎；往上抬起頭與軀幹時，吸氣，雙腳往後踩、呈手掌撐伏地挺身姿勢，呼氣，手臂打直，腳趾踩地、腳掌與地板成直角，宛如金剛坐姿斷趾式的變化版。接著，把膝蓋、胸骨以及下巴往下放、接觸到地板。腳趾彎曲、往下踩地，啓動你的腳弓；同時，將臀骨往上推，讓腰背部產生一條腰椎曲線。特別去感覺你的第五節腰椎（L5）從骶骨往前移動的方式（參見一三九頁圖3.3的模式B），正常呼吸並保持這個姿勢三十秒到一分鐘。

在胸骨與下巴的中點取得平衡，觀察頸椎曲線、腰弓以及足「弓」前後

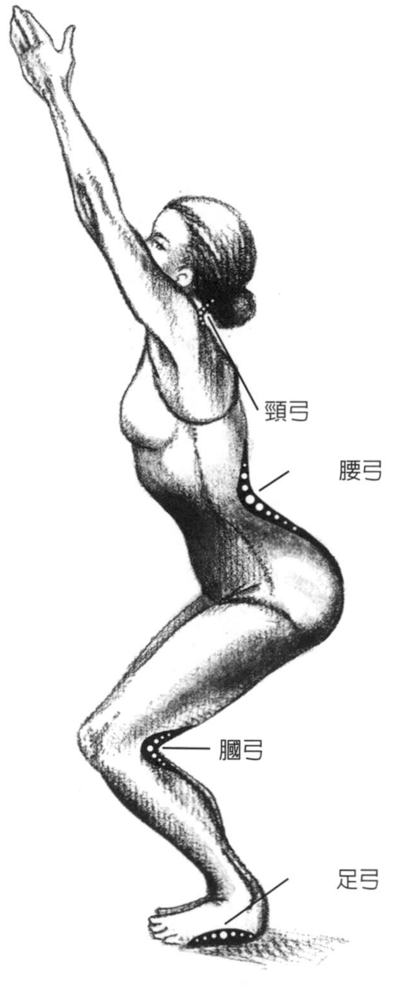

圖 1.8　幻椅式、脊柱曲線、足弓

的連動，縮回肩膀，讓肩膀遠離耳垂，以大拇指與食指形成的虎口處穩穩地壓住地板。在這個體位中，察覺並感受你的腳部、膝窩、腰後以及頸後凸起的曲線如何互相產生關聯。目光輕柔地凝視鼻尖，專注於身體的中線。

從八點式讓身體前滑，來到眼鏡蛇式，然後身體往後推，回到下犬式；保持這個姿勢三十秒到一分鐘之後，雙腳往前踩或往前跳到雙手之間，吸氣，雙手往上舉、雙腿伸直，接著吐氣、上半身對折前彎，然後雙腳併攏、曲膝，進入幻椅式（utkaṭāsana／fierce pose）。這個體位充分地結合了活化腳部、腰部以及頸部曲線的功能，讓你的軀幹從中線往前傾斜三十度，藉由踩壓腳掌的四個點，你可以啓動腳弓，讓你的腰椎帶出凹陷曲線，同時目光略往上看、帶出頸椎平緩的凹陷曲線（參見圖1.8）。

接著吐氣，雙腳站直起身，回到山式。

足鎖（pada bandha）

腳底的膈膜與脊柱底部的會陰之間，存在著一種動態的對立引力。這兩個膈膜的相互作用，來自「腿部根基的支撐」與「脊柱底端的支撐」兩者之間的結構對稱性；雙腳與會陰皆支撐著骨骼的鷹架：雙腳支撐著脛骨、腓骨以及股骨，而會陰支撐著脊柱與骨盆，這兩片膈膜有著協調的作用。傳統上認爲隔離於骨盆底的「根鎖」（亦即根的收束法），事實上是始於腳底肌肉所形成之厚實肉墊的往上提。在哈達瑜伽中，「根鎖」是把脊柱中的昆達里尼往上汲引的關鍵運動；腳底的參與，有時也被稱爲「足鎖」，可以幫助根鎖形成一股穿過身體往上流動的動能。

帕達（pada）的意思是「足」，而**班達**（bandha）的意思是「鎖」，有收束、持有、抓住、鎖上、繫緊或是拴住之意。在瑜伽的修習中，鎖指的是可以推動普拉納之息流動的一種內在挽具或軛；經由足鎖使腳內的第一片膈膜上提，可從腿部的骨骼矩陣提供核心的上提之力。⑨足鎖包括了內側足弓、橫向足弓、外側足弓的上提，以及腳底中心的力量。活化腳的中橋，即可刺激一個重要的**馬爾馬**（marma）點（阿育吠陀的馬爾馬點就像傳統中醫的穴位指壓點），也就是**心表**（tala hṛdaya，參見圖1.2）；tala意味著「表面」，hṛdaya意味著「心臟」，因此，足鎖與「足之心」的上提有關。

⑨以下是六個膈膜與其相關的鎖：足底筋膜／足鎖；骨盆底／根鎖；呼吸橫膈膜／臍鎖；聲帶／喉鎖；上顎／舌印（jihvabandha）、鎖舌印；小腦天幕／第三眼大手印（shambhavi mudra）。

練習8

腳底釋放的壓力點

為了刺激腳底包括心表在內的壓力點，要採取英雄式（virāsana／pose of virility）的坐姿。手握成拳，以指關節按壓腳底，先從腳跟附近開始，也就是你的足底筋膜繫附前側腳跟的區域；在足部反射學中，這個區域對應著大腸的部位，當腸道疾病產生時，腳跟附近的壓力點會敏感而疼痛。注意圖1.5中足部反射學所示，毗鄰腳跟的結腸（大腸）部位。

將你的指關節滑向腳的中橋。如果你找到腳的正中心，表示你按壓到心表（也稱為「足中」pada madhya，是足部中央的點）：這個點是在你經歷壓力、激動或焦慮的情緒時，用來提供平衡、堅實的接地感。腳底的中心對應的是腎與呼吸道的膈膜。用你的指節按壓腳底厚實肉墊的中心，可以刺激普拉納之息在你腎臟之中的流動。

站在一顆網球上或是高爾夫球上（如果想以更大的壓力來按壓的話），都可以達到直接施壓的效果：這些方式都可以用來替代英雄式坐姿中以指關節按壓腳底的方式。當你把球放在一隻腳的腳底時，以另一隻腳單腳站立，用手扶著牆壁或桌子以保持你的平衡；踩踏在球上時，可以藉由把重量放在球上、然後釋放壓力的方式，像唧筒般上下泵壓你腳底的組織。不時讓球回到中心點，以便壓力可以均匀分布在整個腳底。

接著，以山式站立，穩穩踩壓腳底的四個角；將腳掌的中心往上拉，彷彿有條繩子在將它往上提。想像你是一具木偶，這條繩子穿過了腳底中心的心表；想像這條操控木偶的弦線拉力，為腳的中橋提供了上提的作用。觀察腳底的壓力點受到刺激後，你是否感覺自己的姿勢變得更加輕盈、更容易往上提。

腳的湧泉

接近腳底中心、從心表的壓力點略朝腳趾方向，是傳統中醫裡的一個重要穴位指壓點「腎一」（Kidney 1），可啓動全身的氣在氣脈中流動。這個穴點在中醫理論中有個討喜的名字，叫做「湧泉穴」，因爲它可以滋養腎氣，是全身之中位置最低的穴位指壓點；從解剖學上來說，腎臟就位在上部太陽神經叢的呼吸橫膈膜正下方。

在傳統中醫與氣功中，腎臟是生命活力的蓄水池，掌管我們最內在之動（陽）與靜（陰）的水平；我們會在第四章中了解到腎臟對能量精微體的重要性。就像一股沿著山坡或在一片草地上的湧泉所提供的養分，「腎一」也是生命力之流的必要源點。根據《針灸手冊》（*A Manual of Acupuncture*，二〇〇七年）作者彼得．戴德曼（Peter Deadman）與麥辛．阿卡法吉（**Mazin Al-Khafaji**）於其書中所言，「在氣功修習中，腎一是一個重要的穴點；專注你的心神，將其導向腎一，或是透過這個點來吸氣、呼氣，讓氣下降、紮往下丹田，幫助身體吸收地球的陰能量。」⑩（參見圖 1.5）。傳統中醫會在這個點上施壓，有消除腳部腫脹、對抗神經病變、減輕慢性疼痛與麻木的功效。在瑜伽與氣功中，站立姿使修習者得以從基底養氣，或者說是強化普拉納之息的流動。道家聖哲莊子曾說，「眞人之息以踵，眾人之息以喉。」⑪此即指出生命之泉、普拉納之息的湧泉，皆從腳底開始。

能量精微體的起點

在瑜伽中，腳掌與手掌的作用宛如脈輪，喚醒普拉納之息流動於手臂、腿部及脊椎之中。我們可以把雙腳想像成第一個脈輪，它們促使動能從地面往上流經身體；當我們活化腳部時，就相當於開始活化脈輪系統的生物能。

腳掌與手掌都是能量精微體的起點。就如同「鎖」（bandha）沿著脊椎釋放能量的方式，手與腳周圍的穴點都會促使人體中的氣動起來、流經四肢的氣脈。手掌與腳掌可說是覺醒的門戶，爲心智做好冥想與瑜伽專注狀態（止定 samādhi）的準備。

在一幅西藏唐卡（神聖捲軸）中，一位開悟的喇嘛闡明了這項概念。在唐卡中央，一株在天國的樹冠下有一個穿著長袍的人物，他的左右兩邊都是金色的大手與大腳，而每隻手與腳的中央都有一個法輪的素描；眾所皆知，釋迦牟尼佛爲了引導學生喚醒心靈自由本性而初轉法輪。因此，在手掌與腳底中心的法輪，正是冥想意識狀態的開口。

---

⑩ Peter Deadman, Mazin Al-Khafaji, and Kevin Baker, *A Manual of Acupuncture* (East Sussex England: Journal of Chinese Medicine Publications, 2007), 337.

⑪ Martin Palmer, *The Book of Chuang Tzu* (London: Penguin, Arkana, 1996), 47.

能量精微體之河

在瑜伽許多方面的修習中，於加強腳踝與手腕的周邊關節時，都應該從張開手與腳開始。我們經由腳掌與手掌與世界產生連結，藉著打開身體末梢的點（尤其是手掌與手指、腳掌與腳趾的開展），我們會與身體核心內近側的點產生對應的連結，也就是說，我們可以從外圍的末梢接通內在的核心。當我們展開手腳末梢的點時，也會對自身的範圍與限制產生更深入的認識。

傳統中醫的針灸理論中，經絡的流動始於或終於手腳末梢的點。就像在瑜伽中，認爲普拉納之息會流經所謂「氣脈」（河流）的管狀通道；在傳統中醫中，氣或精也會透過經絡輸送。「精」是傳輸全身、活化所有組織的不可或缺物質，沿著體內之河（稱爲「經絡」）流動。在能量精微體中，體內主要的「河流」就是脊柱及脊髓神經；而這項內在藝術的修習者深知身體的基本活力是藉由流體動力學的作用在全身之中川流不息，所以用農耕的比喻來闡明內在的普拉納之息或氣的流動，亦即，把氣脈與經絡比作體內的水道。雖然肉眼看不見這股身體的生命力，但對於聚集並引導其運動的人來說，卻可以明顯地感受到這股力量的存在。

氣會流動並浮現於手腳末梢的端點上，從靠近身體中心部位處流到淺層的纖細支流。在傳統中醫的經絡理論中，氣從周邊所謂「井」的穴點開始滲透，如同水從含水層湧出，氣也會從身體的神經末梢湧現，透過經絡的涓涓細流緩緩流動；這些纖細的支流在腳趾與指尖緩慢移動，流經腳踝與手腕，經由膝蓋與手肘的穴點進入體內深層之處（參見圖1.9）。有關「氣」在人體四肢的流動，中醫古書《靈樞識》（*Spiritual Pivot*，約於西元前一世紀彙編而成）是這麼說的：

> 所出爲井，所溜爲滎。所注爲輸，所行爲經，所入爲合。⑫

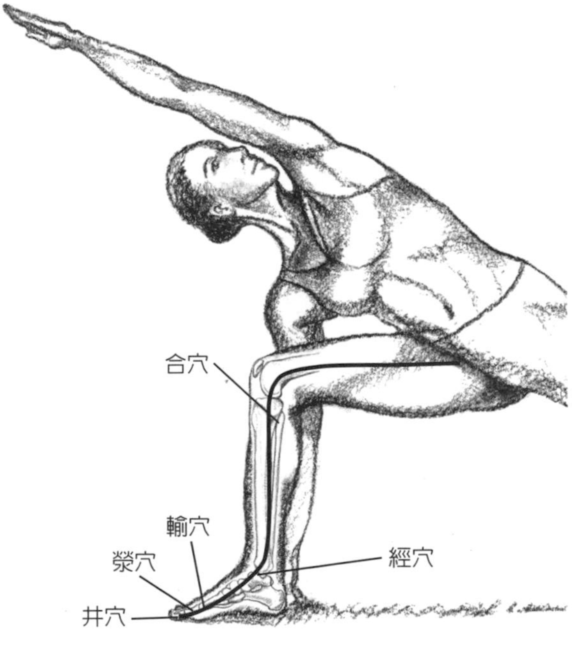

圖 1.9　經絡上的穴點（脾經）

---

⑫ Peter Deadman, Mazin Al-Khafaji and Kevin Baker, *A Manual of Acupuncture* (East Sussex England: Journal of Chinese Medicine Publications, 2007), 30.

用流動的水來象徵重要的生命力，是再明白不過的比喻了。經絡穿過手肘或膝蓋（合穴）、通往軀幹內深層器官時，即深入地遍及了全身。圖1.9顯示脾經穿越足部、通往膝蓋內側。在側三角式（pārśvakoṇāsana / flank pose）這類的瑜伽體位中積極地伸展這條經脈，即可刺激內臟器官。要記住的重點是，你可以藉著刺激腳趾尖、手指尖、腳踝、手腕的周邊穴點，把充滿能量的氣流輸往身體的核心部位。一旦腳與腿的末稍部位被打開，氣流便能暢行無阻地直達骨盆與骶骨；這些飽含能量精華之氣的流動，即可爲人體的臟器、腺體以及脊髓神經提供養分。現在，讓我們來檢視爲脊柱這條長而深的河流所提供支撐的骨盆內部構造。

練習 9

張開腳趾之眼

這項練習旨在增強腳趾的彈性、提升其本體感知的意識，並可加強站立與行走時的平衡感與整體的穩定感。

以山式站立，雙腳打開與臀同寬，抬起腳趾、離開地板，向前延伸所有的腳趾，宛如小海龜把頭伸出龜殼向外張望；同時，穩穩踏住腳底的前兩個角，亦即小腳趾的底部與大腳趾的底部。當你放下腳趾時，看看你是否能根據每根腳趾的長度，逐一往前伸展；先從小腳趾開始，然後是四腳趾、三腳趾、二腳趾以及大腳趾，在每兩根腳趾之間創造出一個空間，宛如你正在腳趾之間結網。

努力將腳趾往瑜伽墊前方延伸，從而活化氣在細小支流中的流動；再度抬起腳趾、離開地板，當你放下腳趾時，想像你把它們放在一片描圖紙上，輕柔碰觸這片紙張，別在上面壓出印痕。感覺你的每根腳趾趾尖都有個球形的開口，並想像每個開口都有一個眼睛，所以你一共有十個眼睛；睜大這些腳趾之眼，清楚看見一切。不妨回想一下足部反射學的圖示中，腳趾、腳趾尖與眼睛之間的關聯性（參見圖1.5）。同時，（以你顱骨中的眼睛）柔和地凝視著地平線上的一個定點，放鬆覆蓋眼球的薄膜以及眼睛內緣與外緣的皮膚；當你凝視眼前（並且略往下方）的一個定點時，觀察在一百八十度弧形範圍之內的每件事物。這種對周邊視野的凝視，有助於讓大腦保持在安靜而專注的狀態；讓你的腳趾之眼以及顱骨之眼都維持著一種柔和而穩定的意識。保持這個姿勢二分鐘。然後，轉換成下犬式，並可接著進行一系列的站立姿，保持著類似的專注焦點。

2

骨盆的潛能
開啓脊柱的力量

我們不應停止探索，
一切探索的終點，
終將帶我們回到起點，
這時才算第一次認識這個所在。
穿過那未知卻似曾相似的大門……，
在那最長之河的源頭……。

——諾貝爾文學獎得主、美國詩人T．S．艾略特（T. S. Eliot）
《小吉丁》（*Little Gidding*）①

脊柱的基部正是「最長之河的源頭」，那是一條流經脊柱中軸、擁有巨大力量與潛能的河流；這條河流的流動，是利用骨盆底內的運動與尾骨的微妙接合來產生動力。我們從尾椎骨與會陰部開始引導這條脊柱之河的航程，就像一艘船的龍骨，骨盆也爲脊柱提供了穩定性，同時爲顱骨提供了平衡的重量。因此，調準、校直並平衡骨盆相當重要，但有鑒於經常加載於脊柱基部的各種擠壓力量，這並不是一項簡單的任務。儘管如此，髖關節窩、尾椎骨以及骨盆底部的運動，仍使得肌肉與神經血管得以在腿部、軀幹以及顱骨之間流動。藉著解決第一個脈輪（海底輪）的僵化與堵塞問題，能量精微體內強大而崇高的管道才能暢流無阻。

骨盆的藝術性

骨盆的球面設計十分優美，高聳的拱形、充滿曲線美的邊緣、隱匿的凹槽，激發了美國畫家歐姬芙（Georgia O'Keeffe）等藝術家的靈感，畫出骨盆華麗而動人的輪廓。有著圓拱形頂冠的骨盆構造，可說是既世俗又脫俗；就像峽谷的山壁，骨盆的山脊也庇護並限制了蜿蜒流經山谷之間的河流，而骼骨就類似在河流往上攀升時展開環繞的側翼。這種球狀的保護傘，爲身體的中央管道提供了最佳的庇護。

從解剖學上來說，骨盆向外展開的兩個半球提供了跨度與深度，使得骨盆能夠容納骨盆內的器官與從腹部通往腿部的血管與神經。隨著骨盆的側翼向上拱起、扭轉所形成的形狀，其藝術性更增添骨盆宛如雕塑般的美感；而骨盆骨骼內這種螺旋般的構造，有助於抽汲全身的深層生命力來進行渦旋般的運動。

骼骨上方的彎曲邊緣有許多肌肉的附著點，包括從腹部往下延伸的肌肉以及從腿部兩側

① T. S. Eliot, *Four Quartets* (New York: Harccurt, Brace and World Inc., 1971), 59. Used by permission.

往上攀升的肌肉。就像一座鐵路調度場，各條火車軌道會在這個多向的運轉中心會合，宛如一個旋轉的樞軸，每塊髂骨的彎曲部分都使腿部、髖關節窩以及側腰能進行各種變化與幅度的運動；爲促成這些運動，骨盆外側的肌肉纖維（像是臀中肌）會扭轉並延展。要以平面的圖示來表現髂骨立體的螺旋形狀之美是不可能的，得在運動中才能充分體驗。骨盆內與周圍的螺旋形狀，對昆達里尼力量的蜿蜒行進與流動可產生極大的幫助。

髂骨高聳的拱形形成一個宛如漏斗的滑槽，直抵尾椎骨最尖端的骨盆底部；骨盆的底部漸成錐形，形成一個不完全的球形，在許多方面不僅反映也對應了顱骨的形狀。因此，不妨想像我們有兩個頭蓋骨：在脊柱頂端的顱骨，是一個幾乎完全封閉的球體；以及在脊柱基部的骨盆，兩側封閉、但上下兩端有開口。這兩個球體的運動是同步的。在本章中，我們會看到形成骨盆後部的骶骨以及構成後顱骨的枕骨，以關節連結成顱薦椎系統的一部分。我們通常認爲天賦才能只存在於顱骨之中，但骨盆這個「頭蓋骨」也貯存了某種智慧；在瑜伽中，智慧遠非理性大腦的策劃謀略，而是集中於昆達里尼的本能力量之中。

從酒杯中暢飲

從進化的角度來說，能以兩條腿站直，著實是一種了不起的現象。以兩足行走是我們認爲理所當然的事，但我們沒有想過，「站立」是一項眞正的挑戰，因爲從構造上來看，以四條腿運動遠比以兩條腿來得更為容易且有效率；在四足的姿勢中，力量可以均勻分布於骨盆與肩胛帶之間。因此，「保持平衡的脊柱」這項任務，對土狼、馴鹿以及美洲獅來說要容易得多。

以兩條腿站立就像站在高蹺上，因為我們的重心會往上支撐、遠離地面，結果動能力量往往會被抑制、困鎖於髖關節之中。在瑜伽中，開髖涉及了外轉，用以伸展並增強沿著外髖部向外展開的扇形肌肉。對大多數學生來說，放鬆臀部的緊繃與壓縮，是瑜伽修習中最辛苦（也是最痛苦！）的一項苦差事。

而對兩足動物來說，股骨最上端的設計是獨一無二的，因為大腿骨在靠近身體這一端（轉向髖關節窩）的角度幾乎達到了直角，這個連結處被稱為股骨頸；而就像頸椎一樣，這處上段的股骨也極有可能造成股骨頸的疼痛。

幸運的是，髖關節窩這個容納了股骨上方圓球形股骨頭的球形外殼，可獲得軟骨的充分緩衝；這裡的軟骨就像室內網球場或田徑設施上經橡膠處理過的海綿狀表面——堅固不易彎曲，但仍富有若干彈性。股骨頭的球形承軸藉由名為「關節液」的粘稠液體，進一步得到了緩衝與潤滑。

出於必要性，延伸、橫跨髖關節的韌帶（髂股韌帶）堅韌而強健，是身體中最強壯的韌帶之一（參見圖2.1）。就像髂骨的拱形圓頂，這些髂股韌帶呈螺旋狀，形成一個圍繞著圓球形股骨頭與髖關節窩的溫暖舒適圈，具備了扭曲濕毛巾般的彈性與韌性，是一種有彈性卻極難被撕裂的結構；爲了把股骨頭固定在杯形的髖關節中，髂股韌帶所具備的強度與彈性是必要的。髂股韌帶的僵硬也是限制學生進行深度開髖的部分原因，因爲對曾經是賽跑者、足球選手以及徒步旅行者或登山者等運動員的人來說，不斷累積的緊繃壓力經常會積聚在他們的

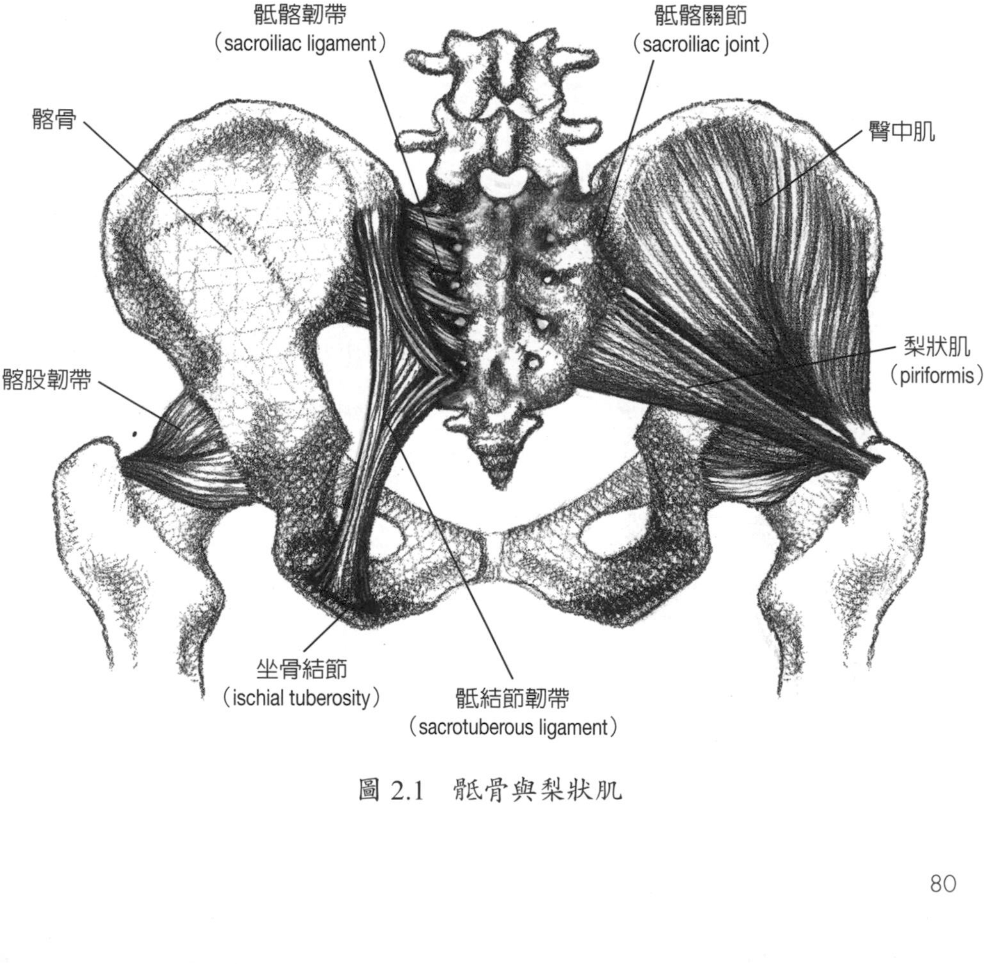

圖 2.1　骶骨與梨狀肌

髖關節肌肉與韌帶之中。

容納了圓球形股骨頭的髖關節窩，形狀就像個酒杯，稱爲髖臼（acetabulum）；髖關節的凹面會這麼命名，是因爲它的形狀就像是希臘與羅馬時代使用的葡萄酒杯或醋杯。酒杯對能量精微體來說是一個頗適合參考的比喻，如果髖關節周圍的結構組成是可活動的，那麼必要的體液，包括血液、淋巴液、腦脊髓液等，就可以暢行無阻地流過骨盆，從而影響脊柱深處的浮力。我們可以想像，令人陶醉的神酒流經全身，宛如珍饈或甘露般流動；在印度傳說中，就像希臘神話一樣，一種半神聖的液體被認爲像是永恆的湧泉般流經全身，是長壽與永生之源。在骨盆之中，髖關節裡的圓球形股骨頭旋扭轉動，有助於驅動這些維持生命的內在液體；如同釀酒師擠壓葡萄以釀出美酒的

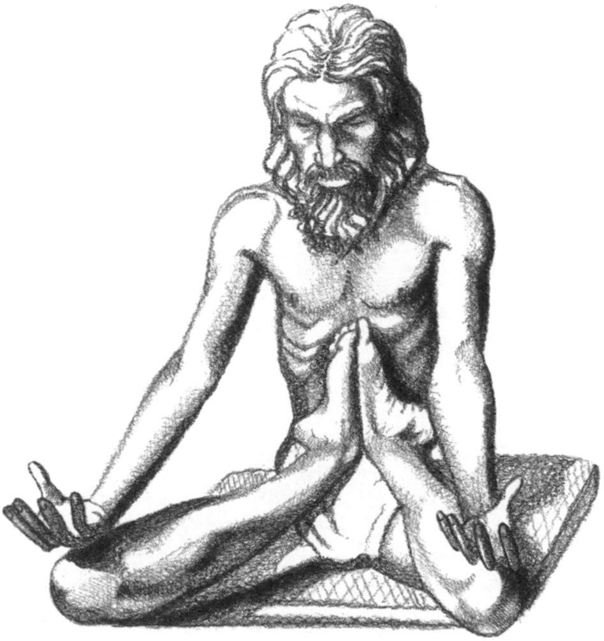

圖 2.2　以球根式端坐的瑜伽修行者

方式，諸如蓮花式、牛面式（gomukhāsana／cow pose）以及球根式（kandāsana／pose of the bulbous root）的體位，都可以「擠壓身體中的甘露」，使其進入髖部及其周邊，並激發脊柱內歡騰活躍的脈動（參見圖2.2）。

圓球形的股骨頭

髖關節是一個常被壓迫、相當緊繃的部位。股骨頭極爲緊密的接合，亦即被眞空似地塞進髖關節窩的吸杯（髖臼唇 acetabular labrum）之中，往往會在單側或雙側造成疼痛。整個髖部與臀部肌肉經常在單側較爲緊繃，因而造成了身體的不對稱；由於創傷、遺傳、重複扭傷、短腿症候群或是姿勢特點，使得其中一條腿承受的重量比另一條腿更多，因此髖關節窩可能會呈現出從右到左的不同特徵，或說「特性」。長期不對稱的支撐姿勢，可能會使髖部出現滑動鬆脫、承受剪力❶、遊走的現象。當髖關節不對稱時，相當於一輛校準得很糟的車子，可能會導致整個物理結構轉向或被拉向一側；而反覆不斷地被拉往一側時，即可能會使單側或雙側髖關節窩的韌帶與髖臼唇的受損加劇或惡化。如果慢性移位導致包裹髖關節窩的環狀韌帶受到疼痛的限制，那麼，這個人日後極有可能得進行髖關節的置換手術。

穩定髖部

我鼓勵學生去察覺他們哪一側的髖關節彈性較大，或是哪一側的髖關節較缺乏彈性。不平衡有時是由於髖部周圍肌筋膜的黏附過緊，有時是由於過度鬆弛；活動度或移動性過高的關節，可能會跟一個活動範圍受限的關節一樣問題重重，尤其在髖部更是如此（考慮到髖關節的承重需求）。

爲了穩定並固定整個髖部的球狀股骨頭以及髖關節，我們必須將股骨頭牢牢地固定在髖關節窩之中；就像老虎鉗以鉗口拴緊某個結構，球形的股骨頭也是如此地被固定於髖關節中。諸如三角式、側三角式、戰士一式（vīrabhadrāsana I／warrior pose I）、戰士二式的站姿，皆有助於強化髖關節窩中的雙側對稱；而單腿的平衡體位，諸如樹式與半月式，則對於調校、訓練承重髖關節的堅固性特別有幫助（參見下頁圖 2.3）。固定股骨頭即可穩定整個骨盆與脊柱，髖關節窩的鉗夾動作有助於改善骨質疏鬆的症狀，因爲這個動作會強化髖關節周圍的韌帶與肌腱，也會特意地施壓於股骨與骨盆骨骼之內的骨基質（bony matrix）——骨骼的承重有助於增加骨密度，也可提升骨骼對鈣的吸收。

---

❶ 剪力：剪力是一組未對正的力，將物體一部份推往一個方向，另一部份推往相反方向。例如在一疊撲克牌上方施力使牌往右、下方施力使牌往左，撲克牌即承受了剪力。（資料來源：維基百科）

從生理學上來說，股骨的長骨骨髓與髂骨（髖骨）的骨髓都是身體紅血球的重要生產基地（尤其在人體成長的那些年）。在阿育吠陀與中醫裡，骨髓等同於身體的生命心靈之精髓；因此，大腿骨的重要性不僅局限於其身體特性而已。在印度和西藏某些譚崔儀式的歷史進程中，皆視祖先的股骨爲一項充滿靈性力量的珍貴聖物。

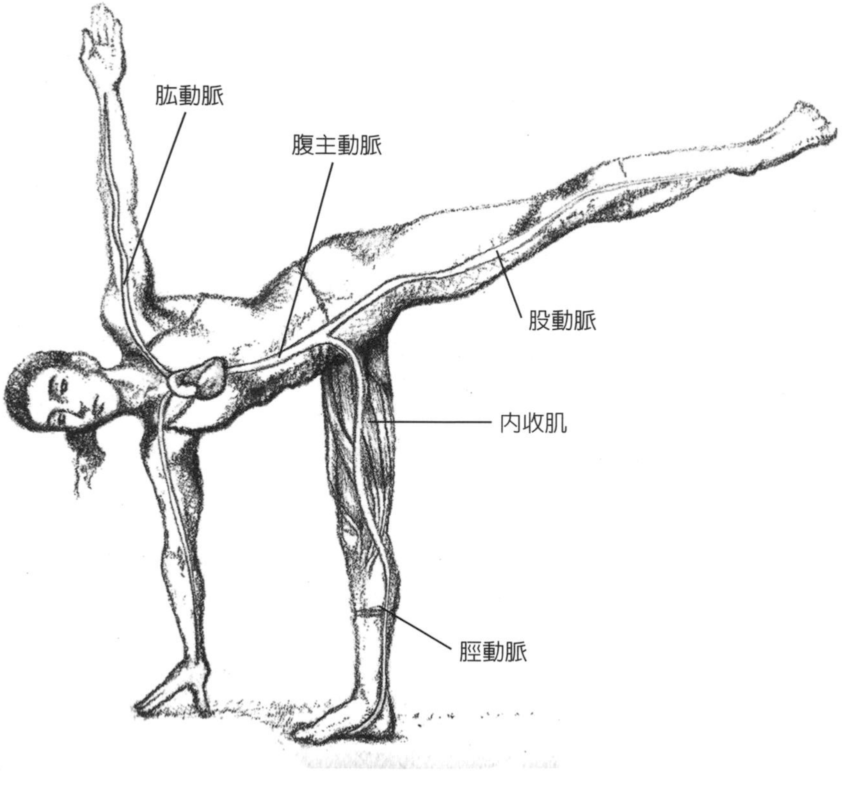

圖 2.3　半月式與中央動脈

聖誕樹的底座

我把髖關節窩藉由站姿所產生的穩定性，想像成聖誕樹的底座。如果你曾經嘗試在一個配有金屬螺絲的底座上架起一棵砍下來的聖誕樹，你就知道要把樹垂直地豎立起來有多麼地困難。讓聖誕樹保持直立、不會傾倒在餐桌上砸飛裝蛋酒的玻璃杯，這項艱鉅的任務就像以站立山式有效率地站立一樣，也是一項挑戰：使外側的股骨受力平衡地固定於髖關節窩中以便支撐垂直豎立的脊柱，就像是把金屬螺絲固定鎖入聖誕樹基座的周邊，朝中線鎖緊螺絲，就能使聖誕樹保持垂直的平衡。幸運的是，樹的底座至少會有三個螺絲釘；然而，人類只有兩個髖關節窩——這告訴我們，真正有效率地站立是多麼地困難。但與固定不動的聖誕樹不同之處在於，人類的髖關節窩與球形股骨頭都是可活動的，並可藉著將力量分散到周圍軟組織去調適、負擔沉重的壓力。

藉由提升髖關節窩周圍肌肉組織的彈性與強度（主要是梨狀肌與臀中肌），即可強化骨盆的穩定性。然而，這與收緊或夾住臀肌無關；當股骨頭固定在髖關節中時，臀肌應保持柔軟、可調適。臀肌往往會有高張性的現象，因此，瑜伽中大部分的開髖動作都是爲了延伸並擴大從外部旋轉雙腿的外展肌。梨狀肌是整個髖部的關鍵組成之一，這塊由內向外的肌肉，較寬的那一端原本就連接於前骶骨上，而較窄的那一端則橫向地附著於股骨大轉子上（參見圖2.1）。「梨狀肌」（piriformis）這個字源自拉丁語的「pirum」、意指「梨」，而「forma」的意思是「形狀」。因此，這塊肌肉是寬的，就像梨腹，連結骶骨、形成整個骨盆底的上緣，然後變窄，再附著到股骨的轉子上。當梨狀肌收縮束緊時，可能會將骶骨猛地拉離中心位置，導致骶髂關節產生功能障礙。

梨狀肌往往與坐骨神經痛脫離不了關係，因爲坐骨神經直接從梨狀肌下方通過，坐骨神經的神經卡壓（nerve entrapment）症狀❷與梨狀肌症候群（也就是造成腰背部、腹股溝、會陰、臀部、髖部、大腿後部、腿部、腳部以及直腸在排便時②所產生的疼痛）有關。

對現代的瑜伽修習者來說，保持髖關節的流動性與平衡感這項功課，可說是窮畢生之力尚無法盡其功。當髖關節囊保持柔軟而穩定時，你就可以在深度開髖的體位中旋轉你的髖部、按壓氣脈，據說有一種名爲「永生神藥」（amṛta）的神聖甘露就會湧現並流動，如此一來，你便會擁有唯諸神堪可比擬的長壽生命。

---

❷神經卡壓症狀：是指該部位周圍神經受到某周圍組織的壓迫，而引起疼痛、感覺障礙、運動障礙及電生理學改變。
（資料來源：https://twgreatdaily.com/y_0aLGwBmyVoG_1ZK8RO.html）

② Janet Travell and David Simons, *Myofascial Pain and Dysfunction Volume II, The Trigger Point Manual* (New York: Williams and Wilkins, 1983), 192.

練習 10

髖部的意識：三項運動

下列的三項運動，有助於將意識帶入髖關節窩與其周圍的組織結構中：第一種是在不承重的情況下，擴大活動的範圍；第二種致力於伸展側臀的肌肉；最後一種樹式，則是藉由承重來加強髖部的穩定性。每個動作都從覺察、辨識哪一側髖關節窩的活動較為受限開始；如此一來，你會學習到更強大的身體智慧，也會變得更能適應身體結構中微妙的拉力、扭轉力以及移位等變化。藉著關注你兩側髖部的不同變化，你可以區別出哪一側需要加強、哪一側需要放鬆。帶著好奇心去了解你自己的身體，目標是讓身體變得更為平衡而對稱。

髖關節窩中的循環流動

這一系列的動作將可使髖關節窩的移動與活動更為容易，也有助於評估髖關節與骶骨區的肌肉組織與韌帶不平衡及不對稱的模式。緩慢地練習這些運動，從轉動髖關節窩（而非腿部的肌肉組織）開始，覺察並感受髖關節囊如何循環流動。

呈攤屍式仰躺並放鬆。從外側旋轉你髖關節窩裡的股骨，並將一條腿拉上來呈樹式；讓你的腳保持在地板上，讓你的膝蓋滑向側邊、靠近地板。接著，把腿放下，回到攤屍式；從髖關節窩旋轉軸般的動作開始這項練習，一邊持續五到八次，然後換邊重複相同的動作，讓這種「滑動與滑行」的動作在緩慢而不需使勁的情況下完成；不須維持這個姿勢不動，只需要滑入、滑出，將你的腿沿著地板移動呈樹式，然後再滑回攤屍式的直腿即可。當你進行時，比較兩邊的髖關節：是否有一邊較不靈活，還是較為鬆動？你是否感覺有一邊被卡住？活動的局限度是發生在你的髖關節窩之內、還是之外？

這項運動的下一步，是帶著髖關節窩做繞半圈的運動。在地板上，再次將你彎曲的膝蓋滑向側邊，呈現外旋姿勢；接著，將這隻腿的腳踩在地板上，輕柔地將膝蓋往上拉向天花板、跨過身體的中線做弧形運動，如此一來，你的膝蓋與髖部就會變成內旋姿勢。此時，你的外髖將抬離地板數公分高；從你膝蓋與髖部的內角，將你的腳滑回攤屍式。讓你的腳始終與地板保持接觸。接著，換邊進行。這項運動描述了髖關節的圓形旋轉，結合了髖部的外旋、屈曲、內旋以及伸展。左右兩邊交替進行五到七組這項運動，再比較兩邊的感覺；如果你察覺到不平衡，那會讓你知道如何去安排你的瑜伽練習。當髖關節窩產生鬆動，你的目標就是強化、穩固你的髖部；當髖關節窩過於緊繃、受到壓迫，練習的目標就成了增加活動度。當你進行繞圈的運動時，想像你可以看到潤滑你髖關節的關節潤滑液，此舉將有助於水合養分、並將養分帶入關節囊之中。

從梨狀肌中汲取甘露

為了伸展梨狀肌、並從這塊位於骨盆後方的梨形肌肉中汲取出甘露（永生神藥），擺放你的腿呈簡易坐式（sukhāsana／contentment pose），確定你的雙腳置放於膝蓋正下方，而不是靠著你的大腿；擺放好你的腿部位置，讓你的小腿大致平行於瑜伽墊的前緣。藉由延展你的側腰、拉長你的脊柱前緣，俯身彎曲向前；當你從髖部對折前彎時，將前額放在地板、瑜伽磚或是枕墊等支撐物上；略微彎曲你的腳，感受臀肌的擴展以及梨狀肌的拉伸。保持這個姿勢兩到三分鐘。接著起身，從地板上帶起你的雙手、靠近你的膝蓋，然後將身體往上推起；接著換腿，讓你的另一隻小腿在前，重複上述動作。比較身體兩側所承受之來自梨狀肌與髖關節中的張力。還記得你在「髖關節窩的循環流動」練習中察覺到的鬆弛或緊繃感嗎？注意你遭遇到的相同問題，亦即髖關節與周遭肌肉組織中所承受的相同鬆弛感或緊繃感。

一棵筆直站立的樹

以樹式站立，把意識帶到你的站立腿。把你站立腿的腳跟沉入地板，並積極抬起這隻腳的內弓。抬起你的另一隻腳，沿著站立腳的大腿內側盡可能抬高並穩當地擺好；然後，將彎曲腿的腳穩穩地壓往站立腿的大腿內側。這個動作會增加流經股動脈與腹股溝肌肉的血液。同時，伸展你抬起的那隻腿內側，使其遠離中線。注意你站立腿的髖關節窩如何傾向於往側邊移動，你整個骨盆如何移離彎曲的膝蓋。就像聖誕樹舉例中的技巧，藉著把站立腿的股骨頭拉進髖關節窩中，你可以牢固並穩定你的姿勢；試著調整你站立腿的髖關節，使其對齊中心並在腳踝的正上方。感覺這個固定股骨頭的動作如何穩固你的樹式，就像一把迷你的鎖一樣；避免收緊臀部或繃緊骨盆底部，以髖部外側大轉子那種老虎鉗般的壓力來穩固這個姿勢。保持這個姿勢一到兩分鐘。

神聖的內在通道：腿部的氣脈

「腿與骨盆的內側」以及「髖部與腿的外側」，此兩者有著截然不同的差異，因爲有一大束神經血管沿著骨盆的內側通過。這股內在的河流有著血液、淋巴以及神經，係來自深層的腹部，沿著肚臍流動，然後往下潛入骨盆之內。髂骨所形成的骨壁周密地遮蔽並保護了髂骨神經、動脈、靜脈等等將神經信號與血液傳送到腿部的生命線；出了骨盆，它們穿過上腹股溝，沿著腿部內側通道的骨動脈、靜脈以及神經往下走（參見圖2.3）。如果髂動脈與股動脈被放在髖部或腿部外側，就會很容易受傷而破裂；如果這些血管中有一條被切斷，你在幾分鐘之內就會因大量失血而死。除了血液與神經的流動外，髖部與大腿內側還有一群淋巴結，稱爲腹股溝淋巴結；從腳與小腿排出的淋巴，會沿著股骨內側通道的路線流動，從大腿上方內側流往骨盆之中，再進入腹部。

正如我們在上一章中已學到，這些循環與神經通道是身體神聖內在的一部分。諸如半月式之類的瑜伽體位，旨在打開這些管道，有效地調整血壓、心率、淋巴循環、呼吸節奏以及意識。藉由伸展並拉開腿部與髖部外側的肌肉組織，瑜伽修行者旨在伸展並強化沿著腿部與髖部內側的內部肌肉組織；此舉亦涉及了鍛鍊腿部的內收肌（內側腹股溝），以及再重要不過的髂腰肌之長度與強度。艾揚格的瑜伽系統會給學生無數的提示，得以運作並活化內側的腹股溝，包括腹股溝後方、頂端、上方與內側等。打開大腿內側的肌筋膜腔室就等同於打開了身體核心的鞘，進而改善在髖部與腿部之間流動、傳導的血液與神經脈衝。

瑜伽中被動地修復腿部內側的體位，像是仰臥束角式（supta baddha koṇāsana／reclined bound angle pose）、仰臥手抓腳趾腿伸展式（supta pādānguṣṭāsana／reclining big toe pose）以及雙腿靠牆倒立式（viparīta karaṇī／legs-up-the-wall pose）的腿以束角式擺放之變化版，對於打開穿過大腿內側的氣脈都極具療癒功效，有助於增加血液與淋巴循環，並促進流經骨盆、往下來到腿部與腳部的神經傳導。被動地打開腿部內側，也能滋養傳統中醫所說的「陰脈」（即沿著大腿內側分布的肝經、腎經以及脾經，參見一八〇頁圖4.2）。因此，打開腿部內側的支撐體位，對於能量精微體可產生深層的恢復功效。我經常對學習療癒瑜伽的學生說，如果腿部內側與骨盆可以得到支撐並延展開來，無疑會對療癒過程產生極大助益；這點特別重要是因爲，我們的腿部內側與骨盆往往由於姿勢的限制以及情緒的累積而處於阻塞、鬱積的狀態。

骨盆的跟部

隨著我們從身體最底端往上探索的旅程不斷前進，現在，我們將注意力轉往骨盆最底部的骨骼結構。髂骨彎曲環繞、強而有力的弧形側翼連結骨盆底層骨骼之處，稱爲「坐骨」；這些緊密結實的骨骼，是骨盆結構中位置最低的支柱。這些坐骨是多結的突出物，其厚實的骨質爲骨盆增加了重量與穩定性，作用宛如船腹中的壓艙物。在坐姿中，坐骨是決定如何承載重量的重要指引；這些稱之爲「坐骨結節」（我最喜愛的解剖學術語之一）的骨頭，極可能就是現在支撐你閱讀本書的骨骼結構（參見圖2.1）。

就外形與功能而言，我們很容易把坐骨想像成腳跟的表親。就像腳跟支撐著整條腿的重量，坐骨的跟部也支撐了脊椎與骨盆的重量；兩者都呈球形、沉重而堅硬，都會接觸到某個支撐的表面（腳跟在站姿時會接觸到地面，坐骨在坐姿時會接觸到坐墊或地墊），也都是評估重量如何從一側分布到另一側的重要參考點（我們會在第七章中探討位於顱骨底部的第三組跟部：枕骨髁 occipital condyle）。

在瑜伽體位的訓練中，坐骨接觸地板的方式是極爲重要的一項觀察。如果在坐姿時，骨盆的一側承載的重量較多，那麼整個骨盆與脊椎可能會往這一側傾斜；現在就檢查一下你的坐姿，看看你是否習慣於倚靠某一側的坐骨，是否長期以來都會傾斜到某塊臀部骨頭上。在坐著工作或用餐時，身體的重量慣性地倒向一邊是很常見的，但這種往單側的慢性移位可能導致髖部受到壓迫、腰背部收縮變短以及脊椎側彎等現象。

在上一章中，我們按照濕婆的三叉戟以及腳跟三個分叉尖端的結構，檢視了站立時的重量如何落在腳跟上（參見三十八頁圖1.3）。在坐著時，這個方法也有助於我們做類似的評估：重量落在我坐骨上的什麼位置？我習慣於倚在臀骨的後緣還是前緣？我的重量落在坐骨的內緣或外緣？坐骨承重的方式，在脊椎、肩膀以及頭蓋骨的調準與校直上扮演了重要的決定性角色；關鍵在於，想像在坐骨上進行站立山式，使骨盆兩側平衡地承重。坐姿四柱式就是坐姿的站立山式，因爲它有助於身體兩側的定位與平衡。

練習 11

從你的骨盆跟部移動

這項探索涉及了兩個骨盆半球關節的微細接合，有助於評估兩腿長度的差異性，並可指出是否骨盆的一側會習慣性地被往下拉向跟部（稱為「下滑」）、或往上拉向頭部（稱為「上滑」），這個運動也可以讓瑜伽修習者清楚察覺出足跟與坐骨跟部之間的關聯性。

仰躺並讓全身放鬆數分鐘，藉由感知與覺察來建立起身體更高的智慧，保持著這樣的意向並檢視你的雙腿，自問：有一條腿感覺比另一條腿更長嗎？有一條腿比另一條腿外旋的幅度更大嗎？在移動之前，把你的指尖放在你髂前上棘（anterior superior iliac spine,ASIS）、亦即骨盆前方凸起的一個髖骨標記上，再次自問：你的骨盆是否有一側比另一側更往天花板方向凸起呢？是否有一側的髂骨往頭部方向拉抬得更高呢？接著，將一腳的腳跟往頭部的相反方向推，另一腳則保持不動；別彎曲膝蓋或從地板上抬起你的腿。藉著把腳趾拉往頭部的方向來彎曲你的腳，同時伸展你的阿基里斯腱、小腿以及大腿後側肌群（或稱膕腱肌）。注意你的延伸腿的坐骨如何快速地往下移動（遠離你的腰背部），以及反向的髂骨如何往上移往腰椎。換邊繼續進行這項上滑與下滑的運動，髂骨的這種相互彌補的作用，相當於我們的骨盆在行走時的移動。注意坐骨與跟部如何一起移動，評估骨盆的一側是否比另一側更容易移動，持續十五到二十次。

站立前彎式以及三組跟部

這個姿勢有助於建立腳跟、骨盆的坐骨以及頭蓋骨後方「跟部」之間明確的磁性引力，對齊跟骨與臀骨會為你的腿帶來一致與和諧延伸的感受。

練習了仰躺的「從你的骨盆跟部移動」之後，把身體捲起，以手杖式（daṇḍāsana / staff pose）在地板上坐起，兩腿伸直，在約三公分厚的瑜伽墊上把骨盆抬高；當你放下坐骨時，試著把重量平均地落在兩側坐骨上；注意兩側的臀骨平均地接觸墊子。接著，雙腳分開與臀部同寬，以山式站立，往上延伸，然後前彎進入站立前彎式（uttānāsana／intense forward bend），雙手放在地板上，掌心朝下；如果手摸不到地板，就把你的手架在幾塊瑜伽磚上，或者扶住一張椅子。調整你的擺位，讓每個跟部都可以在對應的坐骨中心之下對齊；把你的大腿骨轉向前，以便站在雙腿的鉛垂線上，同時將你的坐骨往上抬。讓頭蓋骨往下放，讓頭蓋骨可以從後方的顱骨跟部往下懸垂；

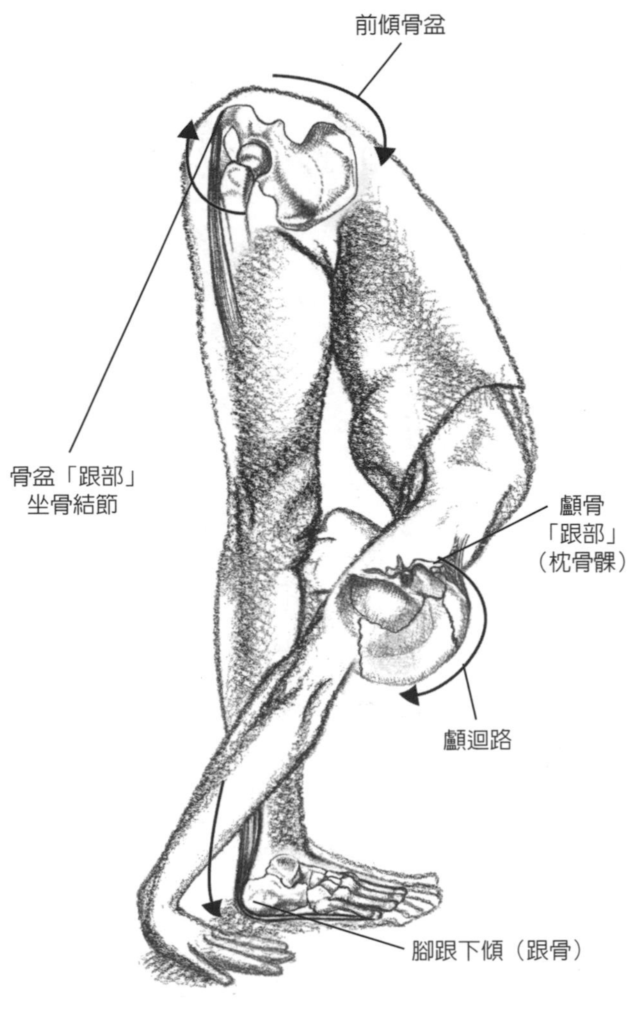

圖 2.4　站立前彎式以及身體的三組跟部

覺察並感受你的「腳跟」、「骨盆跟部」以及「頭蓋骨跟部」這三組跟部的內在調校與對齊。注意圖2.4中跟骨、坐骨以及顱骨跟部相對的循環運動。保持這個姿勢兩分鐘，然後進入下犬式，並覺察這三組跟部類似的方向。

骨盆膈膜與呼吸橫膈膜

一連串水平方向的膈膜分隔並支撐著體內的不同部位（參見三九二頁圖8.5），每個膈膜都可以往下膨脹、往內收縮、往上提升以及往橫向擴張。正如我們所見，足底厚厚的纖維網狀組織、也就是足底筋膜，是第一個膈膜；骨盆膈膜是第二個，骨盆底是位於骨盆腔底部有孔且富彈性的肌群，多條肌肉結合起來構成了肌群，為骨盆器官提供支撐。

根鎖

骨盆底能時而變寬、時而變窄，然後縮回並降低。形成骨盆膈膜肌肉的網狀結構，並非單獨地在進行這些運動，而是與內側腹股溝、膕腱肌、臀部、腹部以及腳部的肌肉一起合作。在學習根鎖時，切記在腿部與骨盆底之間有一連串的肌筋膜，脊柱底部的內提會直接連結到腿部的肌肉組織，並使其參與進來。光是骨盆底的收縮，並不足以分散張力並為這個部位帶來更全面性的感知與活動度。在剛開始時，爲了活動髖部、內側腹骨溝以及大腿上方部位的大塊肌肉，練習瑜伽體位是很重要的；這種方法就是從外而內地運動。等到外側骨盆的外圍區域原本緊縮的僵硬度降低了，就可以開始進行內側骨盆以及骨盆底之內更細微的接合運動了。

極大量的壓力可能會累積在脊柱底部的第一與第二脈輪之內。會陰往往是承受壓力的容器，並可能變成壓抑張力的倉庫；當身心察覺到處於令人深受痛苦折磨或極度恐懼的威脅下，會陰鉗夾（perineum clamp）的軟組織會產生防禦性的反射動作，尤其在任何創傷或侵犯是產生於骨盆內與周遭部位時，更是如此。姿勢與心理的綜合壓力，也會積累在髖關節、臀部、腰背、膕腱肌以及腹股溝；打或逃的本能反應，通常會以收縮的方式呈現在負責移動的主要部位：腿部。然而，因爲會陰柔軟、敏感，是人體中陰氣最盛的組織，所以很容易受到壓力與憂傷苦惱的影響。

促進血液流入髖部與骨盆，交替地浸潤、湧流、沖洗骨盆與下脊柱之內的組織與結構，正是修習瑜伽的主要目的之一。體液進入器官與腺體產生正確的循環，加上良好的神經功能，有助於調節荷爾蒙的運作；血管舒張是開髖的主要功效之一，可以讓血液、淋巴以及細胞液浸潤並滋養這些組織器官。瑜伽體位結合根鎖的上提，有助於改變骨盆底內以及周圍組織的壓力動態，從而監測骨盆腔內的神經與循環節律。舉例來說，在流動瑜伽的修習中，會陰會產生擴張與窄縮的交替動作；在拜日式的連續動作中，進行眼鏡蛇式或上犬式（ūrdhva mukha śvānāsana／upward-facing dog pose）時，骨盆底會收縮；相反地，進行下犬式時，骨盆底會放鬆並擴張。

骨盆底的解剖學

會陰的形狀就像一顆鑽石，前三角的部位容納了生殖器，後三角的部位則位於肛門周圍。會陰前側爲陰，因爲包含了生殖器官；會陰後側爲陽，因爲包含了消化道底部、結腸根部以及肛門。這些三角形的網狀肌肉結構之中，每一項都可以單獨運作；前三角的部位所感受到的脈動與振顫，尤其是兩個三角形之間的中央肌腱，正是根鎖的本體精髓所在，也與昆達里尼的運行息息相關。從生理學上來說，要將感覺電流隔絕於前三角部位之內，既微妙又難以捉摸；反倒是使後三角部位的肌肉束（包括肛門括約肌）活化起來的運動，是自主控制較容易做到的部分。收束會陰的尾骨部分，被稱爲「馬印」（ashvinī mudrā，以馬的後軀在停下來抓地時施力的方式來命名），肛門周圍圓柱狀環形肌肉的收縮也包括在內。收縮與擴張前三角部位的交替動作與能量精微體息息相關，因爲那對於生殖活力與生命精華（ojas）、也就是身體中最精煉的組織基體（dhātu）影響極鉅。生命精華指的是男性體內的精液以及女性體內的卵子，以及它們由大腦內荷爾蒙節律所掌控的週期性運動；對男性來說，對會陰前三角結構的控制，與對射精的控制有關，這是一種在道家修行與瑜伽修習中皆備受重視的能力，也是整體生命力的關鍵所在。藉著駕馭會陰前側的運動，身體中「普拉納的虛幻皮囊」會擴大並強化。整體而言，控制會陰的能力極有助益，因爲當人們老化時，尿道收縮的能力也逐漸衰退，不論男女都可能出現尿失禁的症狀。根鎖有助於維持適時排尿所需的括約肌控制能力。

練習 12

根鎖：骨盆底的鎖緊與放鬆

以下的練習是在不造成過度收縮的情況下，讓根鎖參與進來的好方法。這項練習涉及了一連串骨盆底的律動收縮，而非只有單一部位的收縮。採至善式（siddhāsana／accomplished pose）坐姿，把你的腳跟（傳統上是左腳）放在肛門與生殖器（男性是陰囊的根部，女性是陰道的後緣）的正中央；這種力學上的壓力有助於緩解骨盆底內的僵化，並促進體內副交感神經的反應。輕柔地以你的腳跟按壓會陰部的中央肌腱，這個肌腱感覺起來會像是一小束球形的纖維，大小約當於一個小硬幣。吸氣，讓這股氣宛如一條細流、一炷香上的一縷輕煙，從脊柱往下來到你的會陰。

採至善式坐姿時，會使你的頭蓋骨中心與骨盆中心對齊。確定你的顎與舌頭是放鬆的，因為下顎骨的收縮往往伴隨著骨盆底的緊繃壓力。以放鬆骨盆底內部以及周圍組織來展開這項練習，做幾次深長而緩慢的深呼吸；等到呼吸穩定下來，深深呼氣，並在呼氣結束時，以一組七次的律動有節奏地收縮你的會陰，等同於鎖緊與放鬆的動作。接著，深長地吸氣，讓這股氣輕輕碰觸你的脊柱，持續五到七次，並在每一組的短暫收縮動作中，察覺肛門括約肌的參與；這會導致尾椎骨周圍組織的鉗夾與緊繃。一般來說，最好避免收緊尾椎骨周圍的軟組織，因為對尾骨的約束會限制脊柱的運動；試著把收縮的律動帶進會陰的前緣，讓你可以輕壓生殖器根部的肌肉組織。感受這股脈動如何幫助血液流進你的骨盆底，以及任何可能發生在你的顎、耳朵、頭蓋骨周圍的相對放鬆。進行這項運動之後，安靜坐下並恢復正常呼吸，注意你脊柱中的浮動與擴展，宛如正在上升、擴散的蒸氣柱。練習這項技巧五分鐘，然後坐下，以完整而柔軟的橫膈膜進行十分鐘的呼吸。全都完成之後，以攤屍式躺下來休息。

懷孕與骨盆底

會陰很容易由於器官塌陷的重量（過度用力排便或分娩造成的創傷）而產生脫垂。在自然生產時，來自胎兒顱骨對骨盆底所施加的下降壓力可能會造成會陰過度拉伸、撕裂、失去收縮能力；因此在生產之後，骨盆底與子宮可能會脫垂，這是由於骨盆及腹部核心結構中往下的腹部力量與鬆弛所造成的僵硬與沉重壓力導致。產後，外陰切開術也可能損傷骨盆底，導致骨盆膈膜的肌肉組織中產生疤痕組織與異常的拉力。

產後的瑜伽練習，有助於讓骨盆膈膜、內腹股溝、髖旋轉肌以及腹部的結構更爲完整。爲了預防或使產後脫垂的可能性降至最低，建議女性等到骨盆器官恢復到孕前大小，再開始進行積極的練習；這可能得在生產之後，再花上兩個月的時間。產後瑜伽的不成文約定，包括了根鎖與臍鎖之間和諧的協調運作，以便輕柔地拉提起骨盆器官並使骨盆底肌肉加入運作。類似根鎖的凱格爾運動，對於在產前與產後增強、強健、保持骨盆膈膜中肌肉組織的柔韌性，有極大的助益。凱格爾運動或者（尤其是）根鎖，有助於強化宛如無限符號般交織在骨盆底、位於尾骨與恥骨之間的球海綿體肌。

球根與昆達里尼的盤繞

古時的瑜伽修行者把身體比喻成一株植物，把穩定身體結構的尾椎骨與骶骨比喻成植物的根部。在昆達里尼瑜伽深奧的想像中，第一個脈輪（海底輪 mūlādhāra）潛伏之處在地底下，宛如一顆稱爲「球根」的地下球莖，埋藏在黑暗之中，其生物能量靜靜潛伏著，沒有表現出來。因此，這第一個脈輪屬於地球，與地球密不可分，並掌握著生長的潛能。

Mūlā 這個字可翻譯爲根、來源或是基礎；若指人體，可意味著根部的組成、一束或是一包。如果你在花園拔雜草時，可能會注意到，一株植物不會只有一個根，而是透過一叢長長的根絲緊緊地抓地、固定於泥土之中；因此，我們可以把根鎖想像成一個多結的團塊。海底輪是身體中可敬之中央管道的幼根，支配了身體中所有自主功能與運作的深沉脈動之流。在《濕婆本集》中（*Śiva Saṁhitā*，十七世紀關於哈達瑜伽精微能量學的一本彙編文集），是這麼描述海底輪的：

> 在直腸上方兩指、陽具林伽下方兩指、像一個球根般四指寬的所在；在這個神聖空間之中，是面朝後方的陰戶優尼（yoni）：昆達里尼女神正是棲身於此。它環繞著所有的氣脈，盤繞三圈半，口中咬住自己的尾，棲息於主線的洞穴之中。③

③ Srisa Chandra Vasu and Rai Bahadur, *The Śiva Saṁhitā* (New Delhi, India: Munshiram Manoharlal, 1999), 62.

球莖的比喻，就像盤繞之蛇的隱喻一樣，暗示著一股深藏休眠、充滿潛能的力量。與爬蟲腦有關的昆達里尼，是一切萬物的創造之源。哈達瑜伽的目標即在於解開這種原始能量的神經與心—靈的能量結，並將其往上引導至肺部、心臟以及大腦。注意球根式（參見圖 2.2）

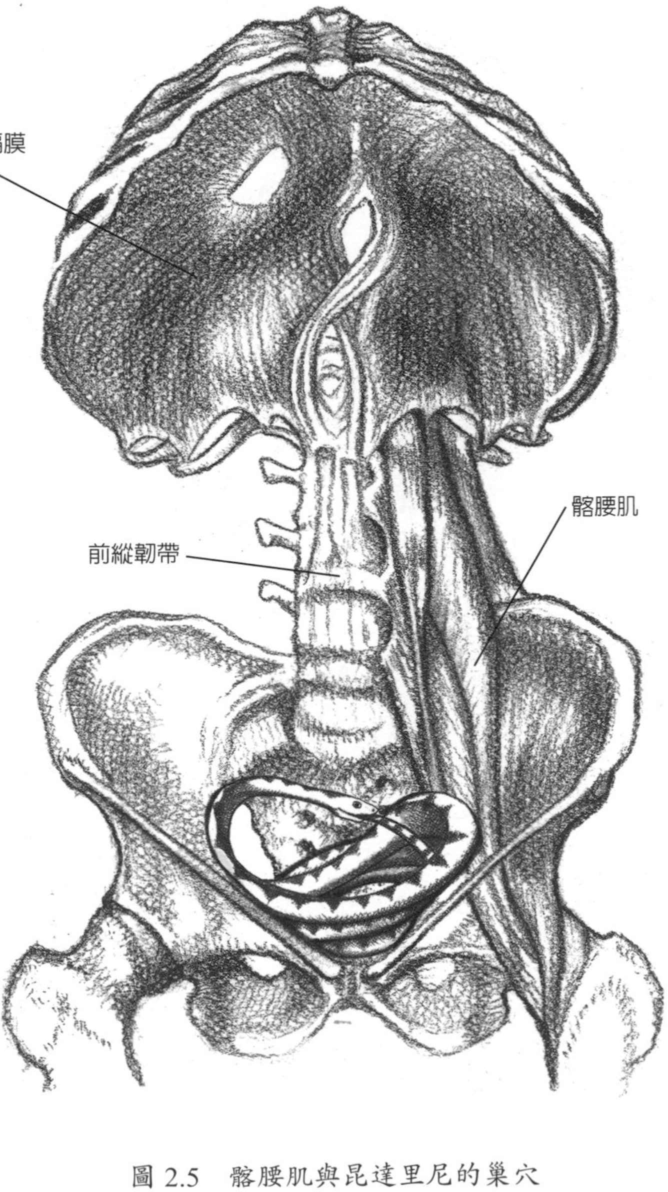

圖 2.5　髂腰肌與昆達里尼的巢穴

的雙腳如何放在肚臍上，以推動昆達里尼在脊柱中往上的力量。

夢、昆達里尼以及控制

從心理學上來說，無意識與脊柱底部的這條「蛇」有關；靈性的「自我」糾結、纏繞在根部。瑜伽的專注狀態（止定）讓人得以略窺潛藏在黑暗世界的靈性「自我」。瑜伽傳統藉由夢境、幻象、啟示以及神話，來引導我們走出地底泥土中的黑暗世界。多年來，瑜伽修行者一直把睡眠狀態與夢當成深入探索無意識之境的工具，佛洛伊德與榮格對精神分析學的初步研究，都包括了對夢境內容的廣泛調查。特定的夢境意象與感受暗示著較低脈輪的深度，海底輪的力量在夢中戲劇化地呈現為海洋、水生爬蟲類、黑暗森林、水底洞穴、水井、地下墓穴、地下室等等。

解開昆達里尼女神之蛇的纏結盤繞，意味著鬆開無意識之境被深鎖的力量，但這往往會激發大量內在的感受，崇高與恐怖兼而有之；這種深層心靈中所容納的，是對自我來說難以忍受的感覺與知覺。這些與昆達里尼有關的感知被慣性地昇華並壓抑，因為它們的力量與重要性會威脅到以自我為中心的那個自我。在支配一切的自我之中，本能的反應是試圖去控制無意識的力量，並保護自己免於黑暗世界力量所影響，希望讓昆達里尼的力量保持隱藏、不活動、無作為。但是，瑜伽修行者想做的卻剛好相反，他們希望藉由生理與心理技巧來喚醒或激活這股爬蟲類的原始力量；但這項過程相當困難，因為以自我為中心的自我，會頑強地堅守著自以為的權威與控制地位。

在能量精微體中，盤繞於脊柱基部根叢之中的昆達里尼處於休眠的狀態。這顆球根的團塊也稱爲「結」，指的是蘆葦桿或藤條莖上打的一綑結或是分段的節。還記得前文中曾經提及，關於美洲原住民普韋布洛族起源的神話：一根帶有分段、脈輪般開口的宇宙根莖，從地球中心往上升起。在人體之中，沿著脊柱這條始於基部的「根莖」有三個主要的結（或說心靈的封印），必須打破或破解：位於脊柱基部的梵天結、位於心臟的毗濕奴結，以及位於雙眉之間的濕婆結。

爲了符合把脊柱比做水生植物的隱喻，我們可以想像一株生長在池塘或湖泊中的水蓮，它的莖梗懸垂到水底深處，它的根塊牢牢附著於泥土之中；這套根莖系統可以將養分往上抽汲給蓮葉與蓮花，也就是尾椎骨將一連串的脈動（部分液體、部分電流）經由脊柱往上抽汲的方式。因此，這個固著於土地的海底輪正是生命起源之根，這個多結瘤的根球（球根）亦是餵養其上方花朵不可或缺的部位，負責將其生命力導引至脊柱、器官以及大腦。

神聖的幾何學與海底輪

在脈輪的結構中，與海底輪有關的幾何設計是方形；方形出現在底部，是因為其形狀暗示著穩定與長壽。在印度、尼泊爾以及西藏各地，寺廟與佛塔的建築基礎都是方形。方形的地基將寺廟牢固地建蓋在地面上，正如海底輪固定脊柱的方式；方形代表著接地、控制以及創造之源。

綜觀瑜伽修習的歷史，稱神聖符號為「雅卻幾何圖形」（yantra），描繪了意識的宇宙秩序，是增強冥想意識與指引內在心靈的工具。雅卻幾何圖形的外框是一個正方形，既是外圍也是門戶，它的開口使得進展得以從外到內、從粗略到精微，是一個既包容一切又提供支撐的形狀。在脊柱底部，這個四邊的正方形是我們為了進入神聖的內部而必須跨越的第一道門檻（參見圖2.6與三二一頁圖7.5）。

正如海底輪是脈輪系統的第一階，正方形也是進入雅卻幾何圖形這個迷宮般錯綜複雜網絡的首道門戶。正方形的外圍裝上了閘門，四個主要方向都有門可以進入，但僅對放棄了物質束縛與情感執著的人敞開。

圖 2.6
代表海底輪的方形雅卻

與正方形的結構配置相關的第一個脈輪，也與大象有關。就如深植入海底輪的地球重量，沉重龐大的大象也是典型的陸地動物，牠的力量、牢固根基、熱情以及智慧，都讓人聯想起第一個脈輪的生命力。在印度本土的神話與宗教儀式中，耐力持久、堅定不渝、樂觀不懈的大象，以牠雄偉的身軀乘載著金剛（mahārājas）與天王（devas）；堅實的方形海底輪，也以類似的方式支撐著脊柱頂端的精微脈輪。

蓮座上的般若智慧

在印度與佛教的肖像畫中，往往會描繪沉浸於三摩地冥想之境的瑜伽修行者坐在蓮花瓣寶座上。舉例來說，佛教傳統中有無數釋迦牟尼佛、智慧菩薩文殊以及慈悲菩薩觀世音的畫像或塑像，都是以深沉禪定狀態坐在一片漂浮的蓮座之上。這些開悟者以青銅或黃銅製成，或鍍金、或上漆、或彩繪，通常飾以半寶石的珠寶；這些塑像安坐在飾有花朵（帶著金色或白色光澤的花瓣）的底座上、圍繞於蓮花花瓣間，宛如盛開花朵之中的心皮❸。

蓮花台座或蓮葉底座的圖案，都意味著整個智慧的傳統皆有賴於開悟的基礎。在脈輪的演變過程中，由四片花瓣組成的海底輪蓮座，迸發成為頂輪、定義為頂冠上的「千瓣蓮花」。在描繪瑜伽智慧的圖解意象中，不僅蓮座是心靈覺醒之源，蓮莖也是傳導靈性知識的渠道。舉例來說，對於文殊的描繪往往是一手握住精緻纖細的蓮莖，從蓮莖的頂端生出了大乘佛教的偉大典籍《般若波羅蜜多心經》。

往內收攝：烏龜與專注之道

在瑜伽與氣功這些內在藝術中，對會陰纖維組織進行細膩而深刻的活化，將有助於賦予能量精微體活力。對於瑜伽修習者（主要是針對男性）來說，根鎖的經典目標之一在於昇華性欲之流，並導引其往內收攝；此舉可使僧人與聖者將這股位於骨盆中的強大生物力量，轉換成位於心臟的靈性氣息。

在經典的哈達瑜伽中，「內在感」（interiority）被認爲有助於推動普拉納之息的流動、強化身體的活力，並使意識得以往內收攝。在萬物之中，龜最能體現這種回歸自性與專注心志的過程。龜跟蛇一樣，在瑜伽傳統中都是以與生俱來的智慧與長壽而備受珍視的爬蟲類動物（巨龜已知可活上一百八十五年）。就像昆達里尼，龜也是駐守在脊柱基底的位置。

❸心皮（carpel）：折合的花葉，內藏胚珠，可單一或多個組合成雌蕊。（資料來源：http://web2.nmns.edu.tw/flower/a/a05.php?keyword=%E9%9B%8C）

龜具有縮回四肢與頭部的獨特能力。對瑜伽修行者來說，這項了不起的成就象徵了專注集中身心能量並使其遠離世俗欲求的努力；「往內」不僅可以保護寶貴的生命力，更能鞏固心志，達到專注一境的狀態。

在《薄伽梵歌》（*Bhagavad Gītā*）中，黑天在戰場上勸告戰士阿周那，「當一個人能徹底收攝感官與外在刺激的連結，如同龜將四肢收回牠的殼中一樣，那麼此人就能專注在通往智慧的道路上。」④

這裡的建議是，進行「制感攝心法」（pratyāhāra）的瑜伽練習：內化（internalization）感官意識，亦即帕坦加利阿斯坦加瑜伽（Patañjali's

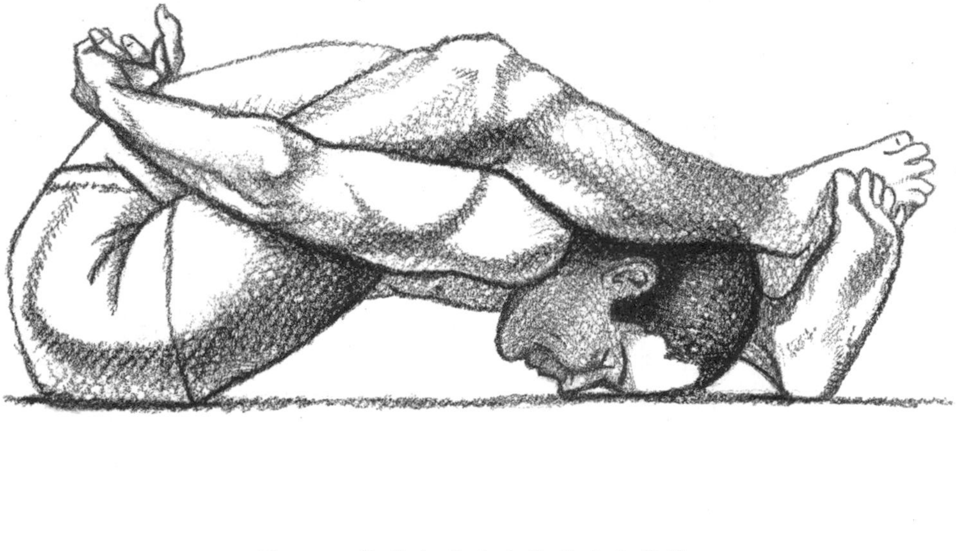

圖 2.7　龜式與感官意識的內在修煉

Aṣṭāṅga Yoga）修習法的第五肢。⑤我們將在第八章中詳細研究制感攝心法的動力學。制感攝心法不僅涉及將眼睛、耳朵、舌頭、鼻孔等感官往內收攝，更包括了利用位於骨盆底與生殖中心所蘊含的性欲本能。根鎖保護、淨化並精煉了性欲本能的力量，並像一台內部的發電機，激發這股爬蟲類的原始力量。能量精微體中穩定湧出的昆達里尼提高並擴大了感受度，賦予脊椎能量、擴展呼吸，並且有助於心智的專注。

龜式（Kurmāsana / turtle pose）傳達了類似的感官回縮收攝之意，因爲頭部往內縮，手與腳宛如門閂般鎖上，形成一種安全的要塞或柵欄；脊柱呈圓拱狀，宛如陸龜的保護殼（參見圖2.7），而所有的前彎都支撐著感官的內在修煉。由於龜式涉及了如此深度的脊柱彎

---

④ Nicolai Bachman and Tias Little, *The Ehagavad Gita* (unpublished translation, 2014).

⑤ 阿斯坦加瑜伽（八肢瑜伽）：

1. 持戒：社會道德，「束縛克制」。
2. 精進：個人道德，內在約束。
3. 體位：姿勢、坐姿。
4. 普拉納呼吸法：呼吸調節。
5. 制感攝心法：內化感官，「收攝回縮」。
6. 凝念：集中專注。
7. 禪那：保持專注的冥想。
8. 止定：完全吸納。

曲，可視之爲一種自省的極端形式。

支撐世界的海龜

蛇與龜在印度教的創世神話中都是特別被凸顯的角色，尤其在「乳海翻騰」的故事裡，這是描述生命起源中最激動人心、最令人愉快的神話之一。這個故事大致如此：根據傳說，世界原本靜止不動，處於深沉睡眠（睡眠瑜伽 yoga nidrā）且沒有任何活動的狀態；沒有任何生命、脈動、風、普拉納之息。在這座無垠大海之底是海龜的棲息之所，牠支撐著萬物並背負著第一片陸地須彌山，宛如宇宙的脊柱、濕婆的陽具林伽（生命的生殖之杖）般，從海中矗立升起。一條雄偉巨蛇盤繞著山腳，宛如一條巨大的繩索；然而，海洋中仍然毫無動靜、毫無任何生命跡象，直到眾神與惡魔、善惡與生死等對立的力量加入了這場宇宙的拔河比賽。眾神抓住巨蛇的一端、惡魔抓住另一端，雙方開始拉扯，展開了一場持久而激烈的大戰。這時，盤繞著大山的巨蛇開始旋轉（召喚出覺醒的昆達里尼），從牠的盤旋纏繞所產生的漣漪和波動之中，所有生命於焉誕生。

這個神話讓人聯想到用類似攪拌器的設備，將牛奶攪製成黃油的家務活，那是數個世紀以來印度村落的日常例行工作。攪拌代表了一種煉金術般的轉變，在生理與心靈上皆是如此，是透過瑜伽的苦行而發生的一種轉變。正如宇宙海洋中的那根原型支柱透過力量而旋轉，哈達瑜伽也透過體位法來攪動脊柱；就像「乳海翻騰」的神話，瑜伽的姿勢可提供對抗動態張力的相反運動，從而產生創造性的流動。

正如骨盆支持著脊柱，海龜也用牠背上的龜殼撐持起原始大山須彌山，世界的中軸。因此，龜的角色對於第一個脈輪海底輪來說，是不可或缺的；從宇宙的論點來說，牠穩定的存在支撐了萬物。

有趣的是，在美洲原住民所流傳的故事中，尤其是在東北地區不同的部落，像是易洛魁（Iroquois）與阿岡昆（Algonquin）的神話裡，龜扮演了揹負北美大陸的類似角色；相似於來自印度的神話（以及《創世紀》），世界剛開始時只有水的存在，沒有任何堅實的陸地可以讓生物站立其上並棲身避難。長屋族（Haudenosaunee，即易洛魁族）的創世故事則述說了一個女人從天空的世界墜落，當她就要掉到水上時，動物們開始商量該如何幫助她；於是一隻巨大的海龜（在一隻值得信賴的麝鼠幫助下）志願提供牠的殼，讓這個女人可以降落在龜殼上。因此，龜的背殼成了美洲大陸的宿主或島嶼，也成了所有人類的避難所；是故，易洛魁人認爲他們的原生陸地是支撐於海龜的背上，因此才會稱北美洲爲「龜島」。

生命的中央通道

在傳統中醫裡，有兩條重要的經絡遊走於骨盆底與頭蓋骨之間，也就是「任脈」與「督脈」。任脈是陰經、位於人體的正面，而督脈是陽經、延伸至身體的背面，兩條經脈都有附屬的經絡可以直達脊柱，也都源自骨盆底的海底輪，亦即人體的根部所在；在脊柱頂端，這兩條經脈在上顎處交會。打通這兩條從骨盆底中心到上顎中央的經脈循環，稱為「小周天」。

在經絡理論中，身體的最低點被認為是陰氣最盛之處（柔軟、發散、易於容納與接受、黑暗、屬於月亮的、陰柔、緩慢、充滿水分），而頭蓋骨的頂點被認為是身體中陽氣最盛之處（快速、堅硬、結實、明亮、屬於太陽的、陽剛、專注）。在道家傳統中，任督二脈連結了相反而互補的力量——天與地、正午與午夜、使力與受力、男與女。正如道家的太極象徵中，兩個互補、互動的符號形成一個圓，陰陽兩條經脈之間的動態張力也涵蓋了所有的生理功能。

在道家的修行中，將氣息往下降至脊柱深處、肚臍與骨盆底之間的生命活力之海中（下丹田）至關緊要。讓普拉納之息在骨盆之中並透過骨盆來循環，可以活化往上連結到頭蓋骨的經絡通道（參見圖2.8）。

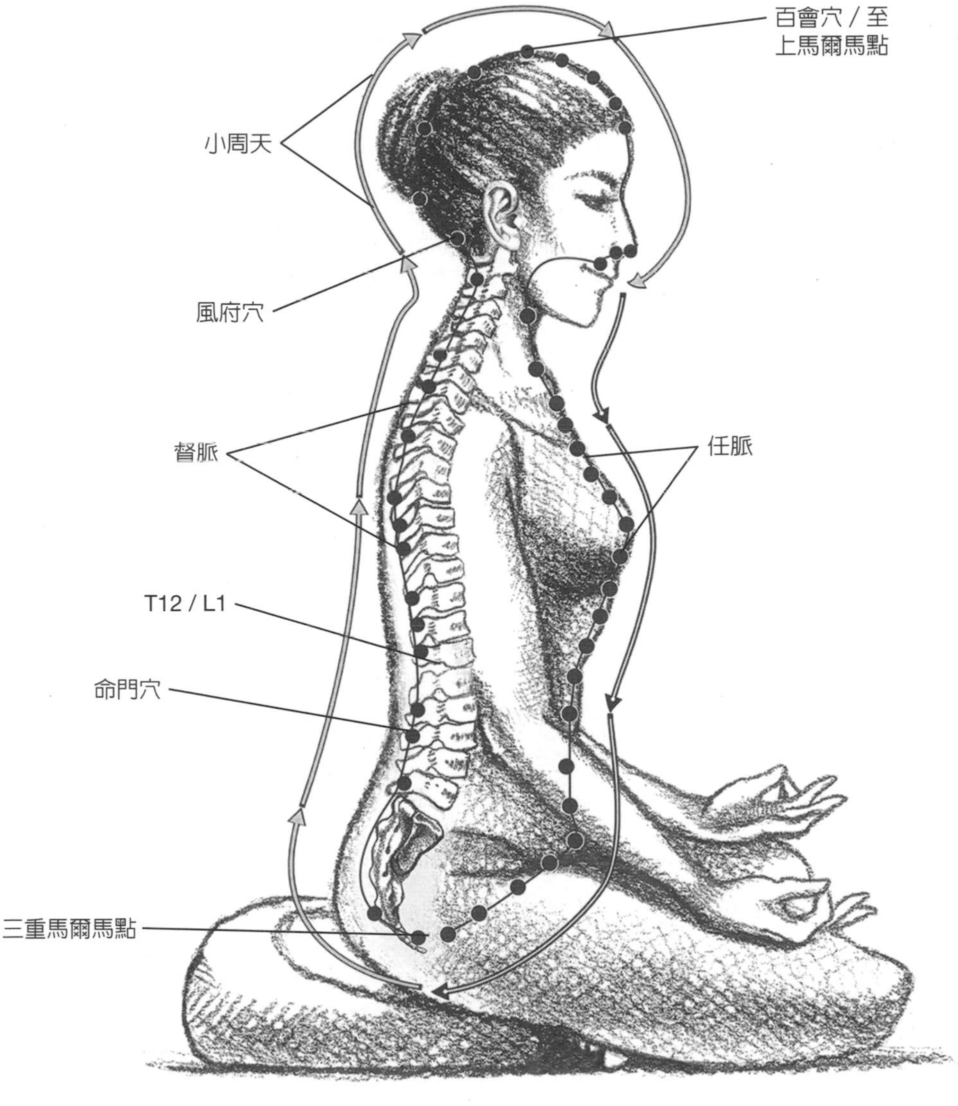

圖 2.8 中央通道及深層生命力

練習13

從尾骨到頭頂：感受陰與陽的極性

這項冥想練習旨在將意識帶入脊柱的兩端，從尾骨的最低末端到頭蓋骨的最高頂端，揭示第一個脈輪（海底輪）與第七個脈輪（頂輪）如何遙遙配對、相互呼應（參見三三一頁圖7.5）。在道家的修煉中，成為一個「完全的人」意味著在天（頭蓋骨頂端）與地（骨盆膈膜）之間取得平衡。這項練習將使往上移動的陽氣與往下流動的陰氣取得協調，讓普拉納之息在體內的小周天中循環；重點在於將大腦的能量往下降到底端，同時從骨盆區的活力之海將能量往上拉提。

採取舒適的坐姿，將頭頂的位置固定在骨盆的正上方，把呼吸調整成輕鬆、共振的和諧頻率。將一隻手的中指指腹放在尾骨尖端，另一隻手的中指指腹放在頭頂頂端；覺察脊柱的兩端，並想像這兩個端點共享著某種磁性的共振；感受位於脊柱兩端的兩指之間，有著某種共振的脈動。同時，以舌尖抵住上顎，這是任督二脈完成體內小周天的循環後交會的所在（參見圖2.8）。

鬆開你置於尾骨與頭頂的指尖，並把雙手安放在大腿上。現在，帶著輕鬆而穩定的呼吸，將氣息往下降到你的肚臍部位；專注在把你吸入的氣息擴展到腹部膨脹的最低部位，在肚臍與骨盆底之間。這是往下的運動。接著，專注於你脊柱中的普拉納之息，並從尾椎骨到腎臟（在第十二節胸椎T12與第一節腰椎L1的交會點）往上移動，繼續沿著脊柱背部（經由督脈）汲取一股穩定的流動之氣，往上直到腦幹部位。這是往上的運動，而且最好在呼氣時進行。接著，輕柔地往上抬起你的後腦勺，感受一股往上直達頭頂的運動，顱骨的頂點正是人體所有經絡匯聚的「百會穴」，傳統中醫稱之為「天山」（督脈第二十個穴位）；這個穴點可以平息任何往上移至頭部的風息。現在，吸氣並引導這股氣從身體的正面往下走，想像它從前額經過臉頰、脖子、胸骨以及腹部，往下來到肚臍中心，也就是你展開小周天循環的起點；這項往下的運動，走的正是任脈的管道。繼續以你的呼吸進行這項緩慢、圓周般的循環，保持十到十五分鐘。

束角頭倒立式（baddha koṇāsana in śīrṣāsana）

在所有的瑜伽體位中，頭倒立式有助於在頭蓋骨頂端的「陽」中心以及尾椎骨「陰」最盛的點之間建立起連結。頭倒立式是位於居間調節位置的瑜伽體位，使脊柱上下顛倒過來，讓身體的最低點與最高點互換位置，翻轉了陰與陽的兩極：如此一來，頭蓋骨的頂點變成了身體的最低點、也是陰氣最盛（易於容納與接受）的點。這個動作可以舒緩並鎮靜大腦與感覺器官的神經。

採頭倒立式，將你的重量放在頭頂前約三公分左右的點上，務必將前臂穩穩地壓在地板上並抬起肩膀，藉著積極地抬高雙腿來避免擠壓脖子與頭蓋骨；伸展雙腿內側的中央通道，並積極伸展腳底的皮膚。一旦來到這個位置，保持伸展雙腿一分鐘，然後移動雙腳成為束角式，雙腳腳跟相對、緊壓在一起，並積極地抬起你的尾椎骨；別收緊或窄縮你的會陰部位，而是要放鬆並使之變寬。在頭倒立式中，以往身體中陰氣最盛的尾椎骨尖端這一點，會因為反過來變成脊椎最高點而成為活躍且充滿動力、陽氣最盛的一點。將你的骨盆調整到對齊頭蓋骨的正上方，以便讓會陰的中心可平衡於頭蓋骨頂端的正上方；避免讓軀幹往前或往後調整過頭，使身體正面的任脈與背面的督脈可取得協調。

如果你無法做到頭倒立式，那麼就以下犬式來取代，用一個瑜伽枕來支撐你的頭部，將你頭部的重量放在頭頂前方三公分或五公分處。在做下犬式時，將雙腳分開與瑜伽墊同寬，使你的會陰部變寬並伸展尾椎骨周圍的組織。在頭倒立式之後可進行肩立式，以便釋放所有頸部周圍的壓力。

追本溯源

瑜伽的修煉在許多方面都涉及了人體根部的訓練。在本章中，我們已經證實了脊柱基底與骨盆底如何扮演整個人體的根部角色。根部的概念在瑜伽理論與練習中是如此重要，以至於我們會說「根本上師」、「根本典籍」；同時在印度數論派的哲學中，指的是外顯世界的根本原質（mūlaprakṛti）。我們已經看到根部的支撐（海底輪），如何成為與人體最深層生物節律相關之脈輪系統的根源；靈性的轉化需要的不僅是一種往上的運動，往內進入深處反而是最重要的。這使我們不僅能連接到脊柱基底的結構，還能連結到呼吸的根源（普拉納之根 prāṇamūla）以及意識的根源（心識之根 cittamūlā）。在下一章，我們將直搗骨盆的核心、神聖的骶骨，繼續追本溯源、追根究柢。

3

神聖的骶骨

下脊柱的水域

就像一朵青蓮，
一朵紅蓮或白蓮，
生於並長於水中，
然可出於水，
不依附或執著於水。
如來（佛陀）
生於並長於世間，
然可出於世，
不依附或執著於世。①

——佛陀關於「中道」的論述

當我們從骨盆的隱蔽深處開始往脊柱上方跋涉，爬一小段距離，即可來到骶骨的洞穴，一個潛藏著力量與水脈輪所在的洞室。骶骨在瑜伽中扮演著極爲重要的角色：不論是從解剖學上來說的脊柱底層功能，或是從神秘瑜伽傳統上來說的貯藏有爬蟲類力量的寶庫。在結構上，骶骨被認爲是骨盆的基石，因爲骶骨將動力從腿部傳遞到脊柱；骶骨爲各種的運動定向，所有瑜伽體位都必須藉由骶骨所提供的支撐與承重力，才能達到穩定性與全身的整合性。在能量精微體中，洞穴形狀的前骶骨，正是無所不能但處於沉睡狀態的巨蟒昆達里尼隱身之處，而唯有透過身體的修煉與心靈的專注，才能喚醒這位女神。

骶骨的關鍵

骶骨是整條脊柱的關鍵，擁有獨一無二的位置；骶骨扮演了兩個角色，一是骨盆、一是脊柱。在骨盆方面，骶骨扮演了骨盆後半部核心的關鍵角色，讓我們得以透過骶髂關節來活動（參見八十頁圖2.1）；在脊椎方面，骶骨構成脊柱的基部並發揮方向舵的作用，穩定並掌控脊柱的方向。因此，骶骨內的平衡對脊柱所有二十四塊骨頭以及頭蓋骨的定位與校準來說，至關緊要。

我們可以想像，脊柱就像是登山步道旁疊起的一堆石頭。這座石堆是歷史上用於確定方向並決定位置的一種古老標記，但在構建這座石堆時，第一塊石頭的位置爲這垂直結構中所有其他石塊奠定了平衡的基礎；同樣地，骶骨與尾椎骨的結構校準，也強化了對所有其他脊椎骨的支撐。

① Kaz Tanahashi and Allan Baillie, *Lotus* (Somervile, MA: Wisdom Publications, 2006), 48. Used by permission.

羅馬拱門是另一項可描述骶骨居於中心地位的代表性建築設計。在羅馬拱門中，位於頂端的基石支撐著兩側拱形結構的重量；同樣地，牢牢楔入骨盆兩側的骶骨也支撐著脊柱與骨盆的整體結構，動力經由骶骨傳遞到骨盆的左翼與右翼（髂骨）。因此，骶骨可說是身體左右兩側的匯聚點，有助於均衡由腿部往上傳送的力量（參見圖 3.1）。

神聖之骨

從眾多方面來看，骶骨會被稱爲「聖骨」不是沒有原因的。首先，骶骨是人體生理結構中神聖不可侵犯的骨頭；古希臘人認爲骶骨是神聖的，

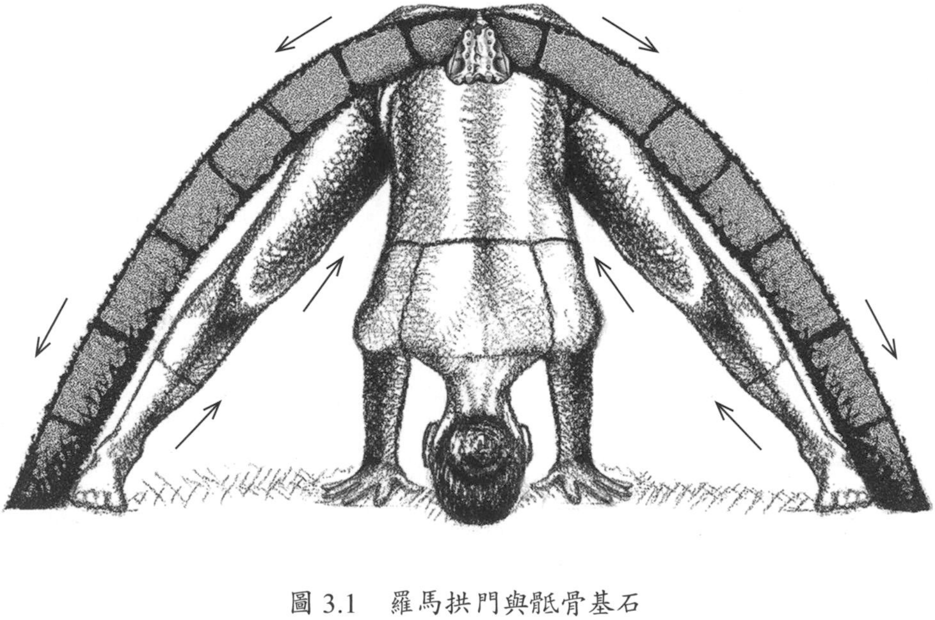

圖 3.1　羅馬拱門與骶骨基石

因爲骶骨是人體中永遠不會被分解的一塊骨頭。這樣的想法或許是源自於這個事實：考量到骶骨是身體中最堅固的骨頭之一，由高密度、緊密的皮層組織組成。骶骨位於脊柱底部的中央位置，這意味著骶骨內的平衡至關重要，並與眾神精緻美味的甘露（永生神藥，著名的不朽之源）有關。

骶骨被認爲是神聖之骨，也是因爲它佈滿了洞，或說骨孔（**foramen**）；骶骨中的孔洞爲穿越脊柱的神經根（進入骨盆再穿出骨盆、往下來到腿部的神經束）提供了開口（參見圖3.2）。這些穿孔不僅讓神經得以通行其中，更讓骶骨具備了一種輕盈的特質；不但讓骶骨可以懸吊起

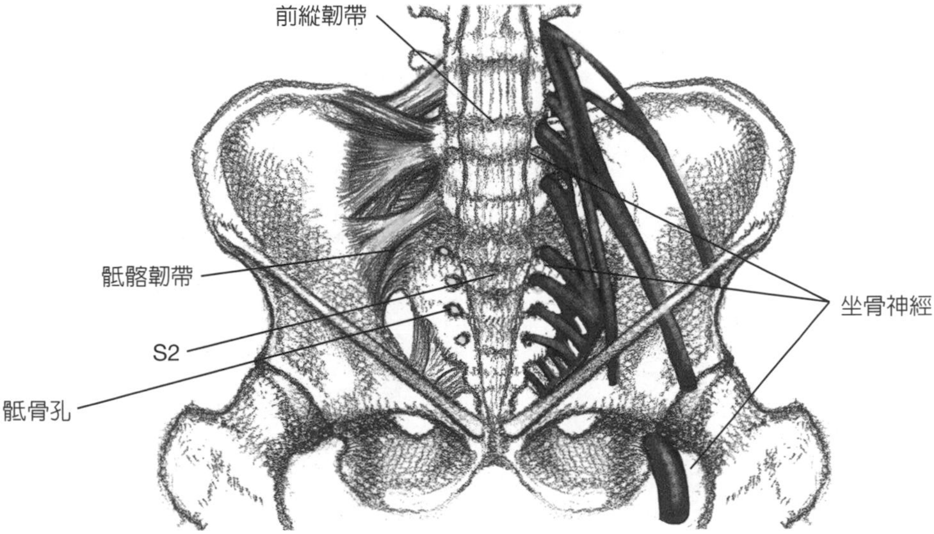

圖 3.2　骶叢（Sacral Plexus）

來，更賦予它一種空氣動力學的特質，使得我們得以呈現出如同古典芭蕾中優美的阿拉貝斯克（arabesque）舞姿或是瑜伽中的鶴式（bakāsana／crane pose）。

第一個脈輪海底輪與土的元素有關，第二個脈輪腹輪則與水的元素有關。我們可以把骶骨想像成包含了流動的生命力，類似位於水井底端的黑暗水域；骶骨的這座水域，與膀胱這座位於骶骨前方的貯水池、從腎臟吸取多餘水分然後往下來到膀胱的輸尿管，以及在排泄前吸收水分並直接附繫在骶骨前側的大腸，都有解剖學上的關聯性。

骶骨也與腦脊髓液這片流動的水域有關，因爲它的作用宛如液壓泵，驅動腦脊髓液上下流動於脊髓之中。腦脊髓液是人體中最稀少的液體之一，可浸潤大腦與脊髓神經；而腦脊髓液的流動部分是由於骶骨有節奏的收縮和擴張所致。

對能量精微體來說，很重要的一點是，骶叢液體的組成是來自子宮、卵巢、睪丸、精管等生殖器官，而這些全都與第二個脈輪有關；在女性體內，子宮是經由子宮骶韌帶附繫於骶骨上。瑜伽、阿育吠陀以及氣功，都希望能維持並強化生殖器官內的液體生命力：男性是爲精液，女性是爲子宮血液與卵巢液體。對女性來說，這些液體的生命力，部分取決於規律且協調的月經週期；生殖週期的基本生命力，在梵文中稱爲「生命精華」，對能量精微體會產生實際的影響。生命精華與身體的免疫力有關，當這股精華散發出來時，會爲身體帶來光澤、力量、魅力以及長壽；生命精華不僅是生殖力的組織，更包含了一種神聖的火花，可驅動並維持普拉納之息。

尋找龍與爬蟲類的力量

對於潛伏於深處、充滿性欲的巨大爬蟲類動物之描繪，並非只在哈達瑜伽中出現；在華人的傳說中，也可以找到這種最強大的半水棲爬蟲類動物。在華人世界裡，龍具有極高的地位並因其無敵的力量而聞名，亦是長壽、堅毅以及耐力的典型象徵；龍的存在是吉祥的，因為它賦予了人們生命力、力量以及好運。就如腹輪是由水的元素所支配，龍也是一種主宰了湖泊、海洋、河流等各種水域的生物。

在遠東的故事以及西方的神話中，龍都跟名利、財富、高強的本領或非凡的能力有關，龍的王國中有大量的財富：玉石、翡翠、紅寶石以及金幣；華人肖像畫的常見主題之一，就是象徵財富源源不絕的龍抓住一顆寶石不放、緊夾在其顎之間或下巴之下，嚴密地看守著。而正如龍以下顎的掌控力量緊緊咬住珍珠或玉石的方式，骶骨的收縮也往往伴隨著顎的張力；身體、情緒以及心理的緊繃張力，都會使這種骶骨與顎之間的緊繃壓力變得棘手。

這股爬蟲類動物的力量，同時具備了啓發性與潛在的破壞性。英國的東方主義者約翰．伍道夫（John Woodruffe）在一九二〇年揭露昆達里尼脈輪系統時，創造出「蛇之力」（Serpent Power）這個新詞；這股爬蟲類動物的力量存在於潛意識，超乎了認知的範圍以及意識所能控制的範圍。這種原始而本能的生命力隱藏在脊柱深處的自主神經系統內，控制著我們基本的生物節律，影響呼吸的運作、荷爾蒙的產生以及清醒與休息的程度；想法、心情與行爲模式源自於這股潛在動力的強制力量（生命力），因此，瑜伽修行者的首要之務就是去喚醒、激活並馴服這股昆達里尼的力量。考慮到「蛇之力」對身體的廣泛影響，必須謹慎以對這股爬蟲動物的本能；也因此，許多瑜伽典籍都會警告修行者，不得在缺乏有經驗老師指引的情況下去激發這股蛇之力。

體位法、普拉納呼吸法（prāṇāyāma）以及精確地將鎖往上拉提的方法，都會在身體中產生深遠的神經轉變。瑜伽修煉強調的是以身體的運動去觸發自主神經系統中的改變，因爲自主神經系統控制了人體中的器官、腺體與平滑肌。神經肌肉和神經腺體的轉變，可以喚醒身體與靈性的力量——若非如此，這些力量會一直停止運轉、堵塞或者成爲扭曲變形的狀態。

幾千年來，全球各地的薩滿教施行都以達成自主神經系統中的轉變爲其目的。舉例來說，亞馬遜部落藉著飲用對心理或精神有顯著影響的植物藤蔓汁液，來舉行療癒與心—靈轉變的慶典儀式；這種飲用死藤水茶的儀式會喚醒昆達里尼，也會影響人類的爬蟲腦以及支配心臟與消化器官的迷走神經。擁有致幻作用的死藤水被利用來作爲儀式的茶飲，同時結合音樂與歌唱，可使人產生靈性的幻象並療癒能量精微體。

宛如弄蛇人的神奇戲法，昆達里尼的力量也可以保持在出神不動的狀態。就像英國作家魯德亞德．吉卜林（Rudyard Kipling）的作品以及今日寶萊塢電影所描繪的場景，來自印度的經典展示是一條眼鏡蛇從柳條編織籃的陰影中被哄騙出來，神祕地抬起扭動的身軀，被高亢的長笛聲所吸引，彷彿著了迷。這種入迷的出神狀態，表示神經系統中原始、「未開化」、爬蟲類的這一面，可以如何受喜悅與著迷的情感喚醒。同樣地，在印度的美學藝術中，深沉的情感（存在的生命 bhava）可以透過詩歌、音樂（rāga）和舞蹈被喚起，進而喚醒能量精微體中的感受（戰慄、刺痛、震顫等）。在任何情況下，不論是藉由動力或魅力，這股內在力量的移動皆始於放鬆在脊柱深層打了結般的緊縮與束縛，從而促使普拉納之息從脊柱的中央通道上升。

鱷魚與神話中的摩伽羅海獸（Makara）

在深奧隱密的瑜伽傳統中，與腹輪有關的動物是鱷魚。鱷魚是地球上最古老的生物之一，化石紀錄已顯示，最古老的鱷魚在二億四千萬年前的侏儸紀時期即已存在。第二脈輪的力量與這種壯觀的爬蟲類有關，是因為牠的吸引力、獸性的力量、性能力、堅定不可動搖的顎，以及左右蛇行移動的能力。在印度神話以及哈達瑜伽典籍《六個脈輪探索》（Ṣaṭ

Chakra Nirūpaṇa）中，鱷魚以「摩伽羅海獸」的形態出現，那是一種類似海龍的想像生物，是半陸生、半海生的混合物，管轄人體中的水域。摩伽羅海獸據說支配了骨盆內的所有肌肉活動以及生殖器官的所有內部與外部分泌物。

摩伽羅海獸被當成神聖廟宇的守衛，震懾住缺乏誠意的朝聖者；在印度各地寺廟外牆周邊的牆板上，都描繪著摩伽羅海獸的圖像。在人體的神話中，摩伽羅海獸衛護著骶骨洞穴處的脊柱開口，必須與之搏鬥才得以進入內部。

我們可以想像摩伽羅海獸作為重要水域乘載者的角色。在印度教的肖像畫中，摩伽羅海獸的主人是偉大的恆河女神，摩伽羅以牠的背來載運這位女神。由此可知，摩伽羅海獸以牠的爬蟲類力量支撐、維持並賦予水域生命力。

骶骨作爲人體的重心

我喜歡把骶骨想像成臀部、腿部以及腳部的電腦晶片，因爲它是許多穿越骨盆到腿部之神經束的核心。在這點上，我們可以想像腿部的「智慧」如何由骶骨內部的運作來管控。這些神經束之中，最大的一束就是坐骨神經，亦即與腿部和腳部有著全面性交流的「大脈」

（mahā nāḍī）；坐骨神經是從下方骨盆的坐骨拱門處出現的一束神經根（參見圖3.2），大到無法只從脊柱的一段之中伸出，因此，它從下腰椎與骶骨（第四節腰椎通過第三節骶椎處）之間出現，然後再往下傳輸到腿部。有鑒於從骶骨出現的神經叢分布地如此廣泛，在骶骨內延展並創造空間以使神經不受限制地流動，可爲人體帶來極大的助益。

大多數解剖學家都同意，第二節骶椎（S2）是人體的重心所在。骶骨不僅是物質自我的中樞，更被授予了心靈的能量；這一點，即反映在腹輪的梵語名稱「svādhiṣṭhāna chakra」：字首 sva 意指「自我」、一個人自己特有的；ṣṭhāna 則意指既定、穩定、安全的。因此，骶骨作爲腹輪最典型、最精華的骨頭，即意味著沉著冷靜或身心的平衡穩定。

從結構上來說，骶骨在運動中扮演著重要的角色。倘若骶骨內失去穩定的中心感，專業的花式溜冰選手就無法做到旋轉與跳躍，首席芭蕾女舞者也無法在舞台上飛舞、表演大跳的優雅舞姿。在諸如孔雀式（piñca mayurāsana／peacock pose）的瑜伽體位中，骨盆帶內的骶骨就是輕鬆提起、取得平衡的支點；在骶骨之內所建立的重心至關緊要，它不僅是肌肉骨骼結構內達成實質平衡的來源，更有助於調節神經、消化以及內分泌功能。

當我們說某人「偏離了中心」，眞正的意思是，他們暫時與自己的骶骨失去了連結；當身體充滿壓力時，我們往往會失去平衡感，煩亂激動的感覺會往上蔓延（面對眞正威脅時，有時是會往上飛奔）並卡在太陽神經叢、肩膀或是頸部的位置。情緒的巨大波動以及恐懼與怒氣的不斷循環，都可能使我們脫離自己的基礎。瑜伽、太極以及氣功，能幫助學生們更穩固地連結自己的骶骨，從而維持好一個低重心的位置；諸如三角式、側三角式、戰士式的站姿，皆可使骶骨增加穩定性與復原的彈性。訓練有成的低重心，對普拉納之息的能量體可產生沉澱、穩定的作用；在冥想的傳統中，當氣或普拉納之息注入骶骨中心時，一種平靜的警醒與覺知將會遍佈全身。

練習14

固定骶骨基石

若說骶骨在骨盆這座寺廟中被奉為神聖之骨，那麼雙腿就是直通、撐持這座寺廟的支柱。在這個引導的站姿中，想像骶骨是連結、奠定雙腿支柱的基石。

以寬腿前彎式（prasārita pādottānāsana／wide-angle forward fold pose）站立，雙腿分開九十到一百二十公分寬，確定雙腳平行站立、沒有一前一後。調整雙腳的角度略往內轉，踩穩腳跟的外緣；雙腳的整個外側應該要牢牢固定在地板上，從髖部外緣到腳跟外側也要往下延伸至地板，同時，抬起雙腿的內軸，亦即從雙腳的內側足弓到最上端內側的腹股溝。將大腿前側的股四頭肌上提以便拉長膕腱肌（參見圖3.1）。把你的骶骨想像成羅馬拱門頂端的基石，然後想像並感受腿部與骨盆的骨頭支柱如何發揮穩定骶骨的作用；從右邊外側的骶髂關節往下延伸到右邊的腳跟，並從左邊外側的骶髂關節往下延伸到左邊的腳跟。同時，藉著將大腿往內旋轉的動作來擴展骶骨。感受後側骶骨與前側骶骨（膀胱、結腸以及生殖器官所在位置）的凹面同時在擴展。穩定外側的髖關節窩（就像第二章中所描述的聖誕樹姿勢之技巧），將有助於固定你的骶骨。保持這個姿勢兩分鐘。

骶髂關節的靈活運轉

使骶骨內的液體或氣息得以流動，是內在藝術的任何修習欲達成的主要目標之一；因爲，骶骨倘若變得僵硬固定、無法移動，脊柱從骶骨到頭蓋骨的運動都會受到限制。隨著人們年齡增長，骶髂關節往往會卡死，尤其是體格較爲沉重的男性，當他們的骶髂韌帶失去「靈活運轉度」時，會變得較無法「彎曲」。如果有位六十歲的男性來上瑜伽課，然後被要求往前踏成箭步蹲的姿勢，對他來說可能會相當困難費力、沉重不堪；他或許可以設法舉起他的腿往前踏，但這表示他骶髂關節的纖維軟骨內產生了沾黏現象，同時關節內可能產生了部分的融合。有些對屍體的研究顯示，在生命結束時，相當多數的人會發生骶髂關節骨化的症狀。②骶髂關節僵化的人，步態會顯得僵硬、呆滯，腿、髂骨以及骶骨宛如單一塊骨頭般向前擺動，沒有了骶髂關節中的彈性、靈活運轉度或者適應性，腿部在走路時無法輕鬆擺動，而會像是拖著腳走。骶骨藉著有彈力的韌帶（繩索般強壯有力的結構，可承受整個脊柱與軀幹的重量）穩定地附繫於骨盆上（留意八十頁圖2.1的後骶髂關節韌帶以及圖3.2中的前骶髂關節韌帶）。理想狀態下，在站立、坐下及走路時，骶骨左右兩側的承重應該是一致的；然而，由於重複性的損傷或創傷，可能有一側的骶骨韌帶會變得過於緊繃（或是過度鬆弛），未來便有可能導致骶髂關節產生功能障礙。這往往伴隨著梨狀肌與髖部臀肌的單側肌肉張力。

熟練的整骨醫生、物理治療師或是脊骨按摩治療師，都可以確認出骶髂關節的受限程度並以手動方式來重新調整。像是三角式、側三角式、半月式、牛面式、鴿式（**kapotāsana／pigeon pose**）等一系列的瑜伽姿勢皆運用髂骨與骶骨來進行一連串的動作（統稱爲「開髖」），有助於保持骶髂關節的最佳穩定性。

---

② A. L. Rosatelli, A. M. Agur, and S. Chhaya, "The Anatomy of the Interosseous Region of the Sacroiliac Joint," *The Journal of Orthopaedic and Sports Physical Therapy* 36 (4) (April 2006): 200–8, www.ncbi.nlm.nih.gov/pubmed/16676869.

練習15

解放骶髂關節

這項練習旨在一次一邊地單獨進行骨盆與骶骨有關的運動，並測試骶髂韌帶之內的活動範圍。一次只進行單側的骨盆半球運動，是一項挑戰。看起來似乎很簡單，但你或許會發現，個別進行下列動作其實並不容易。緩慢並輕柔地進行這些動作，同時感受你的骶髂關節中是否有任何局部的不對稱性或使力支撐的模式。

在髂骨的移動之中、與骶骨有關的移動，有八種可能的方式：上滑，髂骨往上滑動；下滑，髂骨往下滑動；外旋，髂骨往外旋轉；內旋，髂骨往內旋轉；前移，髂骨往前推；後移，髂骨往後推；前傾，髂骨往前傾斜；後傾，髂骨往後傾斜。

開始時，先仰躺並讓全身放鬆，這整套的動作都是在仰躺的姿勢中完成。切記，所有的動作都應緩慢進行，不應過度施力。輕柔、緩慢地重複這些動作，將有助於使骶骨活動起來，並重新調整骶髂關節內的張力。

上滑與下滑

你還記得在第二章中曾經做過這項運動嗎？協調腳跟與坐骨的同步動作。左腳在地板上保持不動，以右腳的腳跟往外推出；讓右側的髂骨滑向腳跟方向並滑離骶骨，這就叫做髂骨的下滑。同時，留意另一側的髂骨如何往上滑向你的下背方向，這就叫做髂骨的上滑。伸展你的雙腿並放掉所有的力量。持續六到七分鐘，再換邊進行。

外旋與內旋

彎曲你的膝蓋，腳掌踩在地板上，將右膝帶到側邊，宛如樹式中彎曲膝蓋的姿勢，左膝保持伸直；此即為右側髂骨的外旋。右膝伸直，換左膝重複相同的動作。一邊持續六到七次，然後換邊進行。

現在，將雙腳分開，保持膝蓋彎曲、腳掌踩地。將右髖抬高至離地板約十到十五公分，讓右膝朝左腳方向移動，左膝則保持不動，同時拱起下背；此即為右側骨盆的內旋。換左側重複相同動作，然後左右交替進行六到七次，再伸展雙腿並放掉所有的力量。

前移與後移

彎曲你的膝蓋，雙腳分開與臀部同寬，腳掌踩地。藉著將右側髂骨的背面牢牢固定於地板上，只進行骨盆右側的單邊動作。這就是右側髂骨的前移。同時，留意左側髂骨會被略微拉往天花板方向，此即骨盆的前移。回到中心點，然後換成將左側髂骨固定於地板上，同時將右側髂骨往天花板方向移動。這些小而微的移動很難察覺，當你在地板上左右換邊地「走路」或「踏步」時，不妨一次一邊，感受骶髂韌帶中的微細動作。換邊進行，持續六到七次，再伸展雙腿並放掉所有的力量。

前傾與後傾

彎曲你的膝蓋，雙腳分開與臀部同寬，腳掌踩地。以下動作複製了髂骨在行走時的運動方式。將右腳抬高至離地板約二十公分，把右膝拉往胸前，此時，骨盆的右半球會往前傾；同時，讓左大腿骨滑往頭部的相反方向，彷彿左膝正用力往前踩住一個想像中的按鈕。當你在做這個動作時，一邊將下背拱起。此即骨盆左側的前傾。接著，在右側重複相同的動作。這項運動就像在旋轉一個魔術方塊，將方塊的一邊轉向你，同時將另一邊往反方向轉。當你讓一側的骨盆半球前傾、另一側的骨盆半球後傾時，感受左右骶髂關節內的相反動作。持續六到七次，再伸展雙腿並放掉所有的力量。

骶骨承受著脊柱重量的沉重負擔。最後一節、也是第五節腰椎（L5），就在骶骨的上方；在第五節腰椎與骶骨之間，則是充滿液體的纖維軟骨椎間盤。在脊柱的下端，這些支撐重量的結構都很容易受到擠壓（參見圖3.3中的模特兒A）。置放在腰骶鉸鏈（lumbosacral hinge）上的承重力往往會使第五節腰椎與第一節骶椎（S1）之間的椎間盤退化，從而造成椎間盤破裂以及神經卡壓等病症。大多數人隨著年歲漸長，下腰椎的椎間盤會逐漸失去若干浮力。倘若可以按照正確順序謹慎地進行，瑜伽體位法將有助於避開、消除並抵銷這些壓迫的力道。

坍塌體位（Slumpasana）的危害

當我們坐著時，骨盆的後傾會導致骶骨往下傾斜以及腰背部坍塌；我把這種背部的塌垂視爲「坍塌體位」，一種每天都（很遺憾地）必須維持數小時的姿勢。由於長時間久坐，腰椎會失去其完整性而呈現凹陷形狀，這對整個脊柱都會造成危害，因爲腰椎發揮了至關緊要的支撐作用；腰的椎骨是位於脊柱底部粗壯、密實的骨頭，並輔以強有力的椎邊肌。當腰椎往後傾斜時，人體就會失去脊柱與軀幹的撐持基礎；當我們說有些人很軟弱、「沒有骨氣」或是沒有脊柱時，我們其實是在說，他們腰背部的身材已經坍塌了。

充滿液體、宛如甜甜圈形

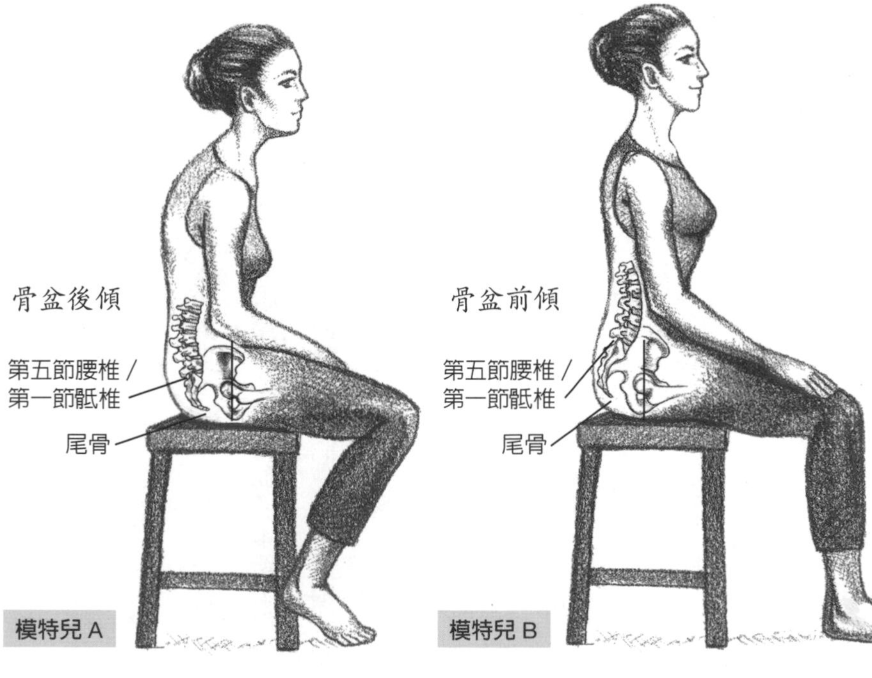

圖 3.3　坍塌體位與下方脊柱

狀的椎間盤，原本會爲脊柱帶來獨特的浮力，卻在腰椎逐漸往後並往下坍塌時受到擠壓。由於脊柱往後坍塌，椎間盤會被壓得更緊，並逐漸移往身體後方；有椎間盤受壓往後移位病史的人，很容易會在做簡單的動作時，譬如彎腰撿起牙刷，就發生椎間盤「滑動」、突出或是脫出。後彎的眼鏡蛇式，就是有助於腰椎以及相關組織復位的典型體位。我們已經看到蛇之力（昆達里尼）對個人的生命力來說，是多麼地重要，而眼鏡蛇式正有助於重新調整並賦予腰椎活力。我們將在下一章中看到，這些後彎的動作可以如何幫助我們激活腰椎頂端的腎上腺；腎上腺是微小卻強大的腺體，掌管人體的覺醒水平並影響著能量精微體。

爲了抵銷坍塌體位的有害影響，讓腰椎與骨盆活動起來十分重要。骨盆與骶骨能夠像是同一組鞦韆架般一起移動，是由於它們能在股骨頭上前俯後仰；多種不同類型的運動都展現了骨盆這種彎曲起伏的波形動作。舉例來說，非洲舞蹈的基本動作之一即是往前並往後拱起脊柱，從骨盆有節奏的搖擺開始；瑜伽中以手掌與膝蓋著地完成的貓牛式，也是有關骨盆前後擺動的類似動作。拜日式是所有流動瑜伽體位的關鍵所在，雖比貓牛式更爲吃力，但涉及後傾（上犬式）與前傾（下犬式）之間的移動。骨盆的前後旋轉，會促使腰骶關節處與腰背部的椎間盤受到富含營養的液體沖刷；這種運動對於保持腰骶鉸鏈的液體流動、並以液壓方式抽吸流經脊柱的重要生命精華來說，至關緊要。

練習16

脊柱的波形起伏運動（spinal undulation）

以下的瑜伽體位序列將為脊柱基部帶來液體的流動。摩謝．費登奎斯的學生湯瑪斯．漢納（Thomas Hanna）教導仰臥屈膝姿勢的骨盆傾斜動作，即稱為脊柱的波形運動，可增加腰骶關節以及粗壯、沉重腰椎內的液體流動，並有助於維持椎間盤的健康。

以攤屍式仰躺並完全放鬆你的肌肉，放下你的骨骼重量；將你的臀部重量也釋放到地板上，並感受骶骨重量往下沉。注意腰椎與骶骨的交接處，是否在第五節腰椎與第一節骶椎交接處感覺有壓迫感？骶骨有被卡住或受到局限嗎？或者，是舒適地倚靠在地板上？

接著，彎曲你的膝蓋並將雙腳分開同臀部寬。吸氣時，朝尾椎骨擺動骨盆並拱起腰背部，展開脊柱的波形起伏運動；這是前傾。吸氣並使空氣進入你的腹部，讓腹部宛如「把空氣吸入腹盆腔的氣球中」所描述般擴張（參見第五章：橫膈膜）。呼氣時，讓腰椎繞圈並讓下脊柱壓往地板方向，讓骨盆呈後傾。結合呼吸、持續前後的動作，就像所有流動瑜伽的體位一樣，特別注意觀察腰骶關節的活動範圍，察覺脊柱底部是否有任何束縛、疼痛或壓迫感。想像你的骨盆是一座鞦韆架上的鞦韆，當骨盆交替進行前傾與後傾動作時，注意移動的相對靈活度。

每一次呼氣時，都專注於將肚臍下方區域壓往脊柱方向；這個動作可以鞏固並增強腹部的深層肌肉組織。在臍鎖中，收縮下腹部基本上是一種「種子」運動，這將在下一章中加以說明。而在脊柱的波形起伏運動中，每次吸氣時，注意你的腰背部肌肉也會隨著肚子鼓起、擴張而收縮；這項運動會強化下脊柱的肌肉，盡可能流暢地進行這項運動，用你的呼吸來帶動動作，而非用肌肉去強迫進行動作。持續這項擺動六到十次。

接著，十指交扣放在後腦勺，彷彿你準備開始進行眾所周知的仰臥起坐運動。雙手托住你的頭，呼氣，然後將頭抬離地板，雙肘互碰，讓脊柱拱起呈圓球狀。捲起你上方的胸椎（包括肩胛骨之間的第三節胸椎T3與第四節胸椎T4）、離開地板。吸氣，一節一節地將你的脊椎骨躺回地板。接著，朝尾椎骨擺動骶骨以拱起腰椎（前傾），同時，宛如魚式（matsyāsana／fish pose）的動作般拱起頸椎，持續這個仰躺的流動體位五到六次，結合你的呼吸與動作；保持動作緩慢而有節奏，避免肌肉用力。當你這麼做時，宛如攤屍式般將你的手腳往外伸展。觀察你的骶骨與頸部是否有拉開、伸展的感覺。

展開你的尾骨

尾骨、或稱尾椎骨，與脊柱後端的骶骨相連。我們在上一章中已涵蓋了與尾椎骨有關的海底輪部分，在此，深入了解坍塌體位對尾椎骨的影響也十分重要。

四足動物的尾部所耗費的能量相當可觀。尾巴包括有性腺、尿液分泌導管以及骨盆底，具備了標記領域、吸引異性與表達情感的功能。人類的尾椎骨看似多餘無用且已經退化，但在能量精微體中卻有著刺激、引導脈動節奏的作用。

尾骨與骶骨共用同一個軟骨關節，可進行極其微細的動作。尾骨與其相鄰的結構具備了高敏感度以及靈敏的反應。如果你曾經在冰上滑倒或從高處跌落、並以尾椎骨著地，你就知道對尾骨來說，被鈍力所傷是多麼地疼痛。在哈達瑜伽中，脊柱的尖端是導引動作的北極星，尤其是與脊柱和脊髓液有關的內部運動。在阿育吠陀療癒法中，尾椎最末端有一個馬爾馬點，是掌管普拉納之息流動的專門施壓點。這個「三重馬爾馬點」可用以減輕骶骨疼痛、骨盆底功能障礙以及腰背疼痛（參見圖2.8）。當尾骨往前捲至骨盆底、喚醒那股沉睡的蛇之力，這個三重馬爾馬點也可以激發靜止狀態中的昆達里尼。

骨盆長期在坐姿中後傾，會導致尾椎骨被往下拉並且被緊壓在座位上，這可能會造成骨盆底與脊柱尖端周遭重要結構的嚴重傷害；坐在尾椎骨上也可能導致下脊柱神經麻木無感，並且阻礙流動於脊柱底部的脈動。脊柱後端的神經絲極爲纖細，在長期久坐的過程中可能會受到壓迫。注意圖3.3中的模特兒A，尾椎骨是如何在後傾狀態下被塞進下方，而導致第五節腰椎與第一節骶椎交會處受壓；模特兒B的腰椎則可看出具有適當的前曲。注意當骨盆擺動至前傾時，第五節腰椎與第一節骶椎會移回身體中的正確位置，尾骨也不再緊壓座位而回復到原來懸垂於脊柱尾端的位置。

骨盆任何向前傾斜的動作，都會卸除抵住尾骨末端的壓力，並且讓脊柱底部周圍的活動範圍變大、液體循環也變好。藉由釋放固定尾椎骨與骶骨之韌帶及結締組織之內的壓力，骨盆內的膀胱、結腸、子宮或前列腺等臟器就能解除壓力並「浮」起來。骨盆的前傾可以延展會陰，有助於降低脊柱底部肌肉組織的高張性。下犬式是把骨盆轉換成前傾（就叫做犬式dog tilt）的絕佳體位，可以伸展骨盆膈膜，並讓骨盆腔中的內臟得以恢復原來的懸浮狀態。

練習17

擺動骶骨，讓尾骨活動起來

這一系列的體位，旨在接合腰骶鉸鏈並伸展腰椎，有助於恢復腰椎的前曲、釋放骨盆膈膜與盆腔器官的壓力，並減輕第五節腰椎與第一節骶椎交會處的壓迫與阻塞感。

下犬式

伸展尾椎骨周圍纖細脆弱的組織，讓腰骶部位活動起來，然後進入下犬式。為了擴展你的骨盆底，雙腳分開與瑜伽墊同寬，將腳趾略朝內轉；這將有助延展固定尾骨的結締組織。接著，提起你的腳跟與坐骨，以大腳趾的趾丘踩穩地板（回想上一章中探討過骨盆跟部與足跟的關係）。抬起坐骨之後，你的骨盆會擺動成前傾姿勢，骶骨也會向前旋轉（以解剖學的術語來說，這項動作稱為「骶骨前屈」）。對於膕腱肌與腰背緊繃的學生來說，他們的腰椎只會以坍塌體位的形狀往天花板方向集中；這些學生應該要彎曲膝蓋、扭轉骨盆成犬式，努力讓自己的腰椎回復原有的凹曲線位置。

彎曲膝蓋、擺動骨盆成前傾時，感受骨盆膈膜的橫向延展以及骶骨「洞穴」中的開口，這會讓你的骶骨區域變得寬廣：想像你正在盆腔內打開一朵微型的降落傘。持續一到二分鐘。

支撐橋式

為了讓第五節腰椎與第一節骶椎交接處活動起來、讓腰背伸展開來，並重建腰椎彎曲度，「支撐橋式」是極具價值的體位。開始時，仰躺在地板上，膝蓋彎曲，雙腳分開與臀部同寬，抬起下半身進入橋式，放一塊瑜伽磚在你的骶骨下方。如果你的腰椎曾經受到壓迫，先從瑜伽磚最低的高度開始。若想達到最大的穩定度，就橫放兩塊瑜伽磚在髂骨下方的骶髂關節處。若是用了兩塊瑜伽磚，請務必確定磚擺放在你的骨盆下方、但隔開了骶骨；如果只用一塊磚，就把磚擺在骶骨與髂後上棘（posterior superior iliac spines, PSIS）下方，確定第五節腰椎不在磚上，而是遠離骶骨的牽引。橋式是第五節腰椎與第一節骶椎受壓以及坍塌體位的矯正之道，將你的腳壓往地板，拉長你的側腰，使其遠離瑜伽磚並拉往你的頭部方向。如果你的腰背部相當緊繃或是髂腰肌緊縮，最後幾節腰椎就可能會不樂意移動或者頻為疼痛；如果你的腰背部會痛，就降低瑜伽磚的高度、或者用瑜伽磚或瑜伽墊把雙腳墊高。

如果你不覺得疼痛，那麼，用一條瑜伽繩綁住大腿上方，讓雙腿可以分開並保持與臀部同寬。把瑜伽磚放成最高的高度，伸直雙腿，讓大腿上方在瑜伽繩的束縛下穩穩地固定好。誠然這個橋式的直腿變化版更為吃力（而且你必須先熱身才能做），但它可以讓腰椎得到更大的延展，並進一步牽引第五節腰椎與第一節骶椎。保持這個姿勢一到兩分鐘，再移除瑜伽繩，讓骨盆放回地板上休息。

阿帕納之氣（apāna）與人腸

在人體中，所有的「往下流動」都是由一股向下的推斥力量：「阿帕納之氣」所管控。在自然世界中，下行的阿帕納之氣包括了往下流往大海的河流、土石流、雨水、雪崩、山崩落石、倒下的樹木以及下降的氣流。在阿帕納之氣所在的下腹部，生產、月經、排便以及排尿等往下的動作，都受到類似的引力影響。

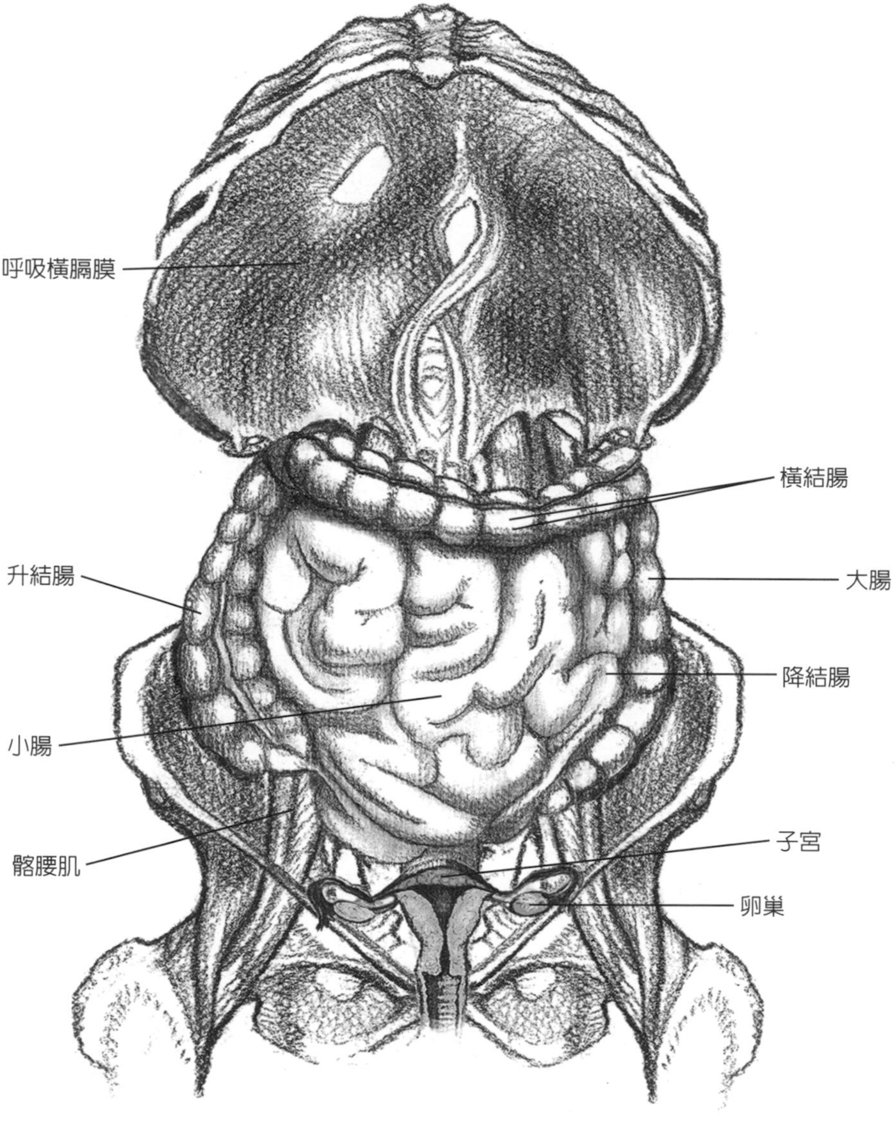

圖 3.4　阿帕納之氣與腸道

阿帕納之氣主要集中於大腸，規律的排便對人體健康至關緊要（參見圖3.4），阿帕納的推進力與骶骨有著密切的關聯性，因爲結腸的末端部分與前骶骨的形狀相符。而在尾骨前方且連結著尾椎骨之處，有三個肛門括約肌的環狀肌；因此，骶骨與尾椎骨之中的運動會伴隨著結腸的運動。根鎖的練習有助於調節結腸內的蠕動節律並強化其肌肉壁。在諸如脊柱波形起伏、貓牛式或是上犬式與下犬式結合的運動中，結腸會跟周圍的肌肉骨骼組織結構一起，宛如唧筒般運動。

當大腸受到壓縮，人們就會爲便秘所苦；便秘不僅會危害消化流動，還會影響心血管與呼吸的節律。因此，當阿帕納的下行之氣被堵塞住時，肺部中的普拉納之息就會妥協、讓步，於是呼吸開始變得淺而受限。

大腸與肺

乍看之下，肺與大腸似乎是毫不相干的器官；然而，若以湖泊、河流、海洋中的地下水是藉由蒸發的方式來決定大氣中濕度的水平來看，大腸的「地下水位」在由肺部傳送的體液循環中，也發揮了重要的作用。以瑜伽與中醫的觀點來說，肺與大腸是同出一源，或說配成一對的；在中醫的能量系統中，每個內臟器官都有其相應或配對的另一個臟器，因為中醫認為，整體的生理功能是由於陰陽的動態平衡所致。空心而沉重的大腸是陽，負責產生抽吸食料以排出人體的驅動力，其收縮動作有助於人體底端順利排泄；而充滿血液且纖細的肺部則是陰，負責為血液供氧，在人體頂端吸取氧氣。這兩個臟器都涉及了「吸收與傳送液體」與「調節人體循環系統」的功能。

正如傳統中醫視大腸與肺是互為表裡的臟器，骨盆腔中的阿帕納之氣與胸腔中的普拉納之息也相互呼應。當結腸中的吸收與蠕動達到理想狀態時，肺部組織中普拉納之息的吸收也會因而增強。

瑜伽的練習，都應該從活動結腸並疏通下消化道的堵塞現象開始；要使普拉納之息在所有氣脈中流暢循環，腸道必須能夠規律地運作。在瑜伽的呼吸練習中，當我們呼氣時，腹部會癟縮、肺部會排出空氣，結腸就會隨之活動起來。

在瑜伽練習中，會對下腹部產生絞擰效果的扭轉姿勢，是激活阿帕納之氣的理想體位，有助於擠壓、攪動結腸，並在腸道褶皺中產生一連串波浪般的收縮蠕動。「扭轉」本身就宛如迷你結腸，有助於推動食糜在結腸中前進；如果大腸中的蠕動速度適中，既不太慢也不太快（痙攣或抽搐），「適當的排出」就可以順利進行。事實上，倒立的體位也有助於阿帕納之氣的下行——儘管這似乎違反了我們的直覺；頭倒立式與肩立式這類的倒立體位可以反轉重力的影響，因為如此一來，三角形的骶骨會轉成「正面朝上」，鬆動盆腔內的結構與腸道，有助於緩解便秘。

大腸中的堵塞也可能是由於情緒累積所造成，與恐懼、羞愧、憂傷、悲痛或是譴責有關的壓抑情緒，都會阻礙身體規律排出的能力。那些害怕放手的人（不論是對他們的物質財物或是情感）都容易在下消化道發生阻塞。受到束縛的情緒或被壓抑的感受潛入下脊柱與骨盆區域而導致肌肉骨骼與內臟產生結節，是屢見不鮮的現象。

放手的重要性

「放手」這個想法的背後，是部分阿斯坦加八肢之道的基礎所在。「不囤積」是阿斯坦加瑜伽中第一肢的部分精義，描述了社會領域中正確的作為（持戒 yama）；在梵文中，這指的是「不役於物」，照字面意思來說指的是「不抓取」的特質，是貪婪與占有欲的解藥。在美國，人們是出了名的熱愛累積大量物質財富，大部分的地下室與閣樓都成了貯存積聚物品的空間；物質佔有欲可能會伴隨著生理上的黏著與心理上的依附，尤其對蒐集與囤積物質財物的人來說更是如此，他們也會壓抑情感與內心深處的感受。在人體中，情緒的抑制或憋屈，都會從下腸道部位的堵塞與過剩症狀表現出來。

練習18

結腸的扭轉

以下這些旋轉的體位（包括第一個直立的姿勢與第二個仰臥的姿勢），都有助於讓骨盆中的臟器活動起來。具體而言，這些體位旨在使盤繞成圈的大腸活動起來，並激活人體中的阿帕納力量。

聖者瑪里琪第三式

為了加強大腸中阿帕納之氣的活動，先從坐在毯子邊緣開始，宛如手杖式般將雙腿伸直。彎曲右膝、拉向你自己，準備進入扭轉的「聖者瑪里琪第三式」（marīcyāsana III，以聖者瑪里琪 Marīchi 命名）體位。讓你的右腳盡可能地靠近你的坐骨，因為這麼做可以彎曲（擠壓）位於腹部右側的升結腸（參見圖3.4）。如果你的髖屈肌很緊繃，務必將骨盆抬高一些；將你的左腿往左移十五到二十五公分，為你的下腹部挪出更大的扭轉空間。提起並朝右大腿方向扭轉你的軀幹，將肚臍部位轉向右大腿內側。

在此列出三種盤繞左臂的不同體位，以增加難度：(1)讓你的左前臂宛如衣架般，架在右腳膝蓋與脛骨外側；(2)把你的左肘宛如門閂般，閂住右膝外側；以及(3)讓左肘盤住右膝外緣，並雙掌合十。注意在呼氣時（亦即呼吸的阿帕納階段）扭轉，感受到肚臍下方強烈的絞擰動作，察覺並感受右側結腸正在被擠壓。保持這個姿勢三十秒到一分鐘，然後換左邊進行。兩邊的練習都完成之後，進入下犬式，拉提並伸展你的腹部。

腹部扭轉式

這個姿勢可用來旋轉腰椎、腹部臟器、骨盆內筋膜。這個變化版涉及了抬高骨盆以產生一種「懸吊的扭轉」作用。「腹部扭轉式」(jaṭhara parivartanāsana / revolved abdomen pose) 的名稱即暗示了「盤纏」(jaṭa) 腸道的旋轉動作。

仰躺並用瑜伽枕（或是一疊毯子）把骨盆撐起，約離開地板十五到二十五公分的高度；把瑜伽枕放在垂直脊椎的位置，骶骨則置於瑜伽枕的左側。彎曲膝蓋、將雙膝拉往胸前，並往右側倒，讓自己側身躺在右側髖部的外緣上。由於你的骨盆有瑜伽枕的支撐，你的脊椎會得到更多的懸吊與牽引；扭轉時，把膝蓋拉往右肩，腹盆腔的旋轉會更加明顯而深入。讓肩膀與上脊椎保持貼地，腹部向左轉，與膝蓋方向相反。藉由抬高骨盆並結合旋轉與牽引的動作，大腸與膀胱（以及女性的子宮）周圍的結締組織都會參與進來，並且得到充足的血液供應。

保持這個姿勢兩分鐘，然後擺動膝蓋回到正中位置。把膝蓋轉往左側之前，先將骨盆移至瑜伽枕的最右側。兩邊的練習都完成之後，進入橋式休息數分鐘，同時讓骨盆置放在瑜伽枕的中央，並把呼吸導引到盆腔器官中。

顱薦椎的動力

能量精微體中有一束光會照亮人體的內部，這束光被致敬爲「光脈女神」（輻射體或發光體），相當於純粹的智慧。這種最深層的光之導體會宛如潮汐般漲退，時而膨脹、時而窄縮。我們知道在解剖學上，脊髓是人體的神經中樞，垂直地穿過脊柱；而脊髓之中的物質就像是液態的光，從大腦後方湧現，往下滲入脊髓，經由骶骨的運動向上泵送。這種維持生命所必需的液體稱爲「腦脊髓液」，看起來透明而清澈，並且可能與古代瑜伽典籍中所描述、能激活能量精微體的神聖甘露（永生神藥）有關。

水蓮的莖與花之比喻，亦可用來類比骶骨、脊髓以及大腦（參見圖3.5），因爲上述每一項器官都懸浮於液體的基質當中；類似蓮花的莖被周圍的水托浮起來，外圍有脊柱保護的脊

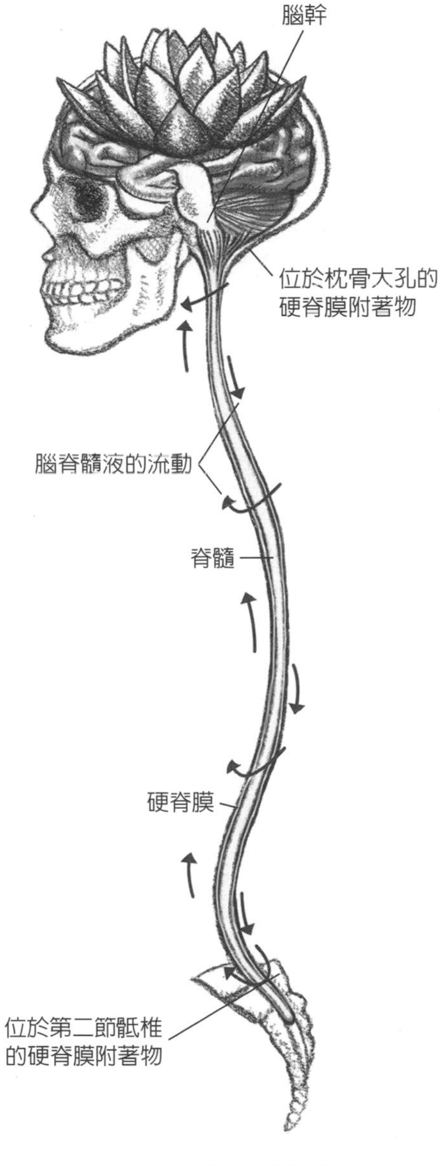

圖 3.5　蓮花與顱薦椎系統

髓也被腦脊髓液托浮起來。腦脊髓液透過一種交互產生作用的張力膜（自行泵送並獨立於心跳之外）從頭蓋骨流往骶骨，而腦脊髓液的流動，有一部分是由骶骨內的運動所驅動；因此，在瑜伽、太極及其他訓練中，任何可以增加骶骨運動的體位姿勢，都有助於讓這股液體有節奏地湧動。

脊髓與蓮花

瑜伽修行者發現在止定的狀態下，體內最深入的固有節奏是液體、電子的型態。從古印度的吠陀時期以來，就認爲這種液電（liquid-electric）節奏就可以激活能量精微體，並可召喚爲水／月與火／太陽之神。生命的基本力量普拉納之息，被想像爲發光的液體，就像反射了照耀在體內之海上波光粼粼的陽光；在印度的靈性學說中，始終認爲水是一種療癒的媒介。

對苦行聖者與靈性修煉者來說，海洋、熱帶水塘及森林溫泉，都是從事日常修行（頌吟祈禱文、練習普拉納之息的呼吸法與喚起原始要素之力）的吉祥福地；而在森林樹叢的水池中自然長成的水生花卉，就成了一種開悟的隱喻。水生花朵既精緻又優美，纖巧的花葉極其嬌弱、優雅地懸垂著，宛如人體中的脊髓構造：大腦、腦幹、脊髓，像是人體內的垂飾般懸吊著。三摩地的止定體驗儘管如此讓人飄飄然、極盡光輝與燦爛，仍然比不上無數描述脈輪宛如蓮花般綻放的故事令人動心。

值得注意的是，大腦與脊髓漂浮於腦脊髓液中，隨著體內振動波的運動，以難以察覺的微細幅度上下擺動，就像是睡蓮在微風吹過池塘水面激起漣漪時隨之擺盪。由於腦脊髓液的起伏波動以及周圍結締組織的改變，大腦與脊髓的形狀也會不斷地產生變化；腦脊髓液如同潮汐般漲落，沿著海岸線起伏消長。事實上，在顱薦椎治療法中，腦脊髓液在骶骨與頭蓋骨之間的填滿與倒空階段，就叫做「潮動」。在瑜伽中，所有姿勢運動與呼吸技巧都有助於加強脊柱內液體的內在潮動。

這種得以潤滑並懸浮脊髓的珍貴液體，包覆在一層薄膜狀的鞘之內，也就是「硬脊膜」；長筒狀的硬脊膜是一根半彈性的管子，就像蓮花多纖維的葉柄一樣，覆蓋住大腦與脊髓。硬脊膜固定於兩個關鍵的位置：枕骨大孔邊緣的頭蓋骨底端（腦幹在此穿過顱底），以及第二骶段的骶骨（參見圖3.5）。顱薦椎研究領域的先驅威廉・蘇瑟蘭（William Sutherland），把頭蓋骨與骶骨之間的連結稱爲「核心連結」。對古代修行瑜伽的先知來說，在第二脈輪骶骨之中的運動，不論是從骨骼、神經及靈性上來說，都與開啓光輝燦爛的頂輪有著密切的關聯性。

顱薦椎的核心連結

夏威夷的草裙舞、太極中的圓形運動及非洲舞蹈中有節奏的脊柱波浪狀運動，都與顱薦椎的連結有關。孩童往往會藉由有節奏的點頭動作搖晃自己入睡，因爲脊柱的波形起伏運動（參見「脊柱的波形起伏運動」中的引導）會在頭蓋骨與骶骨之間產生一種溫和、輕柔的晃動，有助於放鬆，並可誘導出副交感神經的反應。

骶骨藉由一條稱爲「前縱韌帶」的高速公路連結頭蓋骨（一〇四頁圖2.5顯示前縱韌帶從會陰橫跨到呼吸橫膈膜），韌帶可將骨骼固定在骨骼上，而當這條前縱韌帶從尾椎骨蜿蜒到頭蓋骨底端時，會沿著椎體前側運行；這條韌帶與後縱韌帶互補，後者沿著椎體後緣運行。這兩條韌帶有效地將脊柱與椎間盤的球體夾在中間，從而爲脊柱提供了緩衝、彈性與活力。這些韌帶是活組織的河流，富恢復力與靈活彈性，它們的動能流會影響身體的中央通道，也是能量精微體核心連結的一部分；藉由這些韌帶之間相互的張力，熟練的治療師與從業者可以校準並協調顱薦椎的對立極性。

能量精微體的三角形與幾何學

在梵文中，骶骨這個字是trikāsthi，意思是「三角骨」。任何知道三角式（trikonāsana）

梵文名稱的人，或許會想起 trikon 就是三角形的意思。這項參考資料，有助於讓我們了解骶骨的能量屬性。從視覺上來看，骶骨就像是一個倒三角形，頂點位於尾骨尖端，就像一把抹刀般指向地球；這個往下指的三角形，旨在導引動能往下，通過骨盆、雙腿及雙足進入地球。

這個三角形的重要性不僅在於代表著骶骨，更在於這在印度各地的眾多幾何圖形與符號中，都代表著萬物的生殖力量。其中之一正是「斯里壇城」（Sri Yantra），一種精心製作、交織互穿的複雜三角形，用於培養冥想的意識（參見圖 3.6）；九個三角形交疊、覆蓋在一個令人著迷的網格之中。斯里

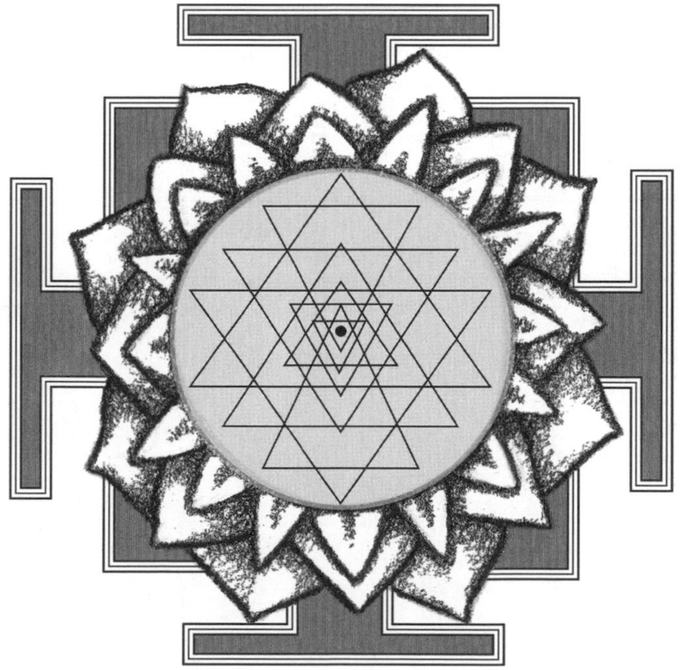

圖 3.6　斯里壇城與對立的結合

壇城的裝飾圖案，繪製出兩股身體中的對立力量：一股由骶骨控制，另一股則由枕骨控制。往下指的骶骨體現了倒三角形，而在脊椎頂端的枕骨（也是三角形），則描述了向上指的三角形（參見三二二頁圖7.2）。

斯里壇城暗示了雙重的力量、對立的互動，看似矛盾的力量匯聚一處並取得和解：創造與崩解、進化與退化、男相的濕婆與女相的莎克緹（Śakti）、高與低、基底與頂冠，皆並存於不斷變動的磁性當中。在數論瑜伽（Samkhya Yoga）的哲學中（帕坦加利的《瑜伽經》以及《薄伽梵歌》皆衍生自其中），向上指的三角形意味著未顯相、絕對的、或是男性之源，稱爲「神我」（puruṣa）；向下指的三角形（與骶骨的形狀相符）則意味著顯相、出生與生產力、或是女性之源，稱爲「本性」（prakṛti）。

在斯里壇城（翻譯爲「吉祥形式」）這個神聖符號之中的多個相疊三角形，以圖形方式表達出維持萬物所必須的一種創造性張力。這個雅卻幾何圖形代表了整個宇宙中的整體力量，是一種既競爭又互補的力量。在能量精微體這個小宇宙中，向上與向下的三角形描述了內在的普拉納之流；這個雅卻幾何圖形的中央是一個明點（bindu，焦點或集中點），兩股對立的力量同時在此發生。瑜伽修行者或冥想者必須將他或她的視線（dṛṣṭi，凝視）放在這個上升與下降三角形力量的交會點上。如此一來，瑜伽修行者便得以留在這個靜止的點上，一個在對立之中所產生的和諧之點；這個明點是一個不二的點、存在於顯與未顯之間的動態中心點。

在下一章中，我們會專注在腹部中心，並對照腹部爲身體所有能量的聚合點。就像明點位於斯里壇城的中心，腹部與肚臍在上行的普拉納之息與下行的阿帕納之氣兩者間，也是等距的。腹部的活動是往中心聚集的，這種往內聚集的移動使之得以集中並調和主要的生命力。

練習 19

內在三角形的冥想

採舒適的坐姿，並呼氣數次，讓你骨骼的重量落在坐墊上。放鬆你的腹部並釋放任何可能蓄積於膈膜中的緊繃張力。閉上雙眼，想像一個位於腹部的倒三角形：如此一來，三角形的頂點即為尾骨的尖端，而三角形的底部就是呼吸橫膈膜的水平鞘。每次呼氣時，沿著這個倒三角形的路徑，往下來到尾椎骨的頂端；從三角形上方兩個角之間的這段跨距、亦即呼吸橫膈膜的外緣所在，展開你的呼吸，

想像接下來，第二個直立的三角形疊在第一個三角形上；在你的肚臍水

平線上找到這個向上指的三角形底部位置，並想像其頂點的位置就在心臟的中央。每次吸氣時，感受這個向上指的三角形三個邊的擴展；在吸氣吸到飽和點時，把你的意識帶到心中這個直立三角形的尖頂。

倒立的三角形意味著「阿帕納之排出風息」（apāna vāyu），其下行路線是由呼氣所標示；直立的三角形則會傳送「普拉納之吸入風息」（prāṇa vāyu），亦即安駐於心臟的吸入「風息」。最後，將你的注意力集中在這些相互緊扣的三角形之中點，亦即在你的肚臍與呼吸橫膈膜的中間位置，就是與火中心或太陽神經叢中「均衡流動之風息」（samāna vāyu）有關的明點，如此可整合並協調體內的上行與下行氣息。

擴大並膨脹這個位於對立三角形之間的中心點，想像從這一點展開的整個呼吸模式，使之成為所有流經體內的普拉納之息的源頭。保持五到十分鐘。

4

腹部的大腦

第三脈輪隱藏的力量

浴火而重生的靈性之體，才是我們真正的軀體。統一體並非自然的有機體，而是火之體……融化虛幻的表相，顯示隱藏的無限。

——美國哲學家諾曼．奧利弗．布朗（Norman O. Brown），《愛之體》（*Love's Body*）①

腹部就是身體的火爐，是散發火花的能量來源，是在瑜伽修習中被單獨挑出作爲個人力量的叢狀組織。腹部也是苦行、消化之火及瑜伽之火的源頭，在呼吸橫膈膜的兜罩之下，經由器官與腺體的混和物而燃燒；但就像火焰難以控制，腹中之火也很難加以調節。考慮到腹部對身體的全面性影響，第三脈輪「臍輪」中的緊繃張力往往相當棘手。

脆弱的肚腹

綜觀整個生物結構的演化過程中，所有的生物，不論是三角龍或樹蛙、鱷魚或犰狳、鯊魚或尺蠖，都絕對不會將自己的肚腹部位暴露在外，使其輕易可被看見或觸及；對動物來說，暴露身體前方的任何部位都會增加受到攻擊的風險。我們犬科與貓科的寵物朋友們會翻滾仰躺、用肚子接受我們充滿愛意的抓搔，但這是因爲牠們並不受生存意志所驅使。在野外，幼崽與幼獸們會在嬉戲玩耍時翻滾，但爲時短暫，因爲牠們本能地知道必須讓自己四肢著地，讓重要器官部位朝向地面以取得一種受到保護的姿勢。這股保護心臟、肺臟及腸道的衝動是如此地強大，以至於土狼或狼即便在對公頭狼（或母頭狼）展現服從與敬意時也不會翻身，而是伏低身軀、趴平在地面上以表示順從與屈服。

所有脊椎動物的脊柱都是向後演化，以增強、保護器官內臟與維持生命所需的主要血管；背部（後方）保護著腹部（前方），無一例外。藉著讓腹部朝向地面，動物可以不計一切地保護其內臟器官，亦即維持生命之第三脈輪的所在位置。

然而，智人卻演化成直立與垂直的站姿；雖然這獨特而危險的兩足動物姿勢對我們大腦的進化至關緊要，卻也將我們身體的整個正面暴露出來，使我們變得容易遭受任何迎面而來的力量所傷害——不論是真實的或想像的力量。我們的前側部分有堅硬而多骨的表面：恥骨可保護骨盆，胸骨與肋骨可保護心臟與肺臟，下顎骨與臉部骨骼可保護感官，頭蓋骨的額骨可保護大腦；然而，喉嚨與肚腹卻暴露出來，它們輕軟的表面裸露在外且毫無防備（事實上，喉嚨由微細的舌骨作爲緩衝，但考慮到它比叉骨大不了多少，著實發揮不了什麼防護的作用）。

---

① Norman O. Brown, *Love's Body* (New York: Vintage Books, 1966), 183.

我們「盔甲結構」中的這兩個缺口（亦即喉嚨與肚腹），會讓身心兩方面都產生無助感。從此觀點來看，位於腸道部位的第三脈輪「臍輪」與位於喉嚨部位的第五脈輪「喉輪」是相互對應的（參見三三一頁圖7.5）；宛如啃咬般折磨人的擔憂感，對肚腹與喉嚨都會產生腐蝕的作用。諷刺的是，脆弱的腹部竟是個人力量（一股以太陽神經叢爲中心的力量）的來源。

珍寶的宮殿

第三脈輪的名稱「**maṇipūra**」經常會翻譯爲「力量中心」，考慮到人類文化賦予力量的價值，包括金錢力量、魅力、國力、個人力量及體力，這一點或許並不讓人驚訝。在人體中，腹部是命令、影響力與自我意志的來源；有鑒於上述提及未受保護的腹部之脆弱性，腹部怎麼可能是對身心產生如此無孔不入之影響力的源頭呢？

在梵文中，**maṇipūra** 這個字的字面意思是「大量財富之處」或「珍寶的所在」。在瑜伽練習中，這反映了一個觀點：我們王者般的崇高地位（由勝王瑜伽的苦行、亦即「瑜伽的王者之道」所養成）集中於太陽神經叢中。太陽神經叢後方有兩個腺體，每個都不比彈力球大，卻都對身體的生物節律產生相當大的影響。腎上腺是荷爾蒙系統的一部分，也是與生存有關的本能衝動產生之處，亦是生物能量的超導體，將高速信號傳遞至全身以便採取行動。

深藏在腎臟與腎上腺整體組織中的是一個神經節、一條類似珠寶項鍊的神經鏈（參見圖

4.1）。這種神經皺褶的貯存之所就像一件緊身胸衣，緊靠著髂腰肌、腹部主動脈及前脊柱，是巨大力量的寶庫、人體最深層生存意志的統治者。

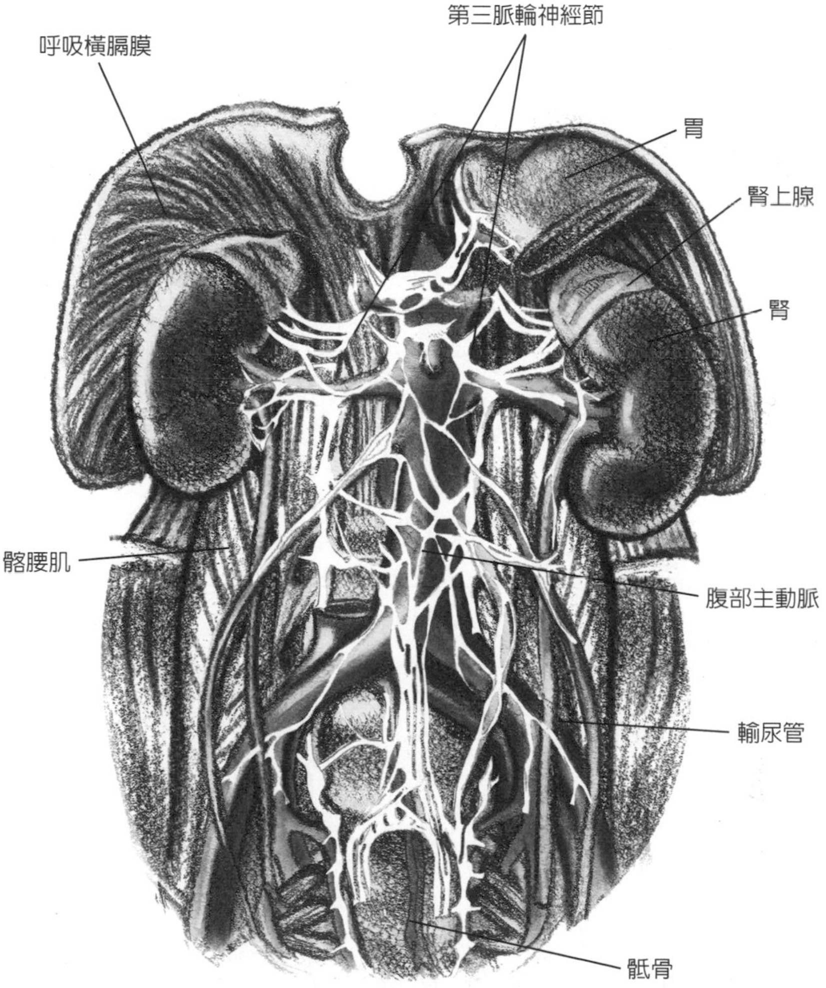

圖 4.1　腎臟、腎上腺以及「珍寶的所在」

練習20

感覺你的腹部

這個俯伏的體位，會為肚腹部位之內的第三個脈輪帶來一種舒適、放鬆的感受；你會注意到，當你放鬆防衛時，你的整個腹部可以如何擺脫肌肉緊繃的張力。

面朝下俯臥，宛如攤屍式般放鬆；讓頭部居中置放，前額輕放在雙手交疊的手背上。開始時，先雙腳彎曲、腳趾踩地，讓腳掌與地板成直角，宛如金剛坐姿的斷指式變化版，並藉由腳跟往後踩的力量拉長腿後；接著，緩慢地伸展雙腳，讓腳背貼平在地板上，調整前額中心以對齊骨盆中心。讓腹部的重量落在地板上，就像從天空落下的一朵降落傘；注意腹部是如何落下並攤平在地板上。當下方肋骨的重量接觸到地板時，感受呼吸橫膈膜的運動。當你面朝下靠著地板呼吸時，察覺胸腔與肚腹的每個部份有什麼樣的感受；觀察你的橫膈膜與橫膈膜下方的器官如何橫向地擴展，然後將恥骨壓在地板上，朝下巴方向延展肚臍下方的皮膚；這會引發臍鎖的運動。保持這個姿勢二到五分鐘，然後翻身成仰躺姿勢，頭部仍保持在地板上，注意整個腹部感受到的寬闊空間以及輕鬆安適感。

公羊

象徵性地棲息於第三脈輪的圖騰動物是公羊，被賦予原始驅動的肌力，是核心力量的典型象徵；固執、頑強、堅韌不懈的努力，這些能力使腹部的山羊象徵著意志的力量。任何承擔過撫養孩子這項艱鉅任務的父母，都見識過這股意志在孩子大約十八個月時（邁入可怕的兩歲之際）萌芽，然後在四到六歲（有時延續到十幾歲、二十幾歲、甚至更久！）蓬勃發展到極致。從發育的角度來說，當孩子們學會用自己的雙腳站穩時，這種自我支持的姿勢就會讓他們產生自主感；剛開始學會站立並蹣跚步行時，這些學步的幼兒會開始展現出控制感與自我克制。從身體構造來說，當這些兩歲的幼童抬起身軀、用雙腳站立時，腰脊神經叢、腰大肌、腎臟及腎上腺部位全都會參與進來，協調如何保持好這個直立姿勢而不跌倒；當孩子們學會在地板上行走時，與第三脈輪中自我管理有關之肌肉運動知覺的強烈衝動，就開始顯現出來了。

而在這些生理與結構產生改變的同時，「具備執著意識的自我」（ahaikāra）也經歷了一種精細而複雜的建構過程。Aham 這個字指的是「我」，而 kara 這個字指的是「去做」；利己的自我，或說「我執」，在某種程度上是由位於呼吸橫膈膜下方、驅動本能衝動的中心所激發。

由於這股被賦予意志的力量會產生如此無遠弗屆的後果，影響我們的思想、情感及行爲，因此第三脈輪的動向很難加以引導或操縱。公羊那頑固執著、堅持不懈的本質幾可說是不知疲倦、取用不盡；而人類意志的驅動力也同樣頑強而堅韌，表現出來的力量與決心著實令人吃驚。因此，在帕坦加利的瑜伽中，阻礙瑜伽修行者明心見性的五種苦惱，最後一種就是「對生命的執著」。瑜伽的修習則包括了對這種我執的衝動、恐懼及目標，投注以有意識的正念。

就像公羊會爲一群深具吸引力之母羊而競爭統治地位與權利，第三脈輪之中的驅動力也大多是出於本能的欲望。在很大程度上，上腹部的腎上腺監管著男女性荷爾蒙的生成；就性功能來說，較低的兩個脈輪（海底輪與腹輪）是欲望驅力的執行者，而第三個脈輪（臍輪）則是掌控性行爲的生化大腦。

腎上腺的大腦

腎上腺如同小小的黃色滑雪帽，掛置在腎臟的最上方，是腎臟器官的附加物（參見圖

4.1）。而作爲複雜精細的內分泌系統（透過信號與反向信號的階層結構來運作）的一部分，腎上腺在自我調節方面發揮了至關緊要的作用；就像電池組一樣，腎上腺位於背側腰椎曲線高度的脊椎兩側、第十二節胸椎與第一節腰椎交接的所在（參見二一九頁圖5.2），這是脊椎的彈力與推進力最強大之處。如果你曾經體驗過眞正的恐懼，那麼你肯定會記得太陽神經叢上方、呼吸橫膈膜下方的那股緊縮感；任何由腎上腺激活的恐懼經驗，都會導致這個部位緊縮，因爲身體對威脅的本能反應是保護重要器官，包括柔軟的腹部內臟；焦慮與恐懼會引發極度的恐慌。帕坦加利在其瑜伽專著《瑜伽經》中，將這種焦慮不安視爲心念的變化（citta vṛtti）或內心的波動；然而，隱藏在心理焦慮感之下的，正是太陽神經叢中的悲痛感。關於腹部極度緊張不安的感覺，我們描述、比喻爲「肚子裡有蝴蝶在飛」，但這項比喻深具誤導性，因爲那太令人愉悅了；這種經驗更像是有蚊子在飛，因爲那是一種神經質、刺耳、易怒的感覺，是某種被你無法看到的事物刺痛或攻擊的可怕預期。在充滿壓力的情況下，一種折磨人的莫名不安感會影響太陽神經叢的腎上腺素上升至極高水平，使得臍輪寶石般的特性失去了光彩色澤，而因憂慮與絕望變得黯然失色。

腎上腺與心靈戰士

二千五百多年之前所撰寫的《薄伽梵歌》裡，描述了戰場上阿周那的故事，即是關於創傷性壓力的生理學。在戰鬥之前，當阿周那俯瞰戰場上的分界線，看見他的至親都在另一邊，包括父親們、祖父們、伯叔姑舅們、兒孫們、兄弟們及他的導師，他經歷到太陽神經叢中麻痺般的恐懼感；他告訴他的靈性指導者黑天，「我的雙腿不聽使喚，口乾舌燥，身體顫抖搖晃，頭髮倒豎……皮膚燥熱而搔痛，心智潰散，無法站起身來。」② 這段文字所描述的，正是創傷反應受到壓迫的階段。被恐懼淹沒的阿周那，他的神經末梢、呼吸、循環與姿勢都受到緊綳壓力的折磨；來自整個腎上腺體的生化分泌物激增，使他脫離了原本的自己——這是在經歷創傷的分離階段時常見的現象，也是他最後宣稱「我無法一如以往」的原因。

腎上腺是下半身三個脈輪的大腦，這個大腦的智慧被標準化為生殖、防禦及確保生存的功能。腎上腺的腺體分泌物會加速交感神經系統的運作，那是一個沿著胸椎與腰椎延伸的自主神經系統分支，掌控著警醒的狀態；在打或逃的反應中，腎上腺會分泌腎上腺素與去甲腎上腺素（norepinephrine，類固醇），以加速心率、提升血壓、加快呼吸。

數個世紀以來，瑜伽修行者的主要目標之一，就是去干擾並重新引導這股腎上腺脈動之生理潛力的方向，因這股力量會對神經、心血管、消化及免疫系統帶來極為巨大的改變。在傳統瑜伽修習中，大量的訓練與技巧都是用來監控、抑制或是平息從第三脈輪發出的生物火花；如果瑜伽修行者無法藉由身體與心理的方法來調節這股腎上腺所蘊藏的激情電流，並將其導向利他與靈性的活動上，那麼，他或她可能會處於本能所驅使的衝動之下。就像面對戰鬥的阿周那，身體中腸道內臟之處的反應可能會不受控制、宛如排山倒海而來，或是驚嚇到無法動彈。

在瑜伽訓練中，減輕腎上腺激增威力的最重要方法，就是不要對自己或他人造成傷害。阿周那之所以會在戰場上產生天人交戰的矛盾複雜心態，正是由於他不欲傷害他人的道德要求；但身爲戰士是他與生俱來的種姓階級，因此戰鬥是他的職責所在。非暴力（不害 ahiṃsā）是持戒的首要之務，也是帕坦加利在阿斯坦加瑜伽的八肢之道一開始時，即列舉並明示的道德倫理。

戒除性行爲、吃素、誦念神之名一百零八次、練習呼吸法、收回感官意識、執行嚴格的體位法，都是遏止腎上腺激情之火的方法。除了肉體的苦行，思想、行動及行爲的有意識調節，也有助於檢視自身對於導致憤怒、侵略性、敵意、競爭等狀態的警醒程度。

另一種馴服腎上腺的方法是使用麻醉劑。在印度北部，崇拜濕婆的教派會在膜拜儀式中吸食大量的大麻；結合虔信（bhakti）瑜伽（奉愛瑜伽）的精神與吸食大麻的作法，用意在於降低腎上腺的活動水平並減輕性欲的感受。

② Nicolai Bachman and Tias Little, *The Bhagavad Gita* (unpublished translation, 2014).

甘地的苦行

一九四〇年代，聖雄甘地在他的「真理永恆」（satyāgraha，「信奉眞理」）抗爭運動中倡導非暴力以對抗英國的統治。值得注意的是，甘地最偉大的克己苦行就是禁食。在往自由邁進的過程中，甘地共計絕食抗議了十七次。飢餓以及與其相關的味覺感受，是人類最基本的欲望。為了對抗欲望的吸引力，傳統的瑜伽修行者會遵循一種內在的承諾（戒行vrata），包括了奉獻、不傷害、禁食與行為和思想的克己持戒。禁食是使高漲的腎上腺素得以昇華的一種強大方式，因為可以停止身體合成食物的過程，從而改變身心的能量。「在純粹的禁食中，沒有自私、憤怒、失去信仰或焦急難耐存在的餘地。」甘地曾經如此寫道。③

作為個人苦行紀律的一部分，禁食（包括減少或限制個人的飲食）不但能轉變身體的實質組織，還可以改變心理與心靈。在《薄伽梵歌》中，苦行與禁食的訓練可使人產生智慧的洞見（prajñā）。「當能量精微體戒絕了食物，感官之物逐漸消失；味覺還在，但也逐漸消退，因為這個人已然見證到至高無上、絕對完整、無所不包之境。」④

③ M.V. Kamath, Gandhi: *A Spiritual Journey* (Mumbai: Indus Source- Books, 2007), 97.
④ Nicolai Bachman and Tias Little, *The Bhagavad Gita* (unpublished translation, 2014).

練習 21

太陽神經叢呼吸法

監控腎上腺節律的運作如何滴答作響，對於改變體內的生物時鐘來說十分重要。面對腎上腺的強大威力時，首要之務即包括了對太陽神經叢（位於呼吸橫膈膜之下）的支配與影響，建立起必要的敏感度。這項練習會引導你去感受太陽神經叢之內、腎上腺體巢穴之中的存在質量。

採舒適坐姿，讓你的骨盆與下脊柱有充分的支撐。如果你的膝蓋受傷或是腰椎坍塌，就坐在椅子上、或是在地板上靠著瑜伽枕的一端並靠在牆上；調整你軀幹的中段部位，不致於往前推或往後倒。放鬆你的顎、喉嚨及舌頭，感受就在呼吸橫膈膜下方、太陽神經叢頂端的空間；將手指放在胸骨底端正下方的位置並觸摸太陽神經叢的頂端，這就是呼吸橫膈膜的位置。當你把雙手放下時，注意太陽神經叢上部的空氣張力：是否感覺緊繃得像一顆核桃殼？是否感覺顫動、扭曲、鬆動、或是空洞？是否感覺像是這個部位處於戒備狀態？盡可能放鬆呼吸橫膈膜之下的部位，想像你的呼吸是一陣噴霧，在你的整個腹部擴散開來；此舉的目的是導引你的呼吸來到腹部的後壁，也就是整個腎臟與腎上腺組織的所在。注意是否有種收緊、顫抖、或是僵硬的感覺持續存在，以及上腹部的肌肉緊繃張力是否從未完全消散。保持這個坐姿十分鐘，然後仰躺、採雙腿靠牆倒立式，讓雙腳抬起、靠在牆上數分鐘。

火與流動的液體

腎臟大約就像是握緊的拳頭大小，被保護於腹腔後部浮動肋骨的下方、位於呼吸橫膈膜的正下方並緊靠著髂腰肌（參見圖4.1）。腎臟位於軀幹中間的位置，即暗示了它們在掌控全身的能量水平上所擔任的重要角色。

腎上腺監管著身體面對突然而立即的反應時爆發能量的能力，腎臟是貯存生命力、長壽活力、持久耐力的寶庫。就精微能量體及五行元素的角度來看，腎上腺與腎臟的配對十分值得注意，因爲腎上腺就像與火有關的火星塞，而腎臟就像與水有關的血液過濾器。人體一輩子都在致力於調節火與流動液體的影響，調解「需要製造熱的運作狀態」以及「暗示著清涼之水的休息狀態」；這種精巧的平衡對身體發揮了深遠的作用，影響交感神經與副交感神經的活動、血壓及睡眠週期的循環。

在瑜伽傳統中，火與水的混合物蘊藏了煉金術般的神奇電荷，孕育出一切生命的基礎。這兩個元素的結合，可回溯至《梨俱吠陀》（*Rig Veda*，西元前一五〇〇年到一二〇〇年）的參考文獻；在某些最早的吠陀讚美詩中，「火」被人格化為具有淨化與轉化能力的神。火是儀式之火，獻祭的領受者；藉由燃燒的力量，火改變了它所接觸的任何物質。梵文的「火」（agni）字，類似英文的「點燃」（ignite），而點火的力量讓人聯想起腎上腺的火星塞比喻（有趣的是，印度第一艘能夠運輸核能的遠程導彈，也被取名為「Agni」、即火之意）。

然而，與腎臟有關的「水」則因其療癒、滋養及輝映發光的能力而聞名。就像火是熱的並且與太陽相關，水是冷的並且深受月亮的啓發，可以藉由腎臟強化並維持能量精微體的作用，來滋養並延長壽命；腎臟藉由能過濾、調節並儲存血液，成為身體中的氣或普拉納之息的貯備所在。而正如腎臟與腎上腺，火與水也並非矛盾或對立的元素，而是和諧一致的力量，共同孕育出生命的精髓。

腎氣

從構造上來說，腎是獨一無二的，因為它們佔有全身所有器官中最深層的位置（比大腦或心臟還深入），隱密地深藏於腹腔後部（在腹膜之後）並擁有背部強壯肌肉組織的保護。腎臟就像貯水池，為一個城市貯存維持生命所需的飲用水；它們隱匿於深處並備受保護的事實，說明了作為人體中必要液體（維持生命的「精」）之寶庫的重要角色。

在傳統中醫裡，整個腎臟與腎上腺組織掌控著身體的積極活力（陽）及其重新補充的力量（陰）；腎臟是身體的變壓器，掌管著生殖、生長及發育功能，同時透過製造骨髓來協助血液的生成。從生理學的角度來說，腎臟富含血液並可過濾血液；而從傳統中醫的角度來說，腎臟是身體整個火的能量中不可或缺的一部分。

傳統中醫主張，腎臟儲存了胎氣，亦即我們受自父母的基本體質組成，並且是會跟著我們一輩子的先天之根。我們可以把腎臟想成是生命力的藍圖，由於腎精有限且易被消耗，諸如氣功與瑜伽的修習皆有助於保護並維持腎氣。

在氣功與瑜伽修習中，藉由激活足弓與柔軟腳掌，人體的生命活力會先從雙腳往上汲引；傳統中醫將腎經稱為生命之泉源或噴湧之水泡，從腳底的腎一穴點沿著內側足踝、膝蓋、大腿的神聖通道，上行至器官的位置（參見三十三頁圖1.2與圖4.2）。

腎臟和腎上腺疲勞

如果一個人的身心能量消耗殆盡，腎臟也精疲力竭，就很容易變得虛弱不堪、百病叢生。在我們的社會中，腎上腺倦怠與慢性疲勞是屢見不鮮的現象——對於職業、房貸、金錢、家庭、計畫及旅行的能量需求，全都來自於腎精。美國是個消費者的社會，而這種消費也包括了「消耗」腎臟的生命力；壓力以及腎精的耗用，使得神經免疫、消化、睡眠模式、淋巴引流、肌肉張力及專注水平，全都受到了損傷。在一個充滿工作狂的社會裡，觀察自己的疲勞程度並花時間規律地滋養、補充腎氣，這一點至關緊要。

誠然各種運動養生之道都有助於促進腎臟的循環，但瑜伽體位又特別以特定而具體的方式針對腎臟來加強；總的來說，規律的瑜伽練習有助於保持腰部的柔軟且富含水分。舉例來說，拜日式即可輪流彎曲並伸展腎臟周圍的肌筋膜。諸如聖者瑪里琪第三式、半魚王式（ardha matsyendrāsana／lord of the fishes pose）的扭轉體位，皆有助於保持腎臟之內與周圍的血液和淋巴液正常循環。從結構上來說，腎臟會影響呼吸節律，這是因為腎臟藉由鞘膜直接連結於呼吸橫膈膜的表面之下（圖4.1）。如果腎臟與周圍的筋膜變得緊縮，呼吸橫膈膜在吸氣時的運動可能會因而受限。流動瑜伽的連續體位法會賦予腰椎一種泵送的效果（舉例來說，透過脊柱的波形起伏運動或貓牛式），有助於讓血液沖洗過腎臟。

練習22

調節腎經

這個體位有助於強健並伸展腎經。腎經從足底沿著腿部內側往上走到腎臟。要進行這項練習，你會需要一條瑜伽繩以及一塊瑜伽磚或瑜伽枕。

採仰躺姿，雙腿彎曲，雙腳的位置在膝蓋下方並平放在地板上。用瑜伽繩環繞住右腳跟，讓右腿往上延伸，呈仰臥手抓腳趾的腿伸展式。讓你的腰部與腎臟部位的重量落

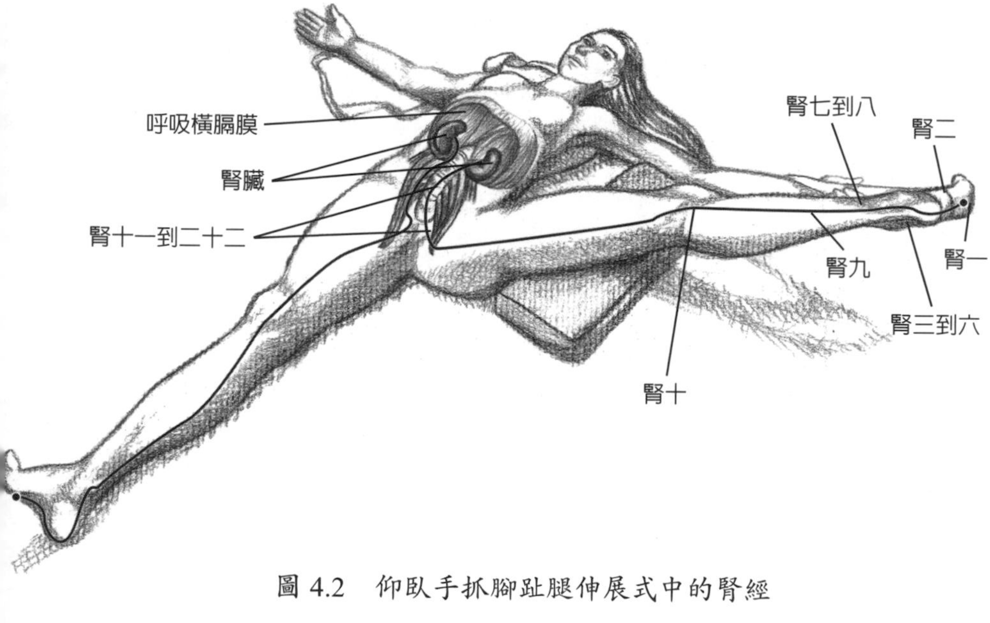

圖 4.2　仰臥手抓腳趾腿伸展式中的腎經

在地板上，並加以延展。做幾次深呼吸，把氣吸進背部中段，幫助血液浸潤整個腎臟的組織體；接著，伸直左腿並沿著地板延伸它。呼氣時，讓右腿倒向右側，讓腿部外側可以靠在置放於右大腿下方的瑜伽磚或瑜伽枕上（參見圖4.2）。而藉著將腿拉往側邊的動作，你就可以主動地拉開、延展腎經。

深吸氣，將你的呼吸帶入背部的肋骨以及下脊柱之中；讓右腳跟的內緣往你的反向延伸，以拉長右腿的內縫。同時，彎曲你的右腳，從而激活腎一的穴點以及位於足底中心的足鎖。當你拉長內側腿時，將腹部轉向左側，遠離你的右腳，並感受腹部的寬度與空間。保持這個姿勢一到三分鐘。直腿拉回，再換邊進行；讓左腿重複相同動作後，再以攤屍式躺下休息。

髂腰肌：支撐建築的飛拱

大部分解剖學家與運動專家都同意，髂腰肌是人體中最深層的肌肉，也是雙腿與軀幹之間提供關鍵、核心支持的中介物。今日，「核心」這個字眼已成了各種身體訓練的商標，每個人都在追求核心。髂腰肌可提供核心的支持，不僅是因爲位於身體的中心位置，也是因爲髂腰肌在我們直立的雙足姿勢中所扮演的重要角色。倘若沒有髂腰肌的垂直延伸功能以及其所附著的腰椎，我們可能仍然趴在地上四處聞嗅、尋找晚餐，我們的後軀仍有部分蜷縮在地，隨時準備做出逃跑或戰鬥的反應。

髂腰肌爲腰椎所提供的支撐，類似於巴黎聖母院兩側的飛拱爲該建築物所提供的支撐。在這座大教堂的設計中，許多建築支柱從底部的地面延伸到外殼，以支撐教堂的中殿與大廳；人體的髂腰肌也提供了類似的支撐功能，從腿部的「底部」開始支撐著脊柱與軀幹。

髂腰肌是人體中最強壯的髖屈肌，始於內側腿部、延伸至髖關節，然後固定於腰椎的骨架上。作爲人體中最重要的連結肌筋膜之一，腰大肌最上層的肌肉纖維與呼吸橫膈膜的纖維交織在一起（參見一〇四頁圖2.5）；這一點對呼吸來說至關緊要，因爲若是腰大肌的肌肉緊繃，就會危及呼吸橫膈膜的自由活動度。當我們延展腰大肌時（尤其是在涉及脊柱伸展的後彎姿勢中），也會延展呼吸橫膈膜的纖維，才有可能做到更深入地呼吸。

沿著腰椎前方，從骨盆底往上延伸至呼吸橫膈膜的筋膜袖，牽涉到的部位包括了會陰、前縱韌帶及腰大肌的深層肌肉纖維；這意味著根鎖與臍鎖、骨盆與呼吸橫膈膜，都有著連續延展的肌筋膜存在。有鑒於根鎖與臍鎖的動作，記住這一點會相當有幫助。

因此，大鎖印（Magnificent Bandha，在《哈達瑜伽之光》中稱為大三鎖mahā bandha）涉及同時上提骨盆底（根鎖）以及髂腰肌（臍鎖），加上往下閉緊喉部（喉鎖jālandhara bandha）的第三要素。

在普拉納呼吸法中，尤其是在啓動臍鎖時，必然會有腰大肌的參與。我們往往會誤解臍鎖是一種簡單的收縮，瑜伽修習者將髂腰肌的往上吸提視爲一種收縮，故錯誤地收緊了他們的腸道；事實上，臍鎖涉及了整個髂腰部位的長度與寬度，在我之前對艾揚格瑜伽的研究中，這一點已然顯而易見。艾揚格明確指出，臍鎖的基本動作在車輪式（ūrdhva dhanurāsana／upward bow pose）中就可以做到；在這個後彎的動作中，髂腰肌與前側腰椎並不會收縮，而是被完全地伸展。艾揚格的重點在於，腹部脊柱與鄰接髂腰肌的長度，對於臍鎖的運作極有幫助。

釋放普拉納之禽

中世紀時在歐洲、波斯及印度各地極爲常見的馴鷹術，成了瑜伽中如何「馴服」普拉納之息的重要隱喻。在人體內游蕩不定的普拉納之息被比喻爲「風」（普拉納之吸入風息），而馴鷹術與哈達瑜伽的目標，皆在於駕馭這股普拉納之風；若是能駕馭得當這股普拉納之風，即有助於實現瑜伽的更高目的——人類精神的解放。正如一隻猛禽在頭幾次起飛時難以駕馭、不肯合作、很難保持靜止不動，在瑜伽訓練剛開始時的普拉納之息也是浮動不定的。透過普拉納呼吸法、體位法及冥想的練習，普拉納才能被駕馭並翺翔，宛如紅隼或遊隼般接受指揮與訓練。

就像一隻訓練有素的獵鷹，呼吸的風息也要能做到翺翔、盤旋、下降或是靜止不動。在馴鷹術中，猛禽一旦接受了訓練，不論在空中飛得多遠多高，還是會馴服地飛回牠的棲身處。同樣地，掌握了普拉納呼吸法並能夠回歸根部支持（透過根鎖）的瑜伽修行者，就能將其呼吸範圍擴展至深遠的新境界。

在體位法與普拉納呼吸法的練習中，這隻普拉納之禽會在兩個重要方面受到束縛。位於下半身的脊柱部位，這些桎梏（鎖）會參與進來以便對普拉納的力量施加束縛（以及最終解除束縛）。正如我們在第二章所見，根鎖會牽涉到對骨盆膈膜的控制，臍鎖這個與會陰上提密不可分的運動，也涉及了前側腰椎往上懸吊的動作（參見圖4.3）。

把bandha翻譯成「鎖」並不適切，遺憾的是，今日大部分的瑜伽界中仍然如此使用。Bandha這個字（在詞源上與英文中的「約束」bind有關）指的是捕獲、束縛、限制或是駕馭的行爲，暗示了這種捕獲之舉包含了最終的釋放；因此，鎖的動作也包括了相關的「非鎖」（abandha），意思是鬆脫或解放。從生理學的角度來說，鎖的目的在於開啓並鬆開呼吸機制，促進新陳代謝物質在相鄰的器官、腺體及血管之中適當地流動。

馴鷹術的盛行與《哈達瑜伽之光》（編撰於十五世紀的某個時期，是瑜伽技巧最鉅細靡遺的經典之一）的編纂屬於同一個時期。事實上，該書運用了馴鷹的隱喻來說明臍鎖難以捉摸的微妙運動：「臍鎖之所以如此命名，是因爲透過它的運行，普拉納這隻巨禽可以毫不費力地在主脈（suṣumnā nāḍī）中空的中心往上飛翔。」⑤

關於普拉納之禽的比喻，也出現於其他早於《哈達瑜伽之光》的文獻來源之中。在早於《哈達瑜伽之光》將近兩百年的《奧義書》中，有一段優美的文字將心智比作一隻靜不下來的鳥兒：

> 就像一隻被繩子繫住的鳥兒，在飛往四面八方都找不到棲息之處時，（最後）就會在牠被綁住的地方安頓下來；心識也是如此，親愛的朋友，在飛往四面八方都找不到棲身之所時，心識就會在普拉納上安定下來。因爲對心識來說，親愛的朋友，它是被繫在呼吸這條繩子上（普拉納之枷鎖 prāṇa-bandhanam）。⑥

這就是最早的文字段落之一，指出心識（citta）與普拉納之間有著密不可分的關聯性。

---

⑤ Nicolai Bachman and Tias Little, *The Haṭha Yoga Pradipika*, ch. 3, verses 55–56.

飛升之鎖

臍鎖也被稱爲「飛升之鎖」，是由於臍部區域往後方脊柱俯降、往上方呼吸橫膈膜爬升的方式；我們想像一隻在天空盤旋的老鷹，懸停在一片草地上空、暗中監看著牠的午餐：一隻遠遠地躲在草叢下的鼴鼠，那麼這隻老鷹必得具備驚人的內在懸吊系統，才能懸掛在半空中；這種懸吊機制不僅要有雙翅的跨度、還要有腹部與尾部肌肉的組成才做得到。在人體中，髂腰肌的核心肌肉即提供了類似的支撐力。

上提的推動力反轉了地心引力對物質的拉力，這個事實數千年來始終鼓舞著瑜伽修行者，並以懸浮離地的瑜伽修行者之定型印象來體現。許多瑜伽體位皆以動物來命名，試舉幾例，像是眼鏡蛇、青蛙、蝗蟲與老鷹；這都是瑜伽修行者想像人體可以模仿野生動物的浮力與靈動的方法。

臍鎖不僅可以盤旋的鷹來舉例說明，還有其他展現向上激湧力量的動物可作爲例示。鯨魚的浮窺（spy-hop）即暗示了臍鎖的力量，因爲浮窺是鯨魚將身軀猛力垂直推出水面的動作，鯨魚會在想窺探四周事物時這麼做；一隻重達四十五噸的動物垂直往上移動的這股推進力道，著實令人深感敬畏。能做出如此運動，需要一股對抗地心引力的強大力量，那是來自鯨魚後軀與尾部的巨大力道。

爲了瞭解臍鎖的力量，不妨想像其他往上激湧的自然力。龍捲風的旋風渦流以及煙囪中的上升氣流，都暗示了普拉納之息的上升動力。在腹部，臍鎖的急流使器官、神經、血管及腺體都被往上拉向呼吸橫膈膜的底側。

從實際意義來看，爲什麼進行這種運動對我們很重要呢？因爲在我們慣於久坐的文化中，運用某種物理動力以抵銷身體內部往下拖曳的阻力是個好主意。隨著年齡的增長，我們的身體都會傾向坍塌，因爲地心引力會導致身體的結構往下滑向骨盆底；在腹部，這股拖曳的阻力意味著下垂的腸道、脫垂的腎臟及受壓迫的腰椎。美國歌手大衛・拜恩（David Byrne）的樂團「臉部特寫」（Talking Heads）就曾經唱道「地心引力讓你往下掉」，這句歌詞對腹部的構造來說再正確不過了。

臍鎖的拉力是提升腹部器官並將其往上推離骨盆底的直接方法（圖4.3）。瑜伽體位包括了頭倒立式與肩立式之類的倒轉姿勢，提供了臟器與周圍組織類似抗地心引力的復位作用。當我們倒轉時，血管、器官及結締組織中的壓力傾斜度也會倒轉過來；倒立姿勢以一種自發的方式強化了鎖的效果，爲內臟器官帶來生理上的效益。

在我的課堂上，頭倒立式與肩立式是學習臍鎖的前提；後彎是先決條件，因爲這類姿勢有助於讓髂腰肌伸展、延長。

---

⑥ S. Radhakrishnan, *The Principal Upanishads* (Amherst, NY: Humanity Books, 1992), 456.

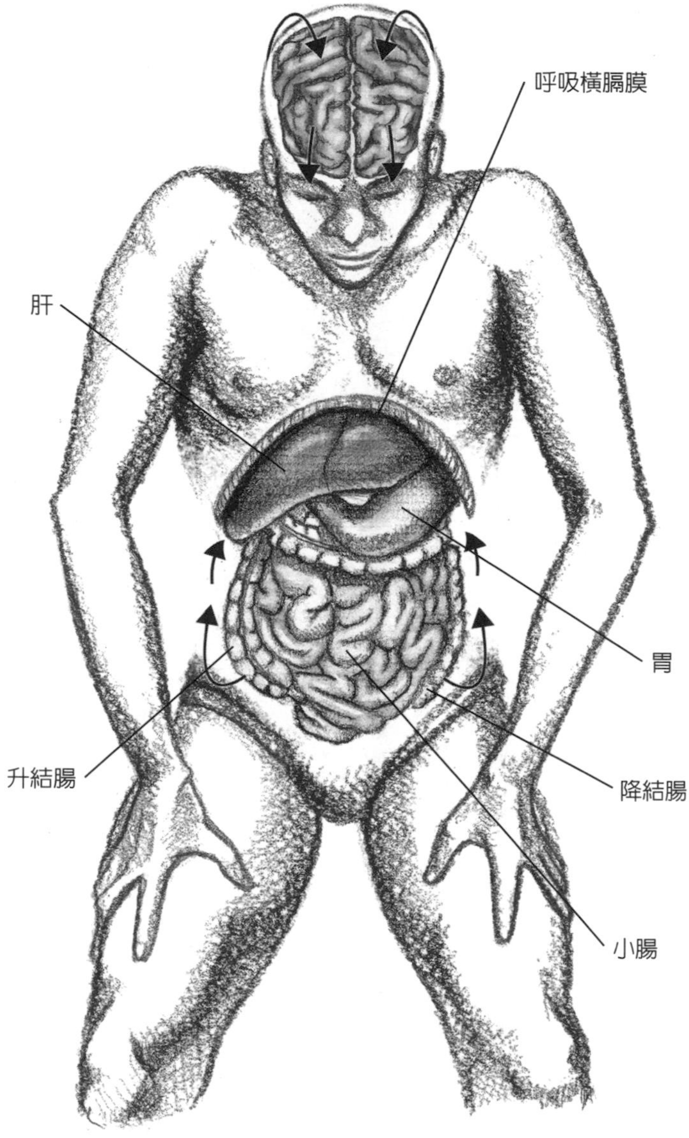

圖 4.3　位於臍鎖的腹腦以及顱腦

練習23

進行臍鎖的準備

這項練習在一早胃與腸道都是空的時候進行最理想，但如果你有高血壓、月經來潮、懷孕，或是容易發作恐慌，則應該避免這項練習。

雙腳站立，比臀略寬幾公分，腳跟中心踩穩在地板上。如第一章所描述，啓動你的腳趾、足底筋膜與足弓。深吸氣、吸飽吸滿，呼氣時彎曲膝蓋，將雙手置放於膝蓋以上的大腿部位（參見圖4.3）；同時，軀幹往前傾，拉長側腰，雙手握住大腿、大拇指指向大腿內側方向。伸直你的手臂，讓肩膀聳向耳朵方向（我喜歡把這種肩膀位置稱為「禿鷹體位」vulture āsana）。

將下巴拉往胸骨，同時保持喉嚨部位的結構放鬆不緊繃。呼氣，讓雙手穩固地推往膝蓋以上的大腿部位，有意識地拉長你的下脊柱、側腰與髂腰肌；使骶骨與尾椎骨往地板方向延伸，讓肚臍下方呈現凹陷形狀。每一次呼氣時，讓雙手推往大腿、雙腳壓往地板，讓整個腹部往呼吸橫膈膜方向上提。特別要注意的是，需在每次呼氣結束時完成這個動作，但要留心不能使勁緊繃，全程保持頭部低垂、下巴收向胸部（喉鎖）也很重要。感受你所有的腹部器官往後拉向脊柱方向，並宛如被風吹動的紙張般往上飄動。保持這個姿勢數分鐘，然後呈嬰兒式休息。

脊椎側彎

爲達理想的效率與平衡，兩側的腰大肌應有均等的長度與強度。由於髂腰肌連結到腰椎的橫突（transverse process），所以單側腰大肌的緊繃張力或扭傷，往往會導致脊柱側彎。幾乎所有成人都有某種程度的脊柱扭曲或畸變。一個過了三十多年活躍生活的人，倘若髂腰肌或腰椎並未產生任何不協調的現象，的確是相當罕見。

若以瑜伽的語言來表達的話，我們會說，右側與左側的髂腰肌不在典型的站立山式位置；這意味著，一側髂腰肌的緊繃張力往往大於另一側。因此，可能有一側的腰大肌會縮短、旋轉、扭轉、扭曲或是嚴重沾黏（參見圖4.4）。

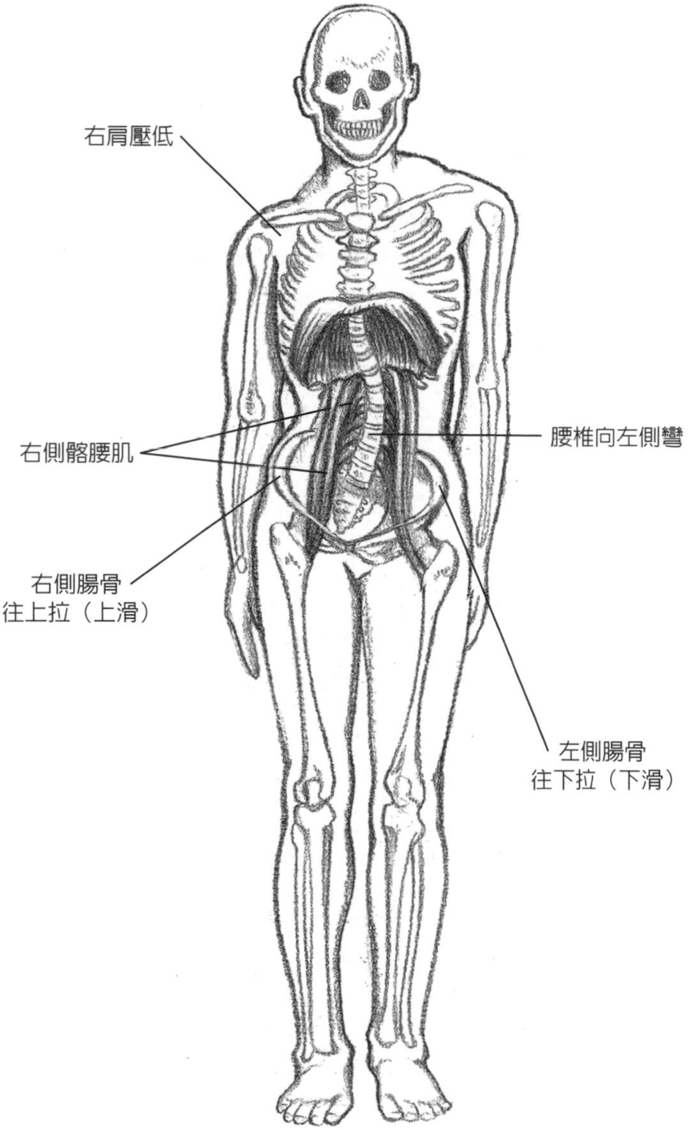

圖 4.4　右側髂腰肌縮短導致腰椎側彎

以三維角度立體呈現的腰大肌

我還記得幾年前跟我的同事理查・弗里曼（Richard Freeman）一起去參觀屍體實驗室的特別經驗。對於兩個熱衷於探索複雜人體的瑜伽修行者來說，還有什麼比一趟實地的解剖考察之旅更具吸引力呢？與李察一起檢視並分享人體結構迷宮之洞察與見解，著實是樂事一樁。在觀察髂腰肌時，我對於這塊肌肉紡錘般的形狀以及宛如繩索般的強健度深感震驚。當你看到這塊肌肉以二維的平面角度被繪製出來時，你會覺得它看起來是扁平的；但是當你在實際人體中觀察時（尤其是在有著運動員體格的人體中），髂腰肌就像粗厚、圓柱狀的纜索。在幾乎所有屍體的腰椎左右兩側間，我都察覺出不對稱的現象（脊椎側彎）；這塊結實、粗厚、強健的腰大肌，都顯著地在單側較為突出。

腰大肌的這種不對稱模式，或許是由於腿部曾經斷裂、軀幹或骨盆受過重擊等這類肉體創傷，或是來自腳踝扭傷或腳部受傷之類某項看似久遠且無關緊要的傷害。向一側傾斜的腰大肌，往往是慣用腿造成的結果；就像慣用手一樣，人們也往往會靠一隻慣用腿來支撐、穩定及使力。重複性的沉重負擔，譬如用慣用腿踢足球、打網球時習慣從單側發球、一直用單側的髖關節使力抱小孩等動作，就會導致單側腰大肌產生緊綳張力。長期的肩部不平衡以及中背或上背的不均等差異，都可能導致腰大肌的移位。簡而言之，髂腰肌很容易受到各種扭力的影響，而腰大肌的單側負擔也會影響肩帶部位以及顱骨的位置。

腰椎處的脊椎側彎，大多爲下脊柱往左側的彎曲；也就是說，右側髂腰肌的短縮導致腰椎向左彎曲（參見圖 4.4）。大部分說明脊柱側彎的脊柱力學手冊都會顯示腰椎向左側彎，而這種現象主要是由於慣用右手的習性；慣用右側的習慣可能會伴隨著右肩壓迫、右肺沾黏、右腎擠壓及右側髂腰肌緊綳的現象。

火與人體的右側

在奧秘的瑜伽解剖學中，身體的右側屬太陽，左側則屬月亮。日脈（sūrya nāḍīs，也稱為右脈 piṅgalā）掌管著人體的右側邊，是合併了負責邏輯決策的左腦（因為左腦掌控著右側的身體）、慣用右手的習性與處理多重任務的肝臟之火脈。右側會經由施力活動產生熱。有鑒於我們是一個高辛烷值、極度活躍的社會，崇尚著注重工作與生產的文化，脊柱的右緣以及相鄰的器官與肌肉組織都容易發生收縮與縮短的現象。瑜伽與氣功中的特定修習，都是為了修復這種右側狹窄的症狀。舉例來說，稱為「太陽調息法」（sūrya bhedana，字面之意為「太陽的分界」）的普拉納呼吸法，即包含了只經由右側鼻孔呼吸的方法；呼吸本是為了滋養並補充日脈所需能量。在冥想中，另一個滋養能量枯竭的右側之法，就是以普拉納之息環繞住軀幹的整個右側——從右側鎖骨到右側腰。

練習24

檢視脊柱側彎

這項練習有助於我們評估、檢視腰大肌的運動，並確定脊柱的哪一側可能較為緊縮。在你進行瑜伽練習時，對於脊柱的哪一側較受局限的理解，可以為你帶來更清楚的軀體意識與覺知；一旦你覺察到哪一側的脊柱較為短縮，你就可以審慎而有意識地去拉長脊柱較短的那一側。

仰躺在地板上，雙臂置於身體兩側，雙腿往外伸展。花幾分鐘時間，讓骨骼的重量往下沉入地板，讓關節自然放鬆。在開始移動之前，先檢視脊柱的右側邊，從頸部到骨盆；然後再對左側邊進行相同的檢視。你是否在某一側察覺出任何的拉力或短縮？

在不抬高雙腿的情況下，讓右腳跟往外推，右側骨盆往下滑往脊柱相反方向，宛如你在第二章中所進行的「從你的骨盆跟部移動」運動。在左側緩慢地重複這項動作，然後交替雙腿動作，繼續六到七次。注意這項運動多麼類似步行動作，並觀察腰椎的側彎動作，感受你的單側是否更為緊縮或受限；受限的這一側的腰大肌往往較短。

現在，抬起雙臂靠著雙耳，在地板上彎曲成球門柱姿勢；接下來，沿著地板讓右腿滑往髖關節的相反方向，同時，沿著地板讓右臂滑往頭部上方；務必在吸氣時進行這項動作，而當你進行時，注意你的腰椎與中脊柱如何往反向的左側彎曲。接著，換左側進行。持續緩慢地左右交替進行六到七次，注意你的脊柱運動多麼像一隻爬行的蜥蜴。覺察並感受你腰大肌的長度，同時比較兩側的差異性；你可能會發覺有一側的腰大肌比另一側更為靈活、更有彈性。注意在動作時，脊柱的一側是否比另一側所產生的障礙更大？這或許顯示出你有脊椎側彎的現象。

腸道不適與情緒

正如我們所見，這三個下半身的脈輪涉及了與生存至關緊要、與生俱來的生物驅動力。除此之外，在面對情緒的巨大波動時，打或逃本能反應的強大效應，會沿著脊柱引發如瀑布般一連串的神經衝動；腸道中抑鬱不適的感受會影響長而蜿蜒的迷走神經（第十對腦神經），此爲自主神經系統的一部分，也是到目前爲止所發現分布範圍最廣的腦神經，它會弱化人體內大部分的器官。爲了降低壓力水平，迷走神經的副交感武裝部隊會壓制交感神經的炮火，因爲後者無時無刻不處於備戰狀態、準備好做出快速而立即的反應。當副交感神經系統全軍覆沒時，諸如悲傷、恐懼、無助之類陷入困境的情緒，就會對器官產生不利的影響。器官是柔軟之體，僅有薄膜覆蓋於其上；正如我們所見，沉重負擔可導致外在肌肉組織與結締組織受到壓迫而緊縮、變短，而人體中的內臟器官又特別容易因情緒的鬱積受到損傷。

當身體遭受威脅時，壓迫與緊縮可能會滯留，卡在胃、肝、腎與腸道之中；在這種情況發生時，內臟與生俱來的波狀運動（稱之爲能動性 motility）會受到干擾。從功能的角度來說，腸道內的器官（以及心臟、肺、大腦）有著多孔、吸收力極強的內壁。在器官面對威脅時，這種吸收的能力會使它們極易受傷；尤其是對在認知上還無法處理發生的事、容易將壓力與負擔內化的孩童來說，更是如此。面對情感創傷時，器官容易出現各種的功能障礙，包括麻木、僵硬或是痙攣性僵硬，會導致易怒、昏沉、恐懼、焦躁不安等狀態；面對創傷時，人們會切斷來自腸道的直覺，脫離了有機體的生命力。為了促進情感智慧的提升，開啓通往內臟的感覺途徑是必要之舉。

要做到這一點的方法之一，就是藉由搖晃、滑動、盤繞的運動溫和地讓身體活動起來；這個方法有助於刺激迷走神經的副交感神經分支。總之，運動療法結合基於正念意識的作法，即有助於追蹤身體中的情緒，並且可能「喚醒」已失去敏感度的麻木區域。

瑜伽練習的許多方面都是爲了帶回這種敏感度。飲食的調整、有意識的呼吸、慈愛修習（以心爲主的慈愛冥想）、觀想及體位（特別是扭轉的姿勢），都有助於增強腸道的意識。療癒體內器官的另一個方法，也是氣功與瑜伽修行者都會運用的方法，就是導引聲音與振動進入個別的器官。

內臟調理法

體位法與普拉納呼吸法對內臟的影響，類似內臟調理法（整骨療法的一個分支）爲內臟所帶來的健康益處。法國物理治療師讓－皮埃爾．巴拉爾（Jean-Pierre Barral）與皮埃爾．梅西耶（Pierre Mercier）在內臟徒手治療方面的開創性成果中，如此描述器官的運動：

這種運動是相互依賴的，因爲漿膜（serous membranes）包裹住器官、筋膜、韌帶以及將之與其他部位結合在一起的活組織……所有的內臟都應該正常運作、不受局限。任何局限、僵固或是沾黏到另一個組織，不論多麼輕微，都意味著這個器官的功能受損。後續的調整與修改動作，倘若可以每天在體內重複成千上萬次，即可爲器官本身以及任何相關組織帶來重大而顯著的改變。⑦

特定的瑜伽修習可讓內部器官產生能動性，從而發揮最佳的效益。舉例來說，透過一系列稱爲「完全淨化體驗法」（kriyas）的單獨腹部運動，亦即用於清潔與淨化內部器官的技巧，腸道就會像洗衣機的旋轉循環一樣嗖嗖地旋轉；當腹部器官劇烈攪動、翻騰時，基本上就是一種內臟的調理方法。

圍繞並分隔器官構造的筋膜隔室可能會產生壓縮、扭轉或是腫脹，同時纖維化的組織可能會積聚於內臟之中或周遭。諸如腹腔旋轉潔淨法（nauli）以及臍鎖之類的技巧，都有助於分解這些結締組織中的沾粘，也有助於讓血液與淋巴液沖洗整個腹腔。改變腹部器官周圍結締組織的壓力，有助於重新調整與心血管、消化及內分泌功能有關的新陳代謝節律。

臍鎖與肝臟

從肝臟這個器官最能觀察出臍鎖的影響。與呼吸橫膈膜底側輪廓相符的肝，有著可觀的肝門系統，從小腸、大腸、胃、胰臟、脾臟中抽吸血液往上運送；肝門系統是一條高速公路，讓靜脈血液經由肝臟這個小站回到心臟（肝臟每分鐘可過濾一公升半的血液，百分之七十的血液是經由肝門靜脈流進肝臟）。⑧肝臟的角色極為艱鉅而多樣：儲存血液、形成血漿與蛋白質、代謝並儲存養分、產生膽汁以及分解毒素。當肝臟疲軟、缺乏活力時，全身的循環節律都會受到不利的影響，降低一個人吸收普拉納的容量。臍鎖可以發揮局部沖洗肝臟的作用，因為髂腰肌的肌肉運動可以促使血液激湧，經由肝門靜脈流進肝臟，並提升血液與淋巴液流經肝臟的整體循環（參見圖4.3）。

---

⑦ Jean-Pierre Barral, *Visceral Manipulation II* (Seattle, WA: Eastland Press, 1989), 99.

⑧ Ibid., 99.

練習25

擠壓腹部器官

下列的操作可以對腹部器官直接施壓，從而促進腸道的循環。

拿一條毯子並捲起來，讓其周長約為十到十五公分。接著，雙腳站起分開，與瑜伽墊同寬；雙手握住毯子，緊貼著大腿頂端。深吸一口氣，呼氣時，前彎並靠在捲起的毯子上；同時，將捲起的毯子塞進大腿上方與腹部之間。當你進入站立前彎式，確保卡在大腿與腹部之間的毯子可對腸道直接施壓。如果你的膕腱肌與脊柱肌肉僵硬，你或許必須捲個大一點的毯子，以便讓這個圓筒能夠塞進大腿與肚子之間；將呼吸導引到這個支撐物，感受這股施加在腹部器官上的局部壓力。在一分鐘或更久之後，握住這個捲起來的毯子，踩穩腳跟，然後起身。之後，仰躺在地板上，注意你的呼吸流入腹部的感覺是否更為輕鬆、順暢。

食物、營養以及腸道皺褶

腸道在狹窄的空間內緊密地壓縮在一起，宛如盆栽植物的根長進花盆的兩側。消化道大約有七公尺長，被壓縮到一個三十公分攪拌碗大小的區域中；如果你切開腸道、將整個腸道內部的表面攤開來，大約會像網球場一樣寬（包括兩根網柱）。這範圍廣大的面積告訴我們，腸道在從我們所吃食物中提取營養、並加以最大化的作用上，扮演了多麼重要的角色；消化道中的多重皺褶使身體得以吸收編碼於食物中的重要生命活力（或稱普拉納之息）。

食物與普拉納之息之間的密切關係，在瑜伽的思想與訓練史上也扮演了重要的角色。在《鷓鴣氏奧義書》中，收集了對太陽、風、空氣與水的力量表示敬意的詩文裡，有幾段崇敬食物作爲普拉納之源的文字；下列的段落即援引了食物的重要性，並說明了什麼是在瑜伽中所稱的「食物之皮囊」（food sheath，食物的虛幻皮囊 anna-maya-kośa）：

> 別貶抑食物（滋養人的事物 annaṃ），這應該是一項準則。確然無疑，生命就是食物，身體是食物的食者；生命是建立起來的身體，而生命亦立足於身體之中，立足於食物之中的食物也是如此。那些明白食物是立足於食物之中的人，也會建立起自己的名聲，成爲食物的食者，懂得掌握食物，擅於培育幼獸幼苗、牲

口牛隻，沐浴於神聖智慧的光輝之中，擁有卓絕的聲譽。⑨

這段深具啓發、讚揚食物是生命之源的文字，提到了發揮適切消化作用的價値。因爲我們是透過吸收食物來造血，而血液又是氧氣與普拉納之息的主要攜帶者；倘若我們沒能將食物中的營養物質適當地吸收進血液中，身體便無法建立細胞組織。根據阿育吠陀的理論，血液是由乳糜所形成，那是一種在消化道中生成的半液體狀物質，負責建構起肌肉組織、骨骼、脂肪及骨髓。⑩透過平衡飲食來結合消化道中的良好消化能力，以建立起食物之皮囊，是強固並療癒身體的主要方法之一。

腹腦與顱腦

到目前爲止，我們檢視了身體特定部位如何以令人驚異的方式相互對照、互爲表裡；這個方式同樣適用於兩個在攝取、吸收以及處理資訊方面發揮重要功能的身體中心，亦即「腹腦」與「顱腦」。

第三個脈輪「臍輪」以及第六個脈輪「眉心輪」，在形狀與功能上都有著相似性（參見圖4.3與三三一頁圖7.5）。正如腹部有著被壓縮進一個小空間的蠕蟲般腸道皺褶，顱腔也有一團迴旋盤繞的大腦皺褶；而就像小腸，在這團錯綜複雜的大腦卷積（convolution）之中，可能的表面積遠高於顯示在外的表面積。如果我們把大腦卷積像小腸一樣打開，將裡頭的皺褶都展開攤平並測量內部的表面積，其總表面積約是外周長的五倍。由此可知，腹腦與顱腦的吸收潛力遠超乎它們實際形狀的限制。

這兩個大腦就設計來吸收最大量信息的目的來說，十分類似：顱腦記錄了感知、思想、記憶及情感，腹腦則吸收了來自食物的養分。兩個大腦都利用了一系列複雜的作業吸收信息，也都透過選擇性的信息來操作；藉由電子脈衝、荷爾蒙信號與感覺接受器，腹腦與顱腦都會經歷複雜的決策過程。

這兩個大腦所經歷的過程十分類似：仔細篩選、分解、確定什麼是可用的，什麼應該被丟棄；對於理解個人終生的客觀環境並形成個人的自我感來說，這種確認與區辨的過程至關緊要。兩個大腦都有辨識並記憶大量各式信息的能力。

---

⑨ S. Radhakrishnan, *The Principal Upanishads* (Amherst, NY: Humanity Books, 1992), 558.

⑩ 來自《阿斯坦加靈性中心》（*Aṣṭāṅga Hṛdayam*）的這節詩文中，乳糜是七個身體機體（組織）的原質：

Rasad raktam, tato mamsam, mamsan medas, tato 'sthi ca |
Asthno majja, tatah shukram, sukrad garbhah prajayate ||
食糜形成血液，血液形成肌肉（血肉），
肌肉形成脂肪，脂肪形成骨骼，
骨骼形成骨髓，骨髓形成精液，精液生出胎兒。

無庸置疑的是，這兩個大腦都很容易不堪重負。當大腦被信息淹沒時，會變得模糊不清、支離破碎；同理，當腸道被強烈情緒包圍時，也會產生騷動混亂與迷失方向的感受。當我們為複雜的情緒所淹沒、心中百味雜陳時，我們也會體驗到腸胃「難以承受」的感覺，症狀可能包括了噁心作嘔、消化不良、腹部鼓脹、食欲不振、腸躁症以及眩暈。

消化作用與原始蠕蟲

消化系統可能是人體中最古老的系統，比精細複雜的神經系統、免疫系統與荷爾蒙系統更早發展出來。人類的腸胃消化道與蠕蟲的圓柱形身軀頗為相似（蠕蟲是一種無脊椎的分解者，透過嘴狀的開口攝取植物食料，有一個可以碾碎食物的砂囊以及可以排泄的肛門）。蚯蚓已經在地球上存活了一億兩千萬年之久，其基本的消化結構已成為我們今日解剖結構中固有的一部分；蚯蚓簡單的神經反射作用經由蟲體緩慢傳遞，與神經衝動在我們的口腔與腸道之間傳遞的方式無甚差異。

使人類變得如此複雜的原因在於，除了原始的消化管道之外，人類又進化出「新的大腦」，亦即可快速反應的新皮質；在腸道中傳遞的反射作用與信號，其速度比大腦所產生的高速連結要緩慢得多。因此，認知功能很容易就會凌駕於通過腸道的衝動之上。當認知功能壓倒較為緩慢的消化節律時，腸道就容易產生不適；部分原因是由於纖細敏感又錯綜複雜的迷走神經產生了干擾，弱化了消化道與內部器官的活力。然而，埋藏於腸道深處的情感中心所能監測到的情感，是理性大腦的雷達所無法偵測到的；當我們深陷於強烈情感的痛苦掙扎中，試圖掌握控制權的理性大腦會主導「消化大腦」，因此，對能量精微體會產生真正影響之來自腸道的直覺，就會變得受挫、被壓抑或忽視。

性格特質與腸道生態

我們每個人都是整隊腸道細菌的宿主，有著數十億的微生物棲息在我們的腸道之中，而這些微生物是由父母遺傳給我們，並且從我們的幼年開始累積到現在；腸道細菌篩選、調節、並以新陳代謝的程序來分解我們所吃的食物。腸道生態是我們不可或缺的一個組成部分，不僅有助於消化功能的運作，更會對能量精微體產生實際的作用，影響情緒、態度以及體能活力。正如每個人都是獨一無二的，腸道中特有的菌群也形塑了我們每個人；我們的性情傾向、個性特質、甚至思維方式，都受到腸道皺褶中微生物環境的影響。

平衡腸道的複雜組成是永無止盡的挑戰，然而對瑜伽修行者來說，這是一項基本而必要的任務。當微生物菌落的棲息地受到干擾、腸道菌群貧乏不足時，人體中的普拉納之息便無法充足地生成；反過來說，這種情況可能會抑制我們整體的專注與冥想焦點。有許多因素會削弱並擾亂腸道皺褶之中的微生物，諸如接觸到寄生蟲、服用抗生素、搭配不佳的飲食組合等等。瑜伽修行者的目標即在透過放鬆技巧、有意識的飲食及益生菌的補充，爲自己創造一個和諧的腸道環境。

腸道（gut）的直覺

我們往往會忽視腹腦獨特的感受能力，腸道不僅被賦予分離、組織以及處理我們所攝取的食物之任務，更在想法、情緒、感知及情感的分類整理上扮演了關鍵的角色。腹部是直覺的主要資源，處理著認知心智雷達所及範圍之外的信息；瑜伽的訓練以及其他冥想苦思的靈性修煉，都是爲了培養出直覺的自我。直覺的英文「intuition」即源自拉丁字根 intueri，意指反省或深思；當我們運用直覺時，我們反思的是我們看不見的事物。在涉及直覺時，情緒、情感及預感宛如浪潮般通過腹部，這些都不是堅實可見之物。

腹腦又稱爲腸神經系統，有獨立於顱腦之外處理信息的能力；而即使是腸胃病學領域的專家，也還無法完全了解腹腦的自我調節能力。然而我們知道，腸道的運作有時並不是接受來自中樞神經系統的直接信號。美國解剖學博士麥可・格爾森（Michael Gershon）在他的書《第二大腦》（*The Second Brain*，一九九八年）中描述了腹腦獨一無二的特性：

> 腸神經系統並不一定要遵循來自大腦或脊髓神經的命令，也不一定非得將它接收到的信息傳回給大腦或脊髓神經。腸神經系統可以選擇處理其感覺接受器所自行接收的數據資料……因此，腸神經系統並非大腦的奴隸，而是不隨波逐流的獨立靈魂……它是一個反抗者，也是周邊神經系統中唯一可以選擇不接受大腦或脊髓神經命令的組成要素。⑪

在許多方面，我們只能模糊地意識到腹腦的智慧，它的調節功能在我們的感受性與敏感度的範疇中，佔有遙遠的一席之地；但是在英語中，我們卻有無數的習慣用語以及表達方式涉及它的存在，譬如「gut instinct」（直覺本能）、「gut reaction」（本能反應）、以及「spill your guts」（吐露你的眞心話）。

---

⑪ Michael D. Gershon, *The Second Brain* (New York: Harper Peren- nial, 1998).

直覺是連結無意識深層範疇的工具，連結我們的夢境以及未能說出口的秘密，宛如一隻得以探入神秘之域的手。透過深入、內在的傾聽並藉由門檻交界——吸氣與呼氣、夜晚與白天、日與月、眞實與虛幻之間的探索，我們便能連結到某種直覺。在冥想的寂靜或睡眠瑜伽的體驗中（一種徘徊於清醒與睡眠之間的意識狀態），我們能夠達到自我調諧並邁入那難以捉摸的靈性之境。

丹田

在肚臍與骨盆底中間，是一個稱爲「丹田」的重力中心。以道家的修行以及武術的訓練來說，丹田是氣的貯聚處，也是生命力的來源。將意識導引進丹田，可使瑜伽訓練所強調的臍鎖往上激增的強大力量如虎添翼。

從解剖學上來看，丹田分布於內骨盆邊緣之中，位於整個髂腰肌組織體的底端。太極修習者以及冥想大師們都會運用到這個下方的重力中心，丹田就像一艘船的壓艙物，可以建立起重量與穩定性。據《道德經》所言的「重爲輕根」，因此，氣沉丹田可以爲身體結構與心理精神兩方面帶來平靜與沉著。

丹田，指的是「流動的生命力」（丹）之「場域」（田），宛如一座地下湖泊般位於脊柱底端。在深度冥想中，意識應該以霧氣落入山谷的方式，下降到腹部的盆地之中；這種下沉之氣，可得助於第三節腰椎（L3）處命門穴的開啓。在傳統中醫裡，命門是一個針灸指壓點，不但可補充腎精，更是人體中防禦之氣不可或缺的一環（參見一一五頁圖2.8與圖5.2）。

因此，意守丹田可以產生流動的意識，也可以讓一個人在面對逆境時保持沉穩、理智。而藉著守住下丹田之氣，武術家在對峙時才得以不被拋擲出去或是被撞翻、摺倒，我的一位老師就曾經將丹田的力量描述成「沒有任何事物能擊倒你，使你偏離這一天的重心」之法。

低底盤汽車體位（lowrider āsana）

當我住在新墨西哥的聖達菲時，觀察到一種展現了低重心價值的文化現象。每到週五晚上，沿著舊金山、阿拉米達及瓜達露佩等街道（環繞聖達菲市中心廣場歷史街區的雙車道小路），當地拉丁裔的年輕男子就會穿著低垮到臀部的牛仔褲以及反戴的棒球帽，開著他們減弱馬力的汽車緩慢地在這些街道上前進；他們開的是經過翻新的大黃蜂、野馬、或是老式的別克家庭房車，有著新的噴漆、白邊輪胎、著色窗戶及貼在後窗上的「無所畏懼」標語。他們把自己的低底盤汽車車架安裝成可以在距離街道地面幾公分高之處來回繞行，這需要把速度降到比匍匐爬行還緩慢；這種反速度的方式，往往讓趕著去赴晚餐之約的夏季遊客深感困惑。這些汽車立體音響的隆隆聲，是一種發出重擊聲、有節奏的脈動，在夏季的夜晚響亮地迴盪在街道上，低沉到足以振動最低的脈輪直達會陰。而駕駛與乘客的態度向來可以用一句簡單的話來帶過：「這就是流行。」

我把這種流行稱為「低底盤汽車體位」，這指出了往下紮根、保持低重心、緩慢移動的價值；其所傳達的訊息是，要冷靜、別動怒。低底盤汽車爬行的穩定性以及接近地平面的存在，說的即是修習內在藝術的大師們賴以獲取力量與沉著境界的身體部位，也就是下丹田。

臍輪

肚臍在人體中扮演了如此備受崇敬的角色，不僅是與來自母親的生命呼吸（血液）之連結，更鄰近人體重力中心的所在。在瑜伽中，認為肚臍有它自己的脈輪存在，稱「正道輪」（nābhi chakra），是臍輪的另一個名稱。帕坦加利的《瑜伽經》中，第三品是獻給瑜伽的神通力（siddhis，力量），而其中有一句詩文則是獻給臍輪：臍輪化身清淨莊嚴智（nābhi cakre kāya vyūha jnāñam，第三品第二十九頌）。這句詩文指出，肚臍是身體的中心、靈性的樞紐，就像一個隨身碟，包含了身體內部系統的知識。

反思所有運動皆源自於肚臍的這個想法，極具價值。如果我們細細思考新生兒屈曲蜷縮的姿勢（嬰兒式的形狀），不難想像出肚臍如何成爲未來姿勢發展的核心。從肚臍開始了腿部、手臂及頸部的伸展，一開始是由子宮內的胎兒所展開的運動模式。美國治療師邦妮·博布瑞奇·寇恩（Bonnie Bainbridge Cohen）在她關於身體組織的開創性著作中，把肚臍中心稱爲「肚臍放射」，並將肚臍與海星中心點相比，後者的觸手會從其主要中心往外擴展。

練習 26

集中意識進入丹田

以下的練習有助於建立下腹的空間感、輕鬆感以及穩定感。每項練習的目的都是為了聚集並控制腹部之氣，以便體現深水靜流的安詳寧靜之境。

採馬步蹲姿（一種氣功的主要姿勢），雙腳站立比臀部略寬，讓身體的重量沉入地板，並透過腳骨將重量擴散出去，感受一種內在的平衡、一種自然而和諧的姿勢。略為彎曲你的膝蓋，讓膝蓋後方保持柔軟不緊繃；同時，當你停息於下腹時，讓尾椎骨也往下沉。在丹田的呼吸法中，下背與下腹都應該得到擴展；讓你的呼吸滲入深層的腹中，彷彿正在澆灌一株植物。當兩顆腎臟的距離逐漸變寬，觀察它們的擴展並感受命門穴這個部位產生的一種放鬆的生命力。隨著每次呼氣，讓雙腳與骨盆往下紮根；你呼吸的質量應該是靜、長、細，也就是「沉靜、深長、細微」。現在，雙手置放於你的下腹前方，宛如端著一個小壺；將你的意識帶往這個藉由你雙手所形成的空洞容器之中，並以氣或呼吸填滿這個想像中的容器。這個容器的直徑可以改變，但要專注於將放鬆、充足的呼吸帶進你雙手之間、那象徵丹田的容器之中。保持五到十分鐘。

接著，仰躺並彎曲雙膝，讓雙腳置於膝蓋下方並貼平於地板上，讓下腹再度產生類似寬闊、盈滿的感受。雙肘彎曲，將指尖放在肚臍下方的部位；感受你的呼吸注入下脊柱與腹部，想像肚臍之中有一個凹陷的開口，就像沙中的一個落水小坑。感受一種連結感，從表面的肚臍直達肚臍下方二點五公分處的底層肌肉纖維；想像肚臍陷入潮濕沙粒中的深度，讓你的整個腹部變得柔軟、寬闊，然後意識到深陷的肚臍回升到脊柱前方位置的方式，持續這個往內沉入的過程十分鐘。

5

橫膈膜

普拉納之息的泵浦

坐禪時，我們的心總是與呼吸緊緊相隨。吸氣時，氣會進入內在世界；呼氣時，氣會排向外在世界。內在世界是無限的，外在世界也同樣是無限的。雖然說這話有「內在世界」和「外在世界」之分，但實際上，世界就只有一個。

——鈴木俊隆（Shunryu Suzuki），《禪者的初心》①

在從足底往頭頂爬升的旅程中，自腹部的第三脈輪往心臟部位的第四脈輪跋涉的這段路程，又特別地費力：在這裡，我們必須通過「野獸之腹」（支配著個人直覺的「我」），來到心臟（超越個人意識的「我們」）。在佛教信仰中，同體大悲是菩薩所為，誓願造福一切眾生。而以脈輪的能量來說，從第三脈輪的自我中心意志變成心的包容性，意味著轉化為更寬廣開闊、更無邊際、更人性化且富於同情心的觀點。

在釐清這個關於個人自我的問題時，我的一位禪學導師瓊安．薩瑟蘭禪師（Roshi Joan Sutherland）會這麼問她的學生：「你的自我感有多麼開放？自我的界限是什麼？它的滲透力有多強？」當束縛「我」的意識枷鎖鬆動時，自我認同會變得較不受限且更具包容性。禪修訓練中的這個觀點，有時稱為「大心」（Big Mind／Big Heart）；跨越橫膈膜來到心臟的過程，引發了這項改變。

本章旨在描述這種轉變，並說明橫膈膜作爲呼吸與普拉納之息的調節器的重要角色。定義普拉納之息是一項不可能的任務，任何試圖去解釋它的嘗試，就像是試圖去解釋上帝的意義一樣；若說普拉納之息只是流入並流出肺部的呼吸，又太過狹隘，因爲人體中的所有系統，包括神經、消化、生殖及內分泌系統，都須以普拉納之息的運動來加以維繫。普拉納之息具備了流動性，我們全身的每個細胞與突觸都可以感受到呼吸的脈動節奏，所有的筋膜也呼應著橫膈膜的運動而交互地移動，因爲橫膈膜是引導動能流經全身的主要支點。從橫膈膜控制著全身內在運動以及呼吸節律變化的意義上來說，它對所有身體組織的健康與結構都有著深遠的影響。本章將探討橫膈膜的結構性位置以及在瑜伽訓練中作爲原始動力的作用，我們也將看到橫膈膜的運動會多麼容易因姿勢張力以及情緒張力而受限。

橫膈膜：大分水嶺

人體中有一項跨越橫膈膜界線的顯著變化：從橫膈膜下方擁擠的腹腔，來到橫膈膜上方豁然開朗之心與肺的「制高點」。在橫膈膜之下的器官與相關神經，負責的是消化、造血、

①《禪者的初心》由橡樹林出版；本段文字出自第二十九頁。

儲存與清除；而在橫膈膜之上的心與肺，則是負責爲血液供氧並促進血液循環。爲了有助於理解這兩個分隔空間的顯著差異，我們可以把人體的軀幹比作一艘十八世紀的飛剪式帆船。

在飛剪式帆船上，船身以甲板爲界，劃分成甲板下方與上方桅杆及船帆的兩個區域；甲板有時稱爲「露天甲板」或「遮蔽甲板」，是分隔兩個世界的門檻。在船隻的主甲板之下、船身之中的黑暗空間裡，是一連串爲船隻提供貨品、倉庫及燃料的分區與隔間；腹部器官以類似的方式，在橫膈膜之下劃分隔間，以便爲身體處理、分類、吸收並儲存燃料。在飛剪式帆船的甲板下方，有著用來排出海水的艙底（這可解釋爲人體中膀胱的作用）、儲存物質的倉儲（肝與腎）、作爲船上火爐的鍋爐室（小腸），以及餵飽船員的廚房（胃）。在船身中的忙碌活動，可使船隻保持著良好的工作狀態；這類辛勤的活動之於船隻的日常維護是十分必要的，正如消化器官的翻攪之於身體的作用。

一位從歐洲橫跨大西洋航行到美

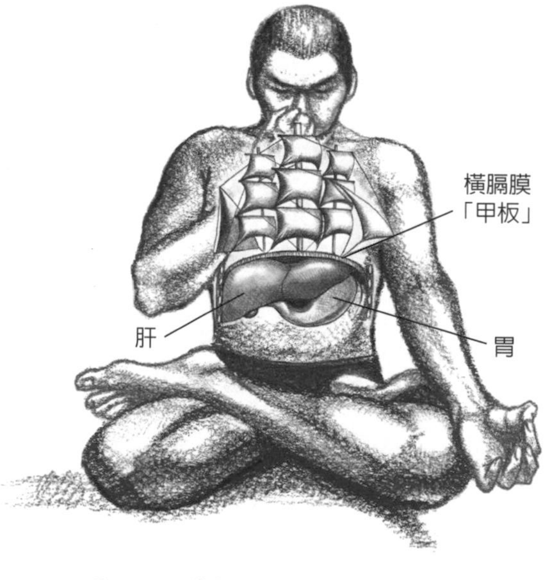

圖 5.1　普拉納呼吸法中的肺之帆

國的水手，他的例行任務是根據盛行風向的轉變以調整船帆的拉線與定位。在普拉納呼吸法中，我們也會對我們的脊柱、肋骨及橫膈膜進行類似的調整，以便在吸氣時掌握陣陣氣息並在呼氣時釋放緊繃張力。就像一艘船的船長會不斷地監測著信風的動向以便在開放的海域中航行，普拉納呼吸法也需要持續的敏感度與觀察以追蹤肺部組織中的壓力、速度與張力的變化（參見圖 5.1）。

有意識的呼吸者

胸腔之中的心肺輸出，可以用腹腔中不可能做到的方式來加以調節。誠然肺部與心臟的節律性博動並不需要「隨意肌肉組織」有意識的提示，但操縱肺部組織的擴張與窄縮是可能也是可行的：有意地改變呼吸，會對心血管的節律造成立即的改變。呼吸（普拉納之息）的控制（持戒）包括了以各種方式來吸吐、閉氣，止息對循環節律、神經活動、大腦功能都有著細微卻強有力的影響。因此，在橫膈膜上方、胸腔與心輪之中，我們會遇到一個比腹腔腸道純粹自主性攪動的運作更有意識、或者說更高層級的秩序。

這項可能性定義了普拉納呼吸法（阿斯坦加瑜伽的第四肢）的修習。暫時中止呼吸的做法是為進一步的專注練習做好準備，以便賦予意識之流微妙的改變（凝念 dhāraṇā、禪那dhyāna，以及止定）。在帕坦加利《瑜伽經》第二品第五十二頌中，有一句定義普拉納呼吸法的詩文指出，普拉納呼吸法「可以使遮蓋意識光芒的面紗消失」（即「隨後逐步去除光芒的遮蔽」）；這意味著呼吸節律的改變對意識有著深遠的影響，藉著移除混淆意識的遮蓋物，意識就能夠「散發光芒」（prakāśa）。在帕坦加利的八肢瑜伽中，普拉納呼吸法所展現的明亮度與清晰度皆可歸功於我們的心靈與心智；在任何情況下，操控呼吸是人類特有的能力，也讓我們得以與其他動物有所區別（想像你的狗或貓躺在廚房地板上練習普拉納呼吸法）。

脊柱的關鍵：腰背鉸鏈（lumbodorsal hinge）

從胸椎過渡到腰椎的關鍵接合處，標示出下半身與上半身的分界線，也是所有生物活動的中心。在第十二節胸椎與第一節腰椎連結點的腰背鉸鏈（T12-L1）部位，呼吸、循環、荷爾蒙、消化及肌肉與骨骼系統全都匯聚於此。腰背鉸鏈是胸椎的後曲變成腰椎的前曲之處，在這個接合點，脊柱被賦予了最大限度的彈力。

我們之前曾經提及，在前腰椎曲線改變路線變成後骶椎曲線時，脊柱彎曲度的轉換是多麼地微妙而複雜；腰背鉸鏈就是脊柱的轉換過渡區，而脊柱的力學往往在此脫軌。這個部位可能會因爲過於鬆脫，容易變成脊椎前凸（脊柱彎成拱形）；或者因爲背側鉸鏈坍塌、腰椎彎曲度反轉，而被擠壓得過於緊密（坍塌體位）。

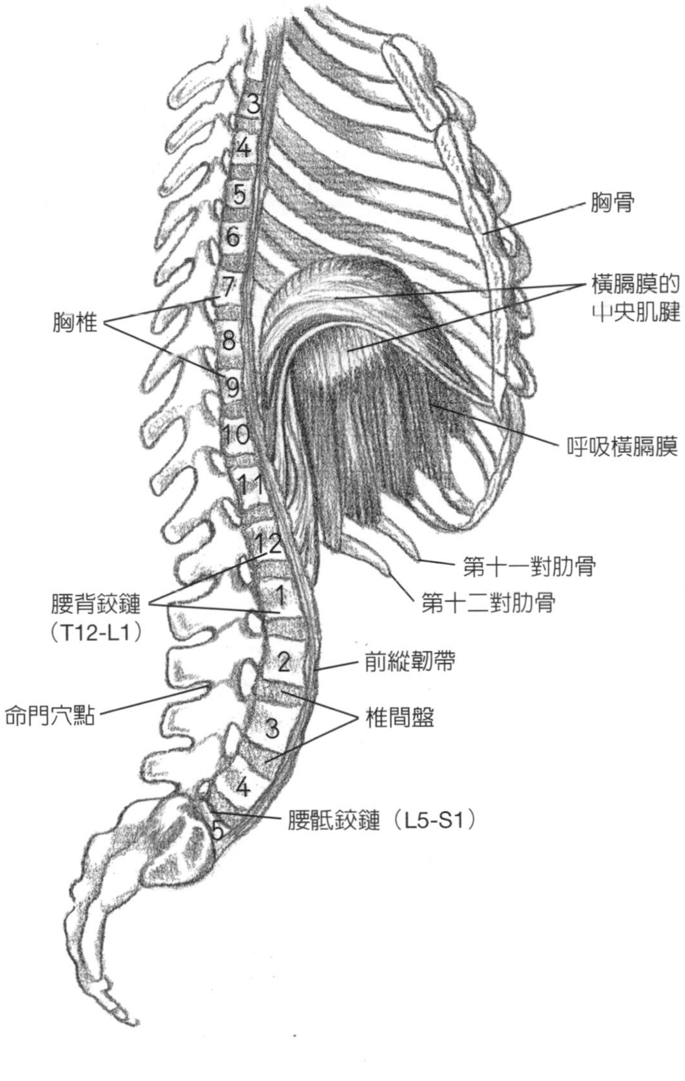

圖 5.2　水母般的橫膈膜與腰背鉸鏈

這個部位還包含有太陽神經叢。太陽神經叢的功能類似另一個較不爲人知的脈輪，亦即位在橫膈膜下方的「太陽輪」。太陽（sūrya）輪這個名稱，是唯一從梵語的語意直接翻譯成英文的脈輪，而太陽神經叢是身體的火爐，也是「均衡流動之風息」的所在；這是人體的中間區域，介於以骨盆爲中心的部位（低處排出的阿帕納風息）與心肺所在的部位（高處吸入的普拉納風息）之間。太陽神經叢是火能量的所在，也是消化之火燒得最旺的部位，可說是人體的引擎，爲全身提供持續的能量與代謝的耐力。在瑜伽與傳統中醫裡，這個部位與火的元素有關，並且被比喻爲人體提供穩定燃料的火爐；而在氣功中，稱這座火爐爲「金爐」，這是對太陽神經叢所產生之熱度與強度的驚人比喻。

練習 27

平衡腰背鉸鏈

這項練習有助於將意識帶入腰背連結處、連接橫膈膜的器官組織以及「命門」穴位。這一序列的姿勢，有助於平衡腰椎與胸椎之間彎曲部位的過渡與轉換。

採山式站姿，並用一條瑜伽繩圍住肋骨下方，讓繩子的位置落在胸骨之下、肚臍之上。別把繩子綁得太緊，只要貼住肋骨即可，讓你自己在吸飽氣時，可感覺到肋骨下方與腹部上方會往外擴展、抵住瑜伽繩。雙腳分開站立、與臀部同寬，踩穩在地板上；做幾次有節奏的呼吸，在腰背連結（第十二節胸椎與第一節腰椎交會）的水平處擴展你的肋骨、抵住瑜伽繩。接著，舉起雙臂呈展臂山式（ūrdhva hastāsana／extended arm pose），讓雙手分開與肩同寬；避免將肋骨與脊柱往前彎成拱形變成「下馬體位」(dismount āsana)，如果這樣做會過度擴展腰背鉸鏈，你的肋骨將會伸展成拱形往前推，宛如一名尋求評審委員給出十分的體操選手。保持山式，導引呼吸進入你肋骨側邊與背面，用瑜伽繩來評估呼吸的平衡。

接著，讓瑜伽繩繼續圍住肋骨，讓你的雙臂往前揮向地板、雙腳往後踩，進入下犬式。需要的話，調整瑜伽繩繃緊的張力，並再一次將呼吸導引進入位於腰背鉸鏈水平位置的浮動肋骨（第十一對與第十二對肋骨）與橫膈膜（圖5.2）。再次，避免過度彎拱你的脊柱，那會導致肋骨與胸腔往地板坍塌。感受你的肋骨往外擴展並抵住瑜伽繩，同時，讓骨盆呈現第二章中所描述的狗式（前傾）體位。

接下來，採英雄式坐姿，讓瑜伽繩繼續圍繞著你。將呼吸導引進瑜伽繩圍繞的下半部軀幹，並想像你的呼吸接觸到位於第二節腰椎處的命門穴位。保持腰椎的凹曲度以及胸椎的後曲線。有意識地從腰背鉸鏈處將脊柱往頭頂方向伸展，想像你從這個部位確定並調整整個軀幹與頭蓋骨的方位。保持數分鐘，然後躺下以攤屍式放鬆脊柱。

在橫膈膜的兜罩之下

橫膈膜是由其周圍的器官牢牢地固定在正確的位置上，被夾在下方的肝、胃、腎、脾以及上方的心臟與肺部之間，能協調所有胸部與腹部內臟的運動。有七個器官直接連接著橫膈膜：肺臟、心臟（以及心包）、胃、肝臟、腎臟、脾臟及胰臟；當然，這些器官並非自由地漂浮於身體之中，否則肝臟最後就會落在骨盆底，而肺臟就會往上滑進耳朵裡了。器官透過韌帶連接彼此以及橫膈膜，如果器官是健康的，而且能動性並未受限，它們會倚靠著彼此滑動；這是屬於經過協調的擺動。但如果其中一個器官受到其包覆組織的張力影響或阻撓，橫膈膜的運動可能會隨著這個器官的調整而改變；健康的器官應該宛如裝滿了籃子的新鮮魚貨，流暢而平順地滑過彼此。

橫膈膜以下的器官會透過自然吸力而固定它們的位置。爲了讓橫膈膜在其可能的最大範圍中移動，橫膈膜以下的太陽神經叢以及以上的胸腔必須取得平衡的張力。橫膈膜始終因應著腹部與胸部之間的正壓與負壓而移動，就橫膈膜來說，有兩種可能的情況會影響呼吸運動的流暢性：一種是下垂或脫垂，也就是位於橫膈膜下方的器官下垂或被拉離橫膈膜；另一種是過度緊繃，器官及其周圍的筋膜緊繃並往上釘住、緊靠著橫膈膜，宛如一顆逃逸的氦氣球，往上飄到天花板時就被困住了。

當我們站立時，腹部器官與橫膈膜會承受著一定程度的壓力，因此長時間站立的人很容易會有呼吸短淺、血壓急遽改變的狀況，這是由於腰背鉸鏈、腹腔內臟以及呼吸橫膈膜受到壓縮所致。然而，當我們仰臥（或俯臥）時，作用於橫膈膜上的拉力就會降低，內臟韌帶會跟著放鬆，因此呼吸的正常吸吐循環時間也會變得較長；正因如此，睡眠可以讓腹部器官與連接的血管減壓，使整個生物體恢復活力。在學習瑜伽呼吸法時，最好能以躺下或後仰的姿勢來學習普拉納呼吸法（最理想的情況是背部有毯子或瑜伽枕的支撐），以放鬆腹部的壓力並擴展胸腔，使橫膈膜的活動範圍達到最大。

在吸氣時，橫膈膜的往下移動會導致器官往下壓縮並往前擴展，腹部會因此而擴張；腹部往外膨脹的能力，使得自然的橫膈呼吸過程能進行下去。當嬰兒或幼童呼吸時，肚子會像太極大師的肚子般往外鼓起；遺憾的是，對許多成人來說，橫膈膜自然的波狀運動受到了抑制。這或許是由於某種創傷使得上方腸道與橫膈肌陷入驚嚇反應所致，亦即湯瑪斯．漢納所創造的「紅燈反射作用」（red-light reflex）一詞；這項保護性的反射作用，會導致身體的前部產生收縮與蜷縮。慢性的腹部張力會阻礙腹部在吸氣時自然並適當地向前突出，並改變橫膈膜在呼吸時平順的協調過程。

練習28

注意呼吸的局限

以下一系列的活動在於觀察壓力如何影響呼吸。在瑜伽的修習中，我們利用自己的身體作為研究生理變化的實驗室，這項練習需要我們有意識地去留意呼吸的張力——即便是不在瑜伽墊上的任何時候。下一次，當你感覺有股焦慮或恐懼感湧上心頭時，不妨仔細觀察這股壓力如何影響你的腹部器官以及橫膈膜，特別去留意在橫膈膜兜罩下的器官與結締組織：器官是否收緊或緊繃？是否會影響吸氣？你是否感覺呼吸橫膈膜受到壓縮或局限？你是否注意到骨盆底有壓迫感？

雖然在憂傷苦惱中很難保持敏感性與感受度，但盡你所能地去觀察呼吸節律的改變。當你嘗試吸氣時，你的呼吸是否斷續而破碎？你上部的胸腔是否感覺緊繃？注意你的眼睛、顎、舌頭及喉嚨周圍是否感覺到任何緊壓或收縮感，注意你的血壓是否有任何改變；如果你的血壓升高了，要將空氣吸入身體中可能會愈發困難。即使你告訴自己放鬆、做幾次大家都知道該這麼做的深呼吸，橫膈膜的張力並不容易消退；要讓醞釀累積的情緒消散、讓呼吸節律恢復正常，都需要時間。

這整個過程，都需要敏銳地傾聽你內在的聲音。修習瑜伽的學生通常只有在呼吸平順與放鬆時，才會花時間去學習有意識的呼吸；要在日常生活中種種困難的情況下保持主觀意識，需要真正的專注力，因為緊縮、受限的狀態會導致分心與混亂。假以時日，藉著在壓力狀態下有意識地練習，你的神經系統就較不容易被焦慮不安的激動情緒壓垮了。

宛如南北極冰帽的骨盆膈膜與呼吸膈膜

在人體水平膈膜的全圖中，呼吸橫膈膜是第三個水平膈膜，與前兩個我們已經檢視過的寬闊吊帶狀結構有關：一個在足底，另一個在骨盆底。正如我們所見，在這些平面中只要任何一個阻塞、僵硬或鬆弛，就會連帶影響到其他膈膜的運動；由於我們是兩足動物，我們修習瑜伽的目標就是要從地面向上移動，因此一開始就要訓練出足底筋膜的靈活彈性與反應能力。

我們可以將腹部的球狀空間比擬爲地球。呼吸橫膈膜宛如地球的北極冰帽，會陰部位則是南極冰帽，這兩種結構都有中央肌腱，亦即交織於「極地冰帽」中心的堅韌纖維，可引導並強化膈膜；而在所有的瑜伽練習中，我們都會調整這兩個極帽，使兩者彼此對準以便進行更持久、更不受約束的呼吸。這兩極之間的動態張力，是決定呼吸效率的部分原因。當位於下極的骨盆膈膜位於上極的呼吸膈膜的正下方時，呼吸會變得更爲輕鬆、容易（參見圖5.3中的B圖）；但是當這兩個膈膜沒能對準時，骨盆腔與腹腔中的張力會相互拉扯、對抗，導致呼吸的品質受損（參見圖5.3中的A圖與C圖）。

在哈達瑜伽中，這兩個膈膜的協調一致性極爲重要，尤其在普拉納呼吸法中，脊柱、肋框及腹部肌肉之中的運動極其微妙而難以捉摸（我較喜愛肋「框」而非肋「廓」的說法，因爲柳條籃框的編織更像肋間肌肉的編結）。

練習29

讓呼吸進入腹盆腔的氣球中

這項運動有助於協調骨盆膈膜與呼吸膈膜在呼吸時的運動。採舒適的坐姿，不論是英雄式、簡易坐式或是至善式皆可，用十到十五公分高的毯子或瑜伽枕來支撐你的坐骨。拉提你的脊柱，讓頭部、胸腔及骨盆可以對齊；同時，調整軀幹的方向，讓骨盆底的膈膜與呼吸膈膜可以像地球的南北極一樣對齊。

在脊椎不坍塌的情況下，放鬆腹部的側壁，讓你的肚子可以往橫向擴展開來；避免夾緊你的腹直肌，沿著腹部前方伸展的肌

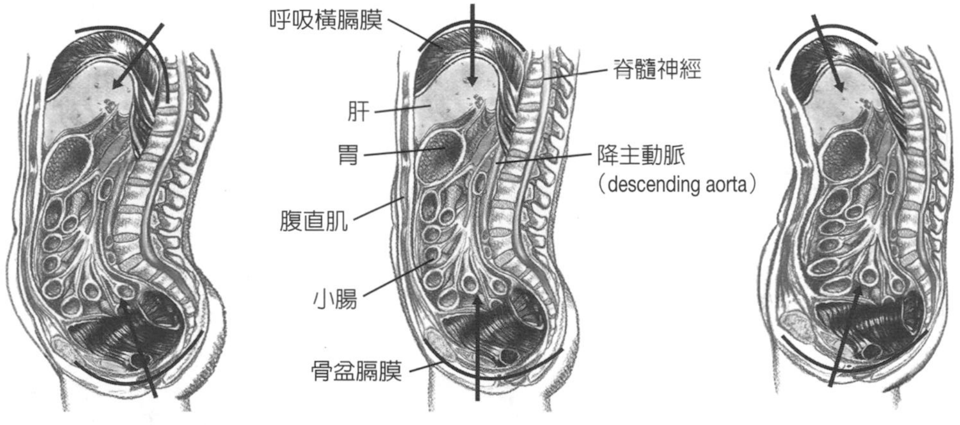

A 圖：過度伸展的腰椎與位置錯誤的骨盆膈膜與呼吸膈膜。

B 圖：平衡的腰椎與和諧的骨盆膈膜與呼吸膈膜。

C 圖：坍塌的腰椎與位置錯誤的骨盆膈膜與呼吸膈膜。

圖 5.3　呼吸膈膜與骨盆膈膜的方位

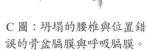

肉，是從恥骨一路延伸到骶骨。放鬆可能存在於呼吸橫膈膜肌鞘之中的任何張力。當你吸氣時，讓空氣充滿你的肺，並感受腹部宛如氣球般膨脹；注意腹部擴大時，呼吸橫膈膜如何往下降。首先，擴展上腹；接著，往下擴展到肚臍下方丹田的高度。以這樣的方式擴展球狀的腹部，即可獲取整個腹盆腔之中的廣度與空間。

接下來，想像你正在吹一個腹腔裡的氣球，讓它充氣並一路往下膨脹到骨盆底，而你的會陰應該充當這個氣球的結。在每次呼氣結束時，藉著拉提骨盆底來打緊這個結（也就是進行根鎖）；當你吸氣時，你的骨盆底會隨著腹盆腔氣球的擴張而輕微地往下降。觀察你的骨盆膈膜與呼吸膈膜如何同步地移動，位於會陰的氣球底部應該隨著呼吸橫膈膜的上下游移而移動。練習五到十分鐘，然後以攤屍式躺下休息。

練習30

氦氣球犬式（helium dog pose）

這項練習邀請你感受骨盆底與呼吸橫膈膜之間的平行運動。進入下犬式，雙腳分開與瑜伽墊同寬；這個姿勢會讓你的坐骨、骶骨以及骨盆底更容易變寬並延展。雙手穩定地貼緊地板，拉長兩側的軀幹；將大腿骨往下壓以便拉長你的側腰與腰椎。接著，藉由將你的重量往下沉到大腳趾的趾丘與小腳趾的趾丘（腳底的前兩個角），將腳跟往上提。同時，讓你的坐骨往上傾斜，以便你的腳跟與坐骨都可以往上抬高並離開地板；這個姿勢有助於讓你的骨盆前傾，或稱「犬式」。擴張你的呼吸，讓呼吸膨脹到腹部側緣，並感受一種橫跨中背的水平擴展。別只是將腹部拉回或壓往脊柱，而是讓它上升並擴展，宛如你的腹部空間中有個熱氣球漂浮在高空；感受那個想像中的氦氣球如何為你的下脊柱與腹部器官帶來浮力與支撐。保持這個姿勢兩分鐘（參見圖 5.4）。

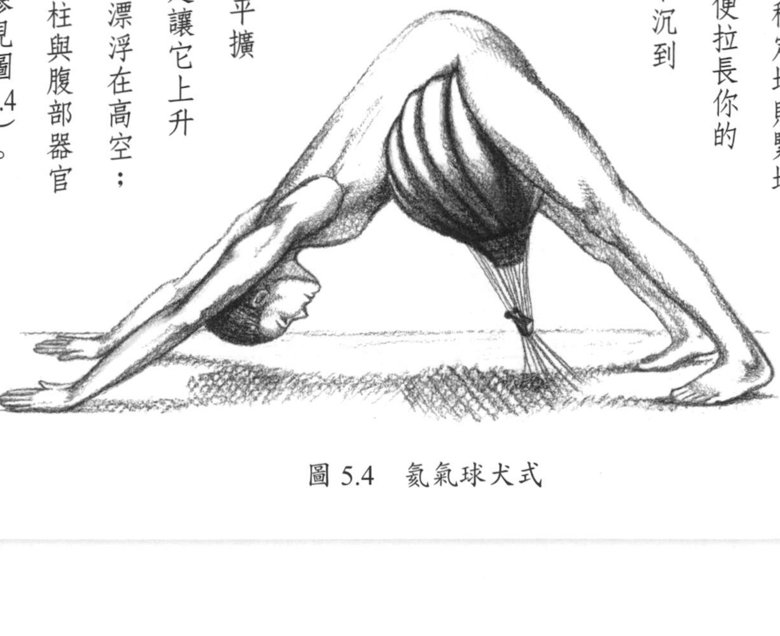

圖 5.4　氦氣球犬式

水母狀的橫膈膜

呼吸橫膈膜的構造經常受到誤解。對於內在藝術的修習者來說，清楚理解呼吸相關器官的解剖結構極具價値，因爲這讓我們更能分辨出呼吸之中的細微差別與曲折變化。如果對於橫膈膜的感知錯誤，那麼，這項錯誤的理解可能會危害到你對呼吸節奏與韻律的連結、改進及提升敏感度的任何嘗試。我發現藉由對呼吸橫膈膜固有運動的理解，在普拉納呼吸法的練習上可獲取極大的進展。

橫膈膜並不是一片扁平的肌肉，而是宛如飛盤的形狀，將腹部與胸腔分隔開來。事實上，橫膈膜的構造更像是一座圓頂或一頂罩蓋（參見圖5.2），肌肉纖維的長度與寬度幾乎是相等的；或許想像並感受橫膈膜的最佳方式，就是把它想像成水母的身軀。

不久前，我帶我六歲大的兒子去參觀蒙特利灣水族館，那是一座位於加州海岸的太平洋海洋生物博物館。我兒子十分迷戀海獺表演與鯊魚水缸，我則是對水母的展出感到驚奇不已，尤其是牠們那幽靈般、類似浮動橫膈膜的罩蓋組織。水母存在地球上的時間已超過六億五千萬年，這些古老的無骨覆蓋物有著膜狀與半透明的軀體（在水族箱中閃爍著螢光色）；在海洋中，水母可以像迷你太空艙一樣懸浮在海水裡，傘狀的笠在水流中宛如波浪般起伏。在人體中，呼吸橫膈膜的柔韌邊緣也像是水母的波浪般組織，隨著呼吸上下起伏。

水母藉由收縮與擴張節奏的交替動作在水中滑行，牠沒有神經系統，只是隨著周圍的潮汐海流漂動。人類的橫膈膜也是受到體內與血壓及循環節律有關的液體節奏支配，舉凡心跳、脾臟搏動、腎臟搏動、肝臟脈動以及胃的收縮節律，都會影響橫膈膜的呼吸與泵送機制。

當我們呼吸時，橫膈膜不易彎曲的堅固中心極少會偏移；相反地，橫膈膜的外緣極富彈性，而且會隨著每次呼吸移動、抬升與下降。普拉納呼吸法中若干特定的技巧，就是爲了要延展橫膈膜，並使其外緣更具彈性。普拉納呼吸法中的「頭顱發光呼吸法」（kapālabhāti / skull shining breath）可快速泵唧橫膈膜，讓橫膈膜宛如風箱般迅速膨脹與收縮；這種「火呼吸法」有助於伸展橫膈膜側緣的肌肉纖維，而側緣即是橫膈膜連結於肋骨內壁的部分。透過火呼吸來運動我們呼吸橫膈膜的同時，還可以促使血液與淋巴在所有腹部器官中激增、循環。

練習 31

橫膈膜的上下浮動

這項練習可以使呼吸橫膈膜的纖維更有彈性，並提升橫膈膜周圍的肌肉靈敏度。

採舒適坐姿，讓下脊柱受到支撐且側腰部位也被拉離骨盆。首先，放鬆你的舌頭與顎、緩慢而輕柔地呼吸，以便感受呼吸的自然節奏。將意識帶進軀幹的中段，並放鬆橫膈膜中所有的緊縮或鉗夾感，設法將吸入的氣息汲引至肺部的下肺葉中，這將有助於加強中肋的擴張，使肋框往外並往上移動。感受橫膈膜的邊緣擴張並收縮，宛如凝膠狀的水母；注意圖5.2中橫膈膜的邊緣連接到肋骨、脊柱及胸骨之處。保持脊柱的穩定，同時讓橫膈膜的邊緣得以「浮起」。想像在每次吸氣時，你的肺部充氣膨脹，同時你的橫膈膜被往下壓；而在每次呼氣時，讓你的橫膈膜往上浮、回到它原來的圓頂狀位置。持續這項呼吸的探索練習十分鐘。

不對稱的呼吸與雙圓頂的橫膈膜

雖然我們的手臂與腿這四肢呈現雙邊的對稱模式（除了在一生當中發生的失常模式），但我們從頭部到骨盆底的軀體是不對稱的；這種不對稱造成身體獨特的內部運動，並決定了呼吸橫膈膜的不規則運動。簡言之，呼吸的運動是不穩定的。

呼吸橫膈膜的肌肉並不對稱，其兩個半球帶有兩個圓頂，右側的圓頂比左側的較大也較高。這個橫膈膜被歸類爲單一肌肉，因爲形成左右圓頂的收縮纖維交會於中央肌腱強大的纖維複合體；然而，若說我們有兩個橫膈膜，倒也不致於太牽強。對於修習內在藝術的學生來說，考慮到人體有兩個肺、兩個鼻孔、兩側的大腦，這項關聯性顯得相當有趣；受過普拉納呼吸法訓練的嫻熟修習者，在某種程度上可以讓橫膈膜左右圓頂的運動分隔開來，而「交替鼻孔呼吸法」（alternate nostril breathing / nādī śodhana）則在這項技巧上扮演了重要角色，因爲右鼻孔與橫膈膜的右側圓頂有關，左鼻孔則與橫膈膜的左側圓頂有關。如果你看著鏡子裡自己的「雙圓頂」鼻孔，應該不難想像它們如何與橫膈膜的兩個半球搭配成對。

我認爲，橫膈膜既是雙重的，也是單一的；這或許跟意識自身的本質有著有趣的相似之處。我們已經看到在傳統瑜伽中，呼吸如何與意識密切相關。意識可視爲單一的、無差別的，或者不二的（出自吠檀多傳統中的「梵」所指的強大觀念），但從意識能夠辨識並反思眾多事物的能力上來說，卻也是複數的。就智慧的教導而言，單一與雙重的動態雖然有許多可討論的題目，但以目前來說，讓我們先以橫膈膜的解剖結構爲主；在本章最後，我將探討呼吸的悖論以及這些悖論如何與意識產生關聯性。

由於緊靠右側罩蓋正下方的肝臟質量與圍長，橫膈膜的右側圓頂高於左側圓頂之上。就能量精微體方面來說，橫膈膜的右側半球、肝臟、膽囊以及右肺與人體中活躍（陽）的火脈相關，稱為右脈或日脈；橫膈膜的左側半球、胃、胰臟、脾臟以及左肺，則與感受（陰）的經脈相關，稱為左脈或月脈。

在橫膈膜上方，心臟原本的位置也不對稱，略微偏向中線的左側（參見二八一頁圖6.7）。當我們在瑜伽中提到心臟時，指的往往是我們所想像的、位於胸腔中央的神祕或靈性之心。但在解剖學上來說，心臟是往左移的，這是由於兩個橫膈膜不對稱的搭配（橫膈膜的左側比右側低）；結果就是，左肺略小於右肺，左肺因此只有兩個肺葉，右肺卻有三個肺葉。左右支氣管就像充滿彈性、有著波紋褶皺的眞空軟管，使氣管分岔並穿透左肺與右肺；而左右支氣管也不對稱，右支氣管比左支氣管更粗厚結實，因為右肺的牽引力比左肺更強。

這有助於說明為何人體固有的呼吸波運動並不對稱，而更傾向於不穩定的擺動。整體的波動節奏會決定心跳週期的心臟舒張與收縮運動，但重要的是要注意，心臟並非唯一會跳動的器官：人體中每個器官都有脈動，並且會產生泵送的運動（能動性）；任何器官的擴張與收縮，都與其他器官泵浦般的運動同步，於是所有器官皆以交響樂般的和諧節奏一起脈動。個別器官的「搏動」以一種沒有節奏的模式相互影響、作用著，從而創造出整體的擺動；血壓、荷爾蒙活動及神經系統的刺激（結合許多其他因素），也會影響這些相互關聯的節奏能否編排出和諧的曲調。除了器官的不對稱運動外，任何有關創傷或重複損傷的歷史，特別是在單側的肩膀、肋骨或是頸部，都可能導致呼吸不對稱。

練習32

氣脈、鼻孔以及雙圓頂的橫膈膜

這項冥想將有助於描述並改進你的橫膈膜在呼吸時的運動，你將會感受到兩側的橫膈膜，並確定哪一側的運作較受阻礙、哪一側則較容易移動。

採舒適坐姿，以一個八到十五公分高的支撐物來抬高你的骨盆，讓你的背部保持穩定，身體前側上提，並準備好感受橫膈膜堅實的肌肉皮瓣橫跨你軀幹的中間部位。以緩慢而輕柔的自然呼吸節奏開始，從右鼻孔將意識帶入呼吸的流動之中，右鼻孔有多麼暢通？接著，將感受度帶入位於胸部右側的肝臟與橫膈膜之中。當你吸氣時，右側的橫膈膜如何對應肝臟而移動？當橫膈膜往下移動時，肝臟是否造成相當的阻礙？右側橫膈膜的牽引力，感覺起來是否與左側橫膈膜的運動完全不同？右側與身體的太陽脈有關，亦即右脈或日脈。

現在，將你的意識專注於左鼻孔，因為它與橫膈膜的左側圓頂有關。左鼻孔有多麼暢通？暢通的程度與右鼻孔比較起來如何？觀察左側的橫膈膜在吸氣時如何往下移動，因為它是抵靠著胃在移動。左側與身體的月亮脈有關

（左脈或月脈）。現在，再次比較兩側的橫膈膜，是否有一側比另一側更容易移動？注意你吸氣時的輕微擺動。考慮到肝臟的相對密度，你極可能會感覺右側較為受限；而左側的運動通常較為容易，因為左側的胃是一個中空的、更容易膨脹擴張的器官，而正因如此，左側肋骨通常會略往右下肋骨的前方突出。

持續這項呼吸的探索運動五到十分鐘。

在橫膈膜的聖壇上

普拉納之息，這股人體的生命力主要是透過呼吸橫膈膜的運動而激活的。藉由橫膈膜的擴張與收縮，人體中的所有組織都被賦予生命力並得以存活下去。因此，橫膈膜可說是人體的核心，它的運動爲每一根纖維、每一個細胞與突觸帶來生命活力。有鑒於普拉納之息在瑜伽中的神聖地位，橫膈膜可說是一座活生生的聖壇，處於永無休止的運動之中，而非只是一座固定靜止的平台；橫膈膜的運動，以及那些與它相連的器官與血管的運動，是持續不斷且合作無間的。橫膈膜宛如泵浦般的動態運動，是生命的根本基礎；在梵語中，將這種帶來生命的擴張與收縮稱爲「振動」，是所有生命不可或缺的一種脈動。

在天主教的傳統中，聖壇是一種架高的建物或高台，聖餐儀式（Eucharist）、亦即「原始的犧牲」，得以在聖壇上重現；在這座高台上，結合心靈與物質之奇妙而精彩的煉金過程啓動了。我們已經看到透過身心之中煉金術般的神奇變化，瑜伽的過程是如何產生改變。天主教信仰也相信一種類似的煉金術，稱爲「聖餐變體」，讓麵包變成基督的肉身、用葡萄酒來象徵基督的寶血。在人體中，呼吸橫膈膜的聖壇正是普拉納之息經歷煉金過程的所在，在此，空氣中的氧氣會擴散到血液、並輸送到所有的活組織中。呼吸的神奇之處在於，隨著每次的呼吸，這項煉金的過程會一次又一次地發生；因此，呼吸這個詞指的不僅是呼吸的攝入，更是靈性精神不斷循環的蹊徑。

普拉納之息是禮物，它不斷贈予，也是無盡喜悅的泉源。普拉納之息是吉祥的；人身難得（這是西藏禪修導師的用語），亦即身而爲人十分寶貴，被賦予這種生命力可說是深受賜福。最早的瑜伽教義中有許多文字段落，皆頌讚普拉納之息是實現生而爲人這項喜悅的方法。在能量精微體中，當一個人駐留在普拉納之息的喜悅之中，即稱爲「歡喜的虛幻皮囊」（**ānanda-maya-kośa**）或「至樂之皮囊」。在《鷓鴣氏奧義書》中，是如此地描述身體的極樂至喜：「若能眞正獲得精華（乳糜），一個人就會變得滿足而喜悅。對於那些確實活著、呼吸著的人來說，要是空中無此至樂呢？這就是眞實被賜予的極樂與至喜啊。」② 橫膈膜的聖

② S. Radhakrishnan, *The Principal Upaniṣhads* (Amherst, NY: Humanity Books, 1992), 549.

壇規律而有節奏地泵送著維持生命的普拉納之息，就是這種喜悅的基礎；在冥想狀態下，當呼吸平靜而穩定時，這股喜悅就會一次又一次地出現。光是藉由呼吸，我們就會對普拉納之息深感歡欣。對瑜伽修行者來說，提取出精華且經過純化的普拉納之息正是意識（心識）本身，也是達到歡喜之境的方法；這種普拉納之息，不但是心識的泉源，也是身體智識的覺醒。在呼吸的運動中，這股普拉納的心識（prāṇa-citta）始終活躍不息。

在胸腔中央的聖壇上，我們的目的是讓橫膈膜免於束縛，從而使它的運動可以流暢而不受限制；如此一來，呼吸的節奏便可在反覆的循環中不斷加深。當呼吸的抑揚頓挫與韻律起伏平順而有節奏時（吟誦經典的眞言「嗡」即有助於達到此目的），我們就會「被改變」；微妙而精細的改變會發生在心血管節律、大腦功能及荷爾蒙分泌之中，頌讚著振動之靈。

正如我們所見，肺部、心臟及橫膈膜的搏動節律密不可分。事實上，心臟直接依偎在橫膈膜上方，緊密的程度甚至連其膜狀覆蓋物（亦即心包膜），都與橫膈膜上方的表面組織綿延相連；因此，每當我們呼吸時，我們的心臟也會跟著運動。而當呼吸變得持久、綿長時，橫膈膜會變得更爲柔軟，心臟也會產生運動而且肌壁會變得更爲柔韌，成爲一顆更爲敏感、更易感應的心，也會更容易接受喜悅與歡樂。遺憾的是，大部分人的呼吸都很短淺（平均一次的呼吸循環只有三秒鐘），橫膈膜的窄縮與收束削弱了促成靈性與肉體融合的生化作用。

練習33

奉獻的聖壇

這項冥想利用創意的想像接通呼吸節奏中的「奉獻」情感。在這項練習中，橫膈膜是極為神聖的，其運動旨在產生深沉的接受感。

採舒適坐姿。呼吸時，感受橫膈膜的起伏。讓你的呼吸輕鬆而流暢，想像你的橫膈膜是一座活的聖壇，並感受你的心臟如何懸吊在這座平滑的聖壇上；隨著每次的呼吸，感受你的心臟如何隨著橫膈膜有節奏的運動而提升。接著，想像某個摯愛之人、神聖存在、導師或是動物的形象，在聖壇上，你會為這個存在付出無條件的愛。就像你可能會在家中或某個專為練習所設的空間中，在那兒的聖壇上放一張照片或一座雕像，你在橫膈膜的聖壇上也如法炮製。讓那個進入你心中的人成為真正的生命力與良善仁慈之泉，也是養分與愛之源。觀察這個存在如何幫助你以感恩之心與感謝之情填滿心中的空間。讓你的呼吸完全敞開來接受一切，仔細思忖每一個呼吸的運動如何維持這股接收感。讓你的橫膈膜聖壇上的這個實體存在，助長你內心中的非主觀意識；讓這個存在的善意滲透你整個胸腔，讓無邊無際的遼闊感受充滿你全身。注意你的呼吸變得多麼輕緩、柔和，成為這種想像的結果。持續十到二十分鐘。這項冥想法將有助你從悲傷、失落或絕望的情緒中得到療癒。

普拉納之息、氣脈以及生命的脈動

普拉納之息被比作風（風息），是生命之氣流，流經並激活能量精微體中的無數通道（氣脈）。我們無法精準地確定對應氣脈的身體結構，有些人說氣脈就像是華人的經絡，是純粹的能量且沒有任何生理學上的相似之物可以比擬。為方便教學目的，我把氣脈想像成體內傳送血液、淋巴以及神經衝動的管道。《濕婆本集》指出，三十五萬條氣脈將普拉納之息以及意識傳送給身體的每個分子。梵文中的氣脈（nāḍī）這個詞，是從字根 nād 演變而來，意思是移動或流動；氣脈宛如極其微細的血管般遍佈全身，類似纖絲、根毛，樹葉、水晶，或海綿中的羽毛細紋圖案；氣脈是體內的小溪流，流經全身從粗大血管到微小細脈的所有管道。

普拉納之息的生物電脈衝與血液經由微細動脈一起循環，並流經神經通道，通道能傳導神經衝動給所有活組織。神經傳導物質穿過神經突觸、激發感覺和運動神經元，並創造出一套人體的電路。

神經系統錯綜複雜的程度十分驚人。藉由瑜伽體位，氣脈可以交替地被激活啓動或平靜下來、被打開或關閉，以便對普拉納之息的流動進行調節。

在瑜伽中，普拉納之息不僅是一股生化力量，更與靈性（靈感）有關。在《奧義書》中，普拉納之息神聖至極，它所增強的力量稱爲「梵」（brāhman）；而「梵」這個字指的是活著的呼吸（這個名稱可能與《舊約聖經》中亞伯拉罕Abraham的名字有關），因此，當說出梵這個字詞時，「啊」（ah）的發音可召喚「無上」。「梵」就是普拉納之息的同義詞，也是所有生命的開始、歷程及結束。《鷓鴣氏奧義書》中的一節經文即如此頌讚普拉納之息：「他知道普拉納之息就是梵。因爲這裡眞正的生命皆從普拉納之息中生出，當他們出生之後，他們以普拉納之息爲生並進入普拉納之息；當他們死去後，他們亦回到普拉納之息中。」③

③ Ibid., 554.

普拉納呼吸法

值得注意的一點是，在呼吸進出我們的肺部時，我們可以改變呼吸的固有節律，而普拉納呼吸法正是我們增強普拉納之息的主要方法。我們不僅可成爲自身呼吸的觀察者，還可成爲表演者，藉由延長、加速、或止住呼吸來指揮它。在傳統瑜伽的身體訓練中，爲加強維持生命之神聖力量的存在，普拉納呼吸法是極爲重要的方法。

在拉丁文中，這股力量稱爲 **anima**，亦即呼吸、靈性、靈魂或生命力之意，與梵語的動詞字根 **an** 有關，意思是呼吸。因此，普拉納（**prāṇa**）這個字便是建立於 **an** 這個動詞字根上，而普拉納呼吸法（**prāṇāyāma**）指的就是呼吸的調節，亦爲傳統瑜伽的核心準則與訓練法。**Yama** 這個字指的是限制與擴展，也就是說，呼吸可以加以控制、持續、排空或是提升；而我們如果翻譯成 **prāṇa-ayama**，那麼普拉納呼吸法也暗示了呼吸的放鬆與不受束縛，因爲 **Āyama** 的意思是自由自在或無拘無束，暗指普拉納呼吸法的最終目的並不在於限制呼吸，而是要釋放呼吸。

Yama 這個字在《羯陀奧義書》（*Katha Upaniṣad*）中的出現極引人注目，因死神閻摩統治著亡靈之界；在印度教的神話中，閻摩是最終的限制者，而當呼吸被完全限制，普拉納之息再也無法移動，那麼生命也就枯竭了。有鑒於此，我們可以將普拉納呼吸法視爲在人世時對抗死亡的一種緩慢方式，也是一項最艱鉅而複雜的任務；在普拉納呼吸法的練習中，此目標可透過在呼氣結束時，把氣呼出到最接近一點不剩的方式來達成。在梵文中，呼吸的呼氣階段稱爲「吐息」（rechaka），以字面意思來說就是「排出或清空呼吸」。完全地排除呼吸，即類似瑜伽冥想中「涅槃」（nirvāṇa）的最高境界，就如早期的佛教教義所暗示的脫離了生死輪迴之境界。涅槃的字面意思是「吹熄」、熄滅或者耗盡，而瑜伽的主要目的之一，即在於消耗有限而受限的自我所遭受到的所有限制。在帕坦加利的《瑜伽經》中，這個目標可藉由所謂的「耗盡心識中煩躁不安、永無安寧的活動」（心識轉滅）來達成；耗盡心識中的嘈雜念頭之舉，與呼氣（呼吸的溶解、消散階段）密切相關。

呼吸的悖論與心識的悖論

整個肋框與橫膈膜的運動並不容易掌握，因爲它的運動基本上是矛盾的。舉例來說，當我們想像吸氣的動作，我們通常會想到往上擴張，但橫膈膜在吸氣時的主要動作卻是往下；而當我們想像呼氣的動作，我們的印象是一種往下的運動，但呼氣涉及的卻是橫膈膜往上拉的動作。這種反向的動態、一種關於顛倒呼吸的矛盾悖論，與意識的本質有著有趣的相似之處——尤其是在涉及冥想與普拉納呼吸法時。

我們必須問的是，普拉納之息到底是什麼？它與意識本身有什麼不同？在所有冥想傳統中，位於正念訓練核心的就是呼吸，因此，當我們討論呼吸機制時，我們指的也是心智。根據瑜伽的教導，呼吸（普拉納之息）與心智（心識）是交互對應的，宛如在一群魚之中兩條一起悠遊的魚；就像呼吸力學的「上下顛倒」，意識的方式則是「由內而外」。這是由於心智的能力在感知外界事物之際，無法同時感知到它自己；就像一隻往外觀看的眼睛，無法看見自己的模樣。瑜伽之道的主要目的之一，就是爲了讓意識可以看見自己，但有鑒於思維心智的反向運作，這個目標極難達成。西藏大圓滿禪修大師祖古烏金仁波切（**Tulku Urgyen Rinpoche**）如此描述意識：「有情眾生連一瞬間都無法脫離那不變的、與生俱來的心識本質，然而他們看不見。就像火的本質是灼熱、水的本質是潮濕，心識的本質是覺知，也就是不二意識」。④

「看見」不二意識是所有瑜伽訓練的核心，這牽涉到逆轉日常心智由內而外的特性。在禪修中，這種逆轉是透過一種向後的運動而出現；這種向後的運動被美妙地描述爲「往後退一步」或是「把意識的燈籠重新打開、回歸自性」。

對瑜伽修行者來說，普拉納呼吸法是接合心智矛盾特性的經典方式，有助於釐清普拉納心識上下顛倒的本質。普拉納呼吸法運作於呼吸的模式上，而冥想則旨在將「意識的燈籠」重新打開、回歸其自性，揭示心智「由內而外」的本質。在瑜伽的訓練中，實現這個目標的典型方式即是藉由心智與呼吸的融合或相互滲透；當心識與普拉納之息合而爲一時，心智就能看見它自己的不二本質。

呼吸與心智之間相互聯繫的關係，可回溯到瑜伽先驅的若干原始教義。在《奧義書》中，普拉納之息是存在的根本本質，浩瀚無垠、無所不在；《羯陀奧義書》則指出普拉納之息「比小更小，比大更大」，不但是一株風滾草、一條魚體內心跳的生命力量，更是星辰運動的力量；它是所有生理活動的來源以及世界充滿創造力的一面。它是生命本身，同時也是萬物最終消融於其中、無以名之的浩瀚無垠。

心智與呼吸的結合是所有瑜伽訓練的核心所在，也是讓瑜伽的身—靈訓練與其他諸如舉重、游泳、健美體操以及皮拉提斯等會運用到呼吸力學的活動有所區別之處；誠然這些訓練或許也必須謹慎地整合呼吸，但它們並未試圖以瑜伽的方式（讓修習者融入一種廣闊無垠、無以名之的全體之境）來結合呼吸與意識。在瑜伽中，有意識、充分吸收的呼吸可使普拉納的心識體驗到無邊無際的感受；這就是無差別意識之境、合一或止定的體驗，也是注入普拉納與心識的神奇煉金術之最終成果。

④此段出自《彩虹丹青》，祖古．烏金仁波切著，橡樹林出版。

練習 34

呼吸之河

我喜歡用一個比喻來描述心靈與呼吸的不可分割性：一片樹葉（心智）落入一條河流（呼吸）之中。當心智懸浮於流動的呼吸之中，就像一片樹葉在水流中上下沉浮、擺動；而當我們專注地跟隨著自己的呼吸，不因任何事物而分心時，一種深沉的平靜感就會在我們心中蔓延開來。這項練習將引導你體驗如何將心智吸納入呼吸之河中。

首先，採舒適坐姿，以十五公分高的支撐物來支撐你的骨盆；觀察呼吸的流動是否穩定，讓橫膈膜的邊緣柔軟、容易彎曲。進入你的呼吸之河，讓呼吸可以像流動的水流般綿延不斷；跟隨這股呼吸之流，相信它走的路線是正確的。這條路徑或許迂迴曲折、蜿蜒前進，但總會回歸到呼吸的流動本質中；別去催促這條河流加快速度，而是讓它自然地流動。當你安適地融入冥想中，想像你呼吸之河的流動逐漸變慢，就像河流在近乎平緩無坡的情況下變深且變寬，讓你呼吸之河的潺潺水流聲也逐漸變得輕緩柔和、從容不迫。

接著，想像你的心智是一片樹葉，落入你的呼吸之河中。讓你的心智之葉懸浮於你的呼吸之河中，讓它隨著水流載浮載沉、從善如流。不論你的呼吸之河如何流動，你的意識之葉始終跟隨在後，讓樹葉與水流、心智與呼吸之間宛如一體，密不可分。注意你的心智之葉在吸氣與呼氣時如何移動，感受你的意識如何穩定地隨著呼吸漂移。在冥想結束時，觀察你心智中輕快而平靜的感受。持續二十分鐘，然後以攤屍式躺下休息，放鬆你的脊柱。

在本章中，我們詳細說明了呼吸橫膈膜的分界，亦即人體中一個重要的交叉點。藉由這樣的過程，我們已經跨越隱密腸道的黑暗深處，來到心臟、喉嚨以及顱骨的寬闊之境。當我們移往橫膈膜上方的結構時，身體的生物節律會變得更加微妙；在我們經由脈輪往脊柱頂端攀升的旅程中，也逐步超越了物質的邊緣而進入了靈性的振動領域。在本章中，我們看到了呼吸、普拉納之息與意識之間的抽象連結；而當我們探索上半身的脈輪時，也會進一步邁入能量精微體中更加精巧微妙的層次。與上脊柱有關聯的腺體、神經與感覺器官都非常敏感，然而，當一項結構愈精微、愈易感時，也就愈容易受到沉重壓力或緊繃張力的影響。

6

肺與蓮心

情感的中心

波浪在漂浮的荷葉下升起，
我的心也因觸動你而感動。

——日本詩人源俊賴（Toshiyori Minamoto）①

沉思要怎麼去承受人類的生老病死之苦。

——米龐仁波切（Lama Mipham）②

肺與心臟密不可分，有一套精密的血管系統橫跨著這兩個器官；正如屍體研究顯示，如果心臟從胸腔中被拉出，那麼與心臟纏繞在一起的肺也會無可避免地隨之被拉出。肺與心臟不僅在結構上交織在一起，作爲身體主要的情感貯存之所，它們更一起過濾情感；心肺脈輪被宣告爲虔誠奉獻情感的中心，這種情感在梵語中稱爲「存在的生命」，包括了溫柔與愛的感情。在這種情感狀態下，同情與仁慈之情會蓬勃泉湧，部分是由於具備了感受痛苦的眞正能力——不論是對個人的痛苦亦或有情眾生的痛苦。然而，痛苦情感的殘留（苦 dukha）會束縛心肺並壓抑能量精微體。

在本章中，我們會研究肺、心包、心臟的解剖結構，檢視胸部如何成爲身體振動節律的主要部位，產生全身皆能感受得到的脈動；我們將探索心臟在傳統瑜伽中所扮演之內在觀看者的關鍵角色。在瑜伽的隱喻中，心與意識密不可分，因此，心與心智的結合對於靈性的重振與轉變至關緊要。

出生前的肺部

是什麼啓動了呼吸？那只是橫膈膜的肌肉活動、一種不自主的反射動作嗎？呼吸的流動自有其節奏，因此一個人可以終其一生都不需費心關注自己的呼吸。那麼，到底是什麼啓動了肺部的運動？

在胚胎發展的過程中，肺與整個肺部的機制都是潛伏的，宛如冬眠的魚般沉睡，阻絕了與外界空氣的連結；胎兒不需要產生自己的氧氣，因爲可以透過胎盤與臍帶從母體吸收含氧的血液，因此，出生之後的瞬間對肺部與橫膈膜來說是一項徹底的轉變，宛如從孵化中破繭而出。就像一條被丟到岸上的魚，肺部與橫膈膜突然得敞開大口、開始抽吸空氣。出生時，肺部組織與相關神經開始活躍，整個呼吸機制也開始運轉；平穩而有節律的呼吸節奏，或許

① Kaz Tanahashi and Allan Baillie, *Lotus* (Somerville, MA: Wisdom Publications, 2006), 16. Used by permission.
② Lama Mipham, *Calm and Clear* (Berkeley, CA: Dharma Publish- ing, 1973), 46. Used by permission.

得花上數小時、數天、或甚至一輩子的時間來加以協調。對許多人來說，第一次的呼吸是一種創傷性的經驗、攸關生死的時刻：肺部大口吸入空氣，因此傳送到肺部的第一個神經信號，往往極爲痛苦。出生時吸入空氣的痛苦掙扎，可能會在能量精微體中留下壓力與憂懼的痕跡；但透過多年的呼吸意識訓練，呼吸節律可以重新調整，變得緩慢、敏感而且精微。如此一來，出生時所觸發的強烈衝擊或許即可完全消散。

練習35

感受你的呼吸印記

這項練習的目的在於讓你對自己呼吸的內在節奏產生意識，並且確認我的同事理查．羅森（Richard Rosen）所稱的「呼吸印記」。正如我們每個人都有獨特的拇指紋以及指紋，每個人也都有獨特的呼吸節奏。在運用普拉納呼吸法的訓練去改變呼吸之前，了解你自己的呼吸印記將會極有幫助。

仰躺，用十五到三十公分高的摺疊毛毯或瑜伽枕來支撐你的脊柱。當你躺下時，對準瑜伽枕的末端，讓它可以支撐你的下肋骨，使其保持在與腎臟相同的高度上；同時，在頭部下方放一塊毯子或墊子，讓頭不會往後傾斜。

你的前額應該略高於你的鼻樑。雙腿往外伸，讓雙腳分開比臀部略寬；雙手自然地置放於身體兩側並往外伸展，掌心向上。藉由放鬆眼睛與臉部皮膚，準備進入這項普拉納呼吸法的練習；把你的耳朵往內拉，傾聽自己呼吸的節奏，在這個剛開始的階段，別去操縱或試圖掌控你的呼吸。讓脊柱的重量落在支撐物上，並讓雙臂與雙腿的重量沉入地板。務必放掉四肢體表、神經末梢的任何支撐或抓握力量，只要去觀察你呼吸的幅度、深度以及節奏，注意你呼吸原來的運作方式；這就是你的呼吸印記。下列的觀察將有助於提升肺部的感受度：觀察你的呼吸如何刷拂過喉嚨後方，然後過濾並往下進入肺部；觀察你吸氣與呼氣時，腹部如何起伏。你的呼吸在哪裡接觸到肋骨？你的呼吸如何流進後背、側邊以及前方的肋骨？把手掌放在下方肋骨的頂端，讓吸入的空氣可以頂住手掌心；注意你的呼吸如何在左手下方移動並進入左肺，注意肋骨如何在右手下方移動以及空氣如何進入右肺。左肺與右肺的運動與反應有什麼區別嗎？這些資訊將幫助你確定哪一側的肺較占主導優勢。持續五到十分鐘，然後慢慢從瑜伽枕上下來、滾往右側坐起。

在嬰兒的運動發展過程中，爬行階段可爲所有的運動建立起基本的模式。雙側的發展，對於身體兩側定位功能的發展以及大腦神經功能的進展至關緊要；爬行可以啓動肺部、雙手、雙臂、肩膀及橫膈膜雙圓頂的發展，略過交叉爬行階段的孩童可能會產生左右側無法統合的症狀，從而導致空間意識不良、缺乏協調性及平衡感受損等種種問題。大部分內在藝術的練習，不論是瑜伽、太極、費登奎斯或是氣功，都會教導並整合身體的兩側，並使其朝向身體的中線運作。

在傳統中醫中，肺經、心包經以及心經，皆從手部經過手臂、進入胸腔；正如腳趾尖是腿部經絡流動的穴點，手指尖也引導氣流入手臂與軀幹的循環。在雙手的末梢穴點之中，大拇指是肺經之源，中指尖是心包經的起點，而小指則是心經開始之處（參見圖6.1）。

沿著雙臂與雙手運行的動力，會透過一大叢的神經血管束直接刺激循環，而這叢神經血管束是在鎖骨下方並沿著手臂內側通道（稱爲胸廓出口）傳遞，這包括了手臂生命線的重要組成：橈神經、橈動脈及靜脈血管。就像我們提到腿部內側的「神聖接縫」，手臂的神聖接縫就在手臂的拇指側。因此，延展並放鬆手臂內側的姿勢有助於促進血液、淋巴及神經的循環，譬如下犬式、手倒立式、側平板式，皆可刺激通過心經、肺經及心包經的運動。也因如此，當學生們的手臂承受重量時，就會對促進他們的肺與心臟循環產生直接而有力的影響。

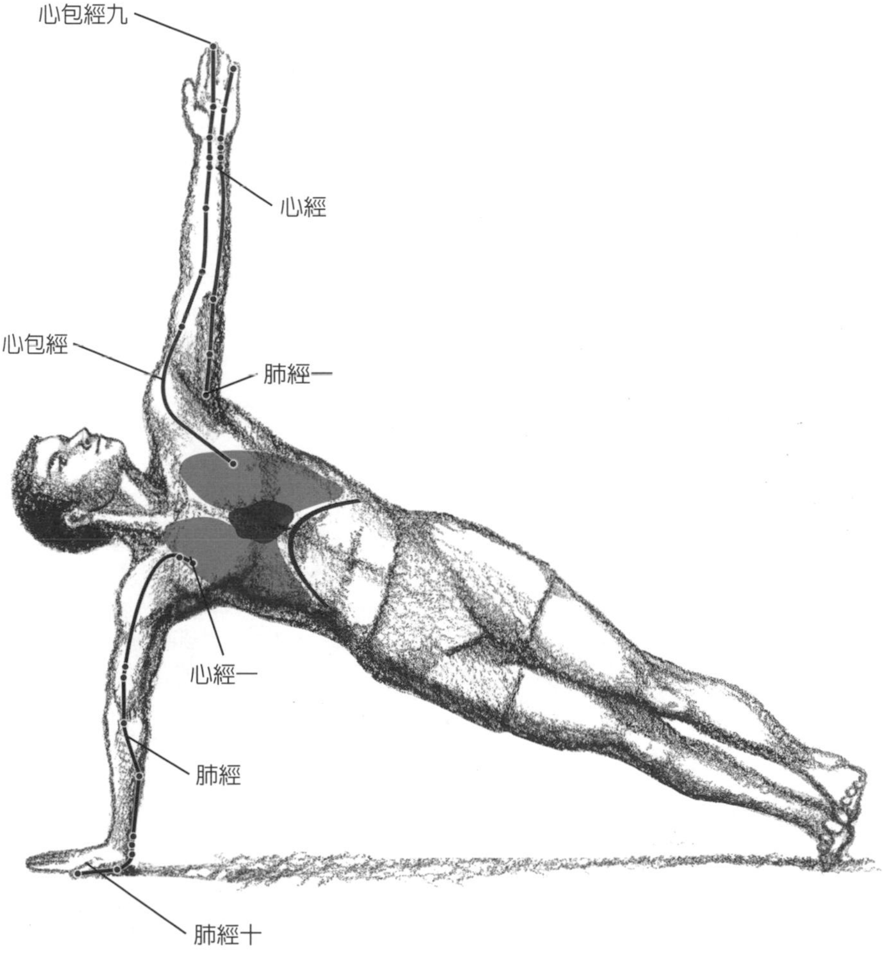
心包經九
心經
心包經
肺經一
心經一
肺經
肺經十

圖 6.1　半側平板式中的心經、肺經、以及心包經位置

練習36

打開手臂內側的神聖接縫

這一系列的姿勢將會促進手部的經絡與氣脈之流動，並增強肩膀與胸腔的肌肉，藉由伸展手臂內側、從手臂延伸至胸部的脈絡與血管，打開肺部的組織。

側平板式

首先，進入下犬式；張開手指並伸展指骨，將你的右手放在右肩之前大約十公分的位置，然後以手臂為中心轉向左側。將右手調整至對齊右腳外緣，把左腿疊放在右腿上方，進入側平板式（vasiṣṭhāsana，以聖哲婆私吒Vasiṣṭha命名）。藉著腳跟往外推、伸展足底筋膜、並將腳趾往膝蓋方向拉的動作來啓動雙腳，保持雙腿穩定，以右手的虎口壓緊瑜伽墊。大拇指根部是肺經的一個原穴（肺十穴），按壓這個穴點即可產生刺激，讓呼吸的氣息進入肺部（參見圖6.1）。雙手手指努力展開往周圍擴張，透過掌心往上拉提，伸展右手臂內側通道、亦即神聖接縫處，同時有力地往上延伸左臂。感受沿著你的前臂、上臂、肩膀及鎖骨前側定向的所有結締組織之長度與跨度，保持十五到三十秒鐘。然後以手臂為中心轉回下犬式，接著換邊進行。

手臂是肺的門戶

俯撐棒式

首先，雙手貼地、膝蓋跪地，肩膀置於手腕正上方，臀部位於膝蓋正上方。抬起手指尖，讓手指與手掌宛如一頂圓錐形的帳篷，然後大大往外伸展雙手的手指與指骨，一邊將雙手手掌壓回地板；這麼做可以在承重之前先伸展雙手的掌心以及掌腱膜（類似足底筋膜）。壓穩食指根部、小指根部與手掌的內側根部與外側根部，這就是手掌的四個角，類似我們在第一章中討論過腳掌的四個角；將手掌的四個角往下壓的同時，將掌心往上拉提，此即為「手鎖」(hand bandha / hasta bandha)，類似腳底中心上提的運動（足鎖）。接著，將膝蓋抬離地板，進入俯撐棒式（adho mukha daṇḍāsana / downward-facing staff pose）：這個體位往往會錯誤地翻譯成平板式，兩者重要的區別在於，瑜伽中的棒（手杖）象徵著對瑜伽一脈相傳之智慧的堅持與衛護，而平板只是一塊普通的木板而已。讓肩膀保持在手腕正上方，同時保持手臂臂骨外緣的穩定；將肩胛骨往後拉向背部並往下壓穩，遠離後腦勺。繼續大大往外伸展雙手的手掌，這將有助於擴展你的肺部與肋骨，並強化胸腔之中的肋間肌。保持這個姿勢三十秒到一分鐘，然後推回下犬式或回到嬰兒式休息。

肺樹

我們的肺就像一棵上下顛倒的樹，樹根位於上顎周圍，樹幹在氣管（導管）處，而樹枝則延伸至肺葉之中（參見圖6.2）。由於心臟佔據了胸腔前側相當大的空間，肺部這棵樹的樹枝主要延伸至胸腔後側並往下至橫膈膜；許多稱爲細支氣管的細枝與分支，則從左右支氣管的主幹中延伸出來。這些細支氣管不斷分裂，最後的末端形成了極爲纖細的多孔薄膜，即叢簇狀的肺泡，每個肺約有三億個肺泡。

呼吸中所發生的交換，某種程度上有點像是光合作用的過程。在所有類似一串串葡萄的肺泡之中，透過毛細管作用（含氧豐富的普拉納之息進入血液、同時二氧化碳被抽出血液）

而產生了一種氣體與液體的交換。肺部毛細血管的網絡是如此龐大，以至於我們若將所有毛細血管排列成一條線，從頭到尾的距離可以長達近一千公里。③

普拉納呼吸法旨在爲整棵肺樹建起一座繁茂蓊鬱的樹冠。然而，就像樹木會有枯萎的樹枝阻凝樹液、養分及水分的流動，有些細支氣管也會限制空氣的流動，胸膜阻塞或沾黏也很常見；這可能會造成氣囊無法充氣膨脹，就像有些樹枝末端的葉芽在春天時無法展開。造成這種情況的原因可能是肺部的疾病，譬如慢性阻塞性肺病（chronic obstructive pulmonary disease, COPD）、肺氣腫、氣喘或是慢性支氣管炎；肺部阻塞更常見的原因是肺部曾感染、肺炎、慢性咳嗽、吸菸、肉體創傷，或是被胸壁之中以及周圍的姿勢所限制。

爲了擴展肺部，剛開始練習普拉納呼吸法的學生往往會過分強調胸部正上方的擴展，某種程度上是因爲前胸較爲明顯可見。過度強調前胸腔室的擴展可能會給心臟帶來壓力，而普拉納呼吸法訓練中的第一原則與要務，就是要避免這類的壓力；因此，我鼓勵學生將呼吸導引到側胸與後胸的肺部外緣之樹冠處。

讓這棵肺樹生出樹葉的最佳方式之一，就是讓身體倒轉或部分倒轉過來；諸如頭倒立式、肩立式或是支撐橋式等倒立或反轉的體位，皆可藉由改變腹腔、橫膈膜及胸腔之間的流

③ Alexander Tsiaras, *The Architecture and Design of Man and Woman* (New York: Doubleday, 2004), 168.

體壓力梯度，增加血液與淋巴通過肺部的循環。倒置的姿勢尤其對呼吸橫膈膜頂端的下肺葉特別有幫助，而下肺葉在我們的肺樹中，正位於肋膜樹冠的頂端。爲了鍛鍊肺部組織並促進完整的橫膈膜呼吸，後彎的姿勢也有幫助，尤其是在提供胸椎支撐的情況下所做的後彎動作。

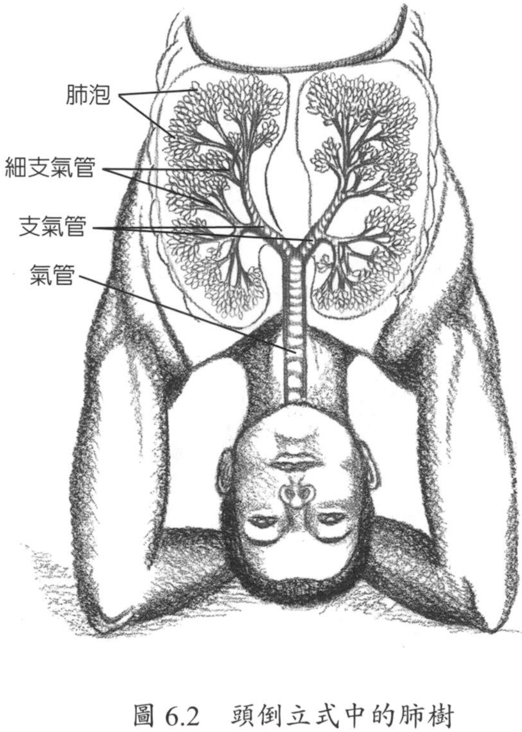

圖 6.2　頭倒立式中的肺樹

練習 37

支撐魚式

對於長時間打電腦的人來說，考慮到打字時肩胛帶會被往前拖曳的傾向，這項運動可帶來極大的助益，支撐魚式（supported matsyāsana／

supported fish pose）有助於擴張肋骨、伸展肋間肌，並展開肋骨前側。

在肩胛骨下方墊一個瑜伽枕或瑜伽磚，準備進入魚式。在後腦勺放一塊折疊起來的毯子，在瑜伽磚上往後拱，讓肩胛骨在兩側安置好，固定在你的背部肋骨上；確保瑜伽磚的位置位於肩胛骨的正下方，並卡在肩胛骨的下緣（下方的角）。你的頭會往後延伸，頸部會形成一道幅度和緩的拱形；如果你覺得頸部受到壓迫，就把頭再抬高一點。

應該把瑜伽磚當成一個支點，讓你的肋骨、鎖骨及胸骨得以上提並擴展開來。讓肩膀的重量沉入支撐物，將手臂伸向身體兩側，然後伸展到頭部正上方並朝向地板方向。保持這個姿勢二到三分鐘，然後將你的手肘推往地板，直立身體坐起。

灌溉肺的樹根

在普拉納呼吸法的訓練中，我喜歡在教導呼吸時運用灌溉一棵樹的印象；就像一位園丁在灌溉一棵樹時應該要讓水分浸透樹的根部，在有意識地呼吸時，以氧氣灌溉肺部十分重要。在完整的橫膈膜呼吸時，最好可以將呼吸引導到肺葉深處。

在未能清楚明確地將呼吸導入下肺葉的情況下，學生們往往傾向於快速地「彈送」或強迫呼吸進入上肺葉。高及鎖骨的呼吸可能會帶來頸部與心臟的壓力、觸發激動興奮、導致煩亂不安。有些瑜伽練習過度強調快速地抽吸呼吸，像是火呼吸法；在產生刺激的同時，這種快速而連續的呼吸無法灌溉到更深層的肺部組織，可能導致心神恍惚的心理狀態。當呼吸注入下肺葉的組織中，才會促成一種寧靜與沉著感，並建立起呼吸當中的穩定（sthira）與安適（sukha）。

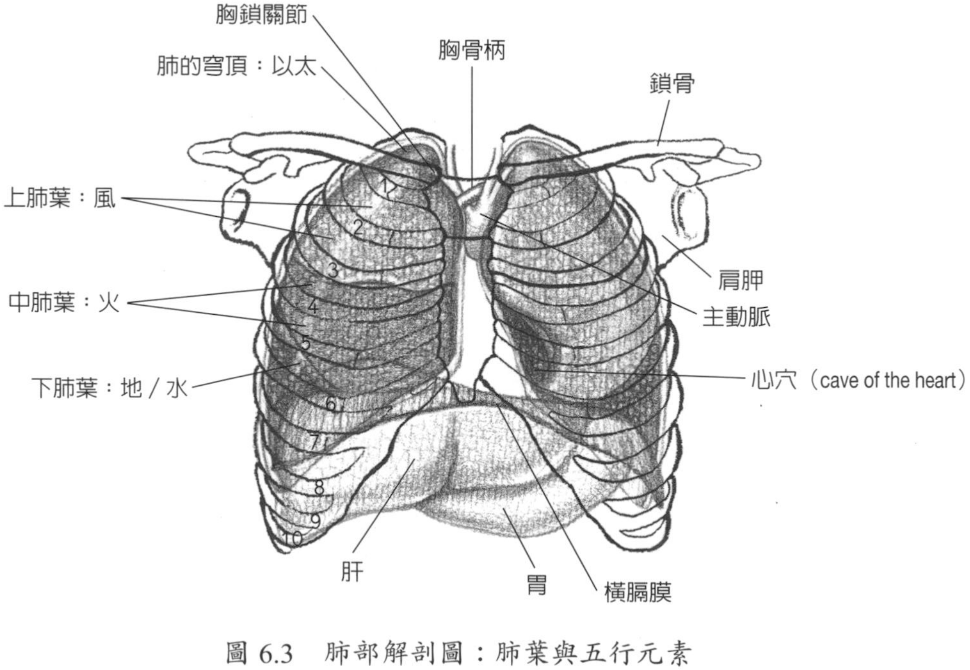

圖 6.3　肺部解剖圖：肺葉與五行元素

人體的五行元素圖

如果我們將五行元素中的四個基本要素（地、水、火、風）以概略示意的方式反映在肺部，那麼我們就可以識別下肺葉爲地與水、中肺葉爲火、上肺葉爲風。由於地這個元素與下肺葉有關，若可將呼吸導引至下肺葉，將有助於平靜並加深呼吸的節律。倘若呼吸僅進入中肺與上肺部，只會增加火與風，可能導致煩躁不安、匆忙與焦慮；恐慌與激動感也可能會導致呼吸在上肺部不規則地鼓動。當學生放緩並延長呼吸（如同本章前述的「感受你的呼吸印記」練習），並將呼吸引導至肺部底端，將受益於地與水元素更穩定、更踏實的影響（參見圖6.3）。

練習38

以反向棒式幫助肺部換氣

在這個體位中，你將會大幅地擴展上胸腔與肺部。在進行這個體位之前，先以預備姿勢來進行暖身相當重要。首先，以一系列的扭轉動作來展開練習，達到放鬆脊柱的目的；接著，進行若干後彎的預備動作以達到下背伸展的效果，譬如眼鏡蛇式、上犬式、橋式以及駱駝式（ustrāsana / camel pose），每個姿勢可維持三十秒到一分鐘。

為了進行反向棒式（viparīta daṇḍāsana／inverted staff pose），你會需要一把折疊椅（最好是沒有靠背的）、一張毯子、一條瑜伽繩與兩塊瑜伽磚。首先，反坐在椅子上，屁股下方鋪上一條折疊好的毯子，雙腳放在地板上；把瑜伽繩圍在大腿骨的上方，讓雙腳與臀部同寬。雙手握住椅子頂端，同時讓身體後仰並拱起，讓肩胛骨的底端固定在椅子的前緣，務必確定你的肩胛骨不會滑出椅子的邊緣。雙手拉住椅背的橫桿，有力地擴展並打開你的

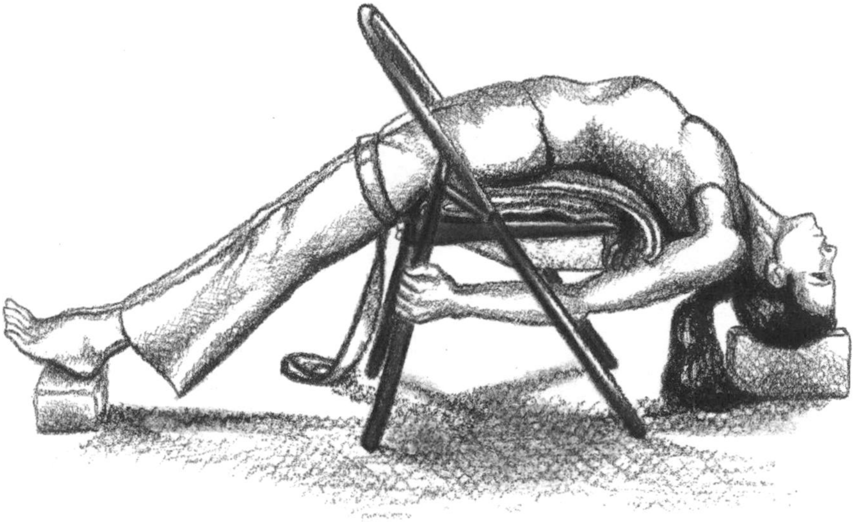

圖 6.4　打開心肺的反向棒式

肺、鎖骨及肋骨。如果你的背部會疼痛，記得保持膝蓋彎曲。

在頭部下方放一塊瑜伽磚或其他的支撐物，讓頸部不會有壓力。接著，讓雙手沿著椅子的內緣往後滑，扣住後方椅腳並拉緊以擴展上方胸腔。正常呼吸，並觀察髂腰肌、橫膈膜及肺部如何伸展。若要進一步延長脊柱，伸展你的腿（參見圖6.4）；如果在伸展腿部時你會感到背部疼痛，那麼你可以把雙腳放在一塊瑜伽磚上、讓腳抬得更高，或者彎曲膝蓋。停留在這個姿勢兩到四分鐘。

解開動作時，彎曲你的膝蓋，放開雙手，再次扣住椅背。雙腳穩定地紮地，雙手拉住椅背、將身體直背帶起，如此你就不會扭轉到或扭傷脊柱。起身後，一樣反坐在椅子上停留一分鐘，感受上部胸腔與肺部的擴展。

肺的頂冠

如果你將手指滑進鎖骨正上方凹陷的位置，你會觸摸到肺部最上方圓頂周圍的組織，稱爲穹頂（參見圖6.3）。在建築學中，穹頂的形狀宛如一個倒放的杯子，建蓋在一棟建築物的頂端；這種設計的用意，是要讓更多的光線與空氣進入建築物。而以人體上半身的構造來說，如果我們把鎖骨想像成軀幹的屋頂，那麼突出於鎖骨上方的穹頂就提供了肺部往上擴展的空間。當我們將五行元素對應於肺部時，肺部最上方的頂冠與大氣元素（風、以太）同源（參見圖 6.3）。在放鬆而開放的呼吸法中，當呼吸上升至肺部的穹頂處，輕盈與喜悅的感受就會油然而生。

當肺部的頂冠變得輕盈而寬闊，能量精微體中將有一股明顯的幸福、至樂感受出現。然而，當人體面對威脅時，呼吸可能會被困在肺部頂端的最上層；如果陷入驚嚇反應時，上胸腔更會鼓起並緊繃。震驚、驚慌或者恐懼的情緒，都可能導致呼吸的短促與緊縮感。面對創傷時，肺部頂端可能會產生緊迫或窒礙感，鎖骨周圍的部位包括頸部纖細的肌肉，都會受到不利的影響。若以英語表達恐懼或驚駭的感受會這麼說：「My heart was in my throat。」（我的心臟堵到我的喉嚨了）然而，考慮到肺部穹頂的位置，「我的肺堵到我的喉嚨了」或許是更為合適的說法呢。

靠近胸廓出口的鎖骨側邊，正是傳統中醫裡肺經的主要穴點。就在鎖骨最外側下方、稱為鎖胸筋膜的小凹陷處，即為肺一與肺二穴位的標記處（參見圖 6.1 與圖 6.5）；針灸這些穴點有助於緩解感冒、氣喘症狀、呼吸困難及與肺部有關的不適或疾病。在姿勢的動態變化中，肩膀向前彎曲是很常見的，因此肩膀、上臂（肱骨）與胸部皆往前擠在一起的結果，會窄縮並壓迫肺經的前兩個穴點。這往往是由於肱二頭肌、前三角肌、胸大肌及胸小肌的短縮所致。肩部複合關節向前捲，是肩部功能障礙的一個常見原因。

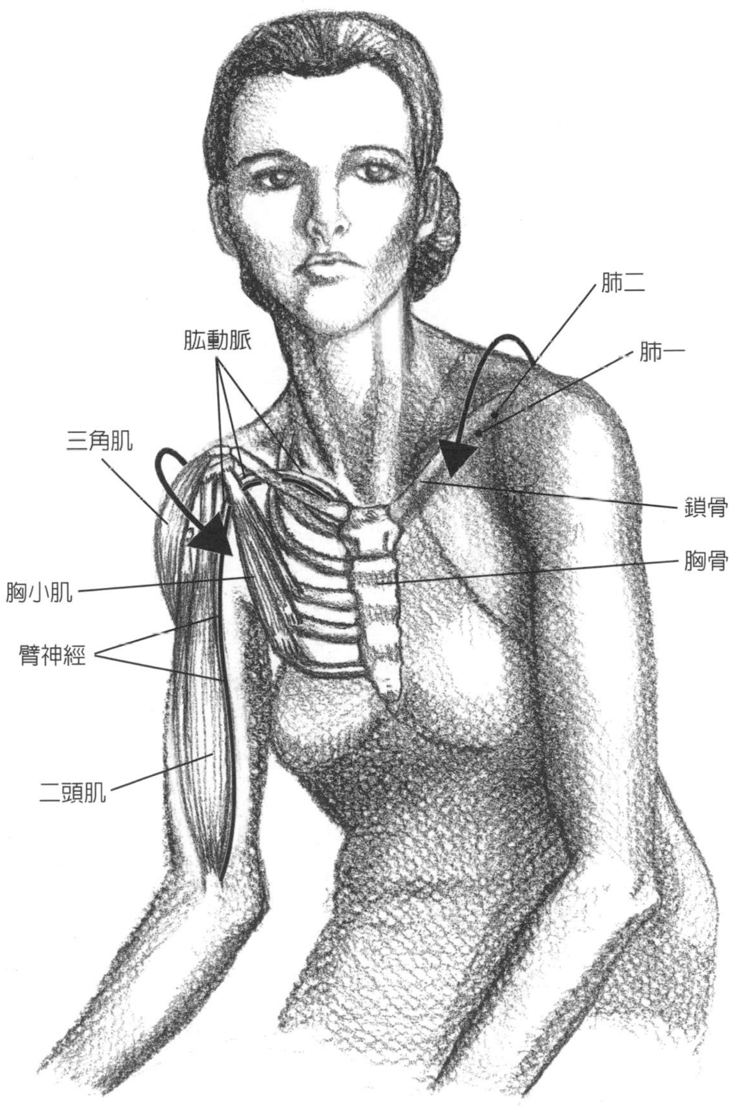

圖 6.5　肩膀的往前拖曳

要緩解上胸與胸廓出口的堵塞，最佳的瑜伽體位就是肩立式與犁式（halāsana／plow pose）。一開始，這些體位可能會因爲容易導致前肩的壓力與緊繃而造成壓迫；正因如此，修習瑜伽的學生們往往會厭惡並規避這些倒立的姿勢。然而，如果做得正確（我教導肩立式與犁式這兩個姿勢時，都會利用瑜伽枕、椅子、牆壁或是毯子的支撐），頸部應該是幾乎不會感受到任何壓力才對。當我們可以正確地進行犁式與肩立式時，血液與淋巴即可澆灌並滋潤上部軀幹，從而打開肺部頭兩個針灸穴位附近的部位；當上部軀幹浸潤於血液與淋巴之中時，容易產生堵塞與緊繃的身體部位就可能變得更爲輕盈。要激發這種振奮、鼓舞的情緒並不容易，因爲人們往往習慣把身體、心理及情感負擔背負在自己的肩膀上。

練習39

肩立式的橋接體位

這個體位可為最上方的胸腔提供輕盈與空間感，同時促使血液和淋巴流回心臟。

首先，在你的肩膀下方墊一塊八到十五公分高的毯墊，仰躺下來，讓你的肩膀放在毯墊的邊緣，頭放在地板上。放一把椅子在你毯墊的正上方，雙手握住前方的椅腿，將雙腳放在椅子的座位上。接著，雙手用力拉住椅腿，雙腳壓住座位的前緣，並將骨盆抬離地板。此時，務必將肩膀外緣往下收攏，宛如你正在鋪一條尺寸剛好的床單、將邊緣塞好並摺進床墊的四個角落下。雙手拉住椅腿，盡可能往上抬高你的骨盆。保持這個姿勢兩分鐘，然後把身體放下來，小腿放在座位上、骨盆放在毯墊上，回到地板上休息。

易受外界影響的肺

瑜伽所指的心，被頌讚爲人體情感的中心；誠然事實如此，我們還是必須將肺部易受影響與高敏感度的構造考慮進去。由於細支氣管（肺泡與肺泡囊）最外端的毛細血管膜必須細薄到足以讓氣體吸收進血液之中，因此肺部的組織極爲輕薄而脆弱。

一個脫離了關節骨骼等保護的肺臟，可以讓我們看到肺是多麼容易受到傷害及毀損。柔軟而呈海綿狀的肺部組織，極易變得萎縮、吸收髒污、受到擠壓；因此，肺部很容易受到吸菸、煙霧、由空氣傳播的微粒（不論是物質微粒或化學微粒）、花粉、汙染物質等傷害而受損。

由於肺部必須從吸入的空氣中過濾並吸收氧氣，可說是來者不拒。從構造上來說，肺部極易受外界影響即代表著它們極爲纖細靈敏、柔軟而有彈性；健康的肺部組織呈凝膠狀，你可以把一根手指的第一個指節插進一個活生生的肺裡。由於肺部必須與外部空氣不斷進行交換，肺部可說始終暴露在外部的環境之下。同時，肺部不僅吸收空氣，也容易受到心情與情緒反覆無常的起伏所影響。

以情感的角度來看，肺部也極易受到影響。在認知的雷達掃描之下，肺部會接收到各種不同的情感狀態：從最輕微的情緒到壓倒一切的強烈情感都包括在內；而這些情感也都會在肺部組織中留下痕跡，尤其是悲痛與哀傷的情感。在幼兒身上，肺部易受外界影響的特性更是顯而易見；在面對強烈情感時，幼兒會藉由哭、笑、尖叫的方式來自我調節。遺憾的是，成人會抑制諸如恐懼、悲痛、憤怒等情緒，他們的肺部並未驅除這些壓力。因此，在能量精微體的療癒過程中，重要的不僅是藉由體位法與普拉納呼吸法來過濾肺部，更必須處理被吸收進肺部組織中的眾多複雜情緒。

肺與憂鬱症的關聯

值得注意的是，傳統中醫裡認爲肺是人體中掌管悲、憂的臟腑，而心掌管的則是喜。悲憂與喜悅的苦樂參半，是人類情感經驗與生俱來的一部分；悲憂之情本就根植於肺，當這些情感加劇時，悲傷與憂思就會壓倒一切。憂鬱症無可避免地會牽涉到肺部，是因爲肺部會激活普拉納之息，而普拉納之息又與情緒、心念息息相關。當我們經歷憂鬱情緒時，肺部往往容易傾向閉鎖，阻塞普拉納之息的流動。

當憂鬱症發生時，會籠罩、覆蓋住肺部。在某些情況下，憂鬱的人會試圖以吸菸的方式撬開肺部的組織，然而這種擴張的效果只是暫時性的。瑜伽體位法與普拉納呼吸法之所以有助於對抗憂鬱症，是因爲這些方法可以促進肺部持續的開展與擴張。

憂鬱症，不論是遺傳而來還是與遭受過巨大損失的生命經歷有關，都涉及了生物化學上的變化，但這些變化過於複雜以至於我們無法在此詳述。儘管如此，肺是我們的生命線，也是我們與外界總的接觸點；攝入含氧豐富的空氣，對我們的神經系統會產生立即且深遠的影響，因爲肺部是一個容器，承載並分配著維持生命所必須的普拉納之息。是故，肺部無可避免地會牽涉到深層的情緒與情感狀態。

如果把呼吸比作潮汐的流動，那麼吸氣就好比漲潮，呼氣就好比退潮，兩者對於有節奏與動態的呼吸流動來說，皆爲不可或缺。我們爲遭受憂鬱症之苦的人開出的藥方是後彎，後彎的體位可使肋骨、肋肩部位、胸骨、鎖骨及心肺組織都得到擴展（參見圖 6.4）；就像漲潮，後彎可在普拉納之息湧入肺部時，增加吸氣的容量。然而，前彎可以支持呼吸的呼氣階段並與其互補，有助於平靜並緩和普拉納之息的節奏。

我們會建議遭受憂鬱症之苦的人練習普拉納呼吸法，專注於吸氣以便擴展並打開肺部的組織。間斷呼吸法（viloma prāṇāyāma / against-the-grain breath / interrupted breath）可透過一陣陣間歇性的小口吸氣，讓吸入的氣息不斷累積、增加，在這項呼吸法中，我們在呼吸往上攀升之際，藉由插入短暫停頓的方法來建立起吸氣的廣大振幅，也就是，吸氣暫停、吸氣暫停、吸氣暫停；這樣的呼吸會使肋框增加柔韌性與彈性，以便容納更大的呼吸量。對憂鬱症來說，同步呼吸模式，即吸氣與呼氣持續的時間相同、稱爲等長呼吸法（samavṛtti prāṇāyāma / equal-ratio breath），亦有助於調節呼吸、荷爾蒙以及神經活動。

練習 40

均等呼吸的流量（等長呼吸法）

在這項普拉納呼吸法中，吸氣與呼氣所持續的長度是均等的。這樣的呼吸可以建立起平衡而相稱的呼吸節律，並且為情緒體帶來更沉穩的平靜與鎮定感。

採舒適坐姿，坐在十到十五公分的支撐物上；抬起胸腔上方的緣角，對抗肩膀往前拖曳的阻力。確保你的鎖骨與上胸可以擴展開來，肺一與肺二穴位周圍的區域也可以被打開（參見圖6.5）。首先，展開緩慢而輕柔的呼吸，使吸氣與呼氣的時間長度相等；確定你自己可以找到一個比率，比方說四秒鐘吸氣加上四秒鐘呼氣，是適合自己的節奏而且不會造成呼吸的壓力。假以時日，你或許可以把吸氣與呼氣的時間分別延長為七秒鐘；完成五分鐘的計時呼吸練習之後，先安靜地坐著恢復正常呼吸，再躺下來休息。

間斷呼吸法

這項練習將有助於擴大吸氣的幅度並使吸氣的反應更為靈敏。

仰躺在瑜伽墊等支撐物上，讓瑜伽墊可以支撐你從頭部到背部鉸鏈（dorsal hinge／T12）處的脊柱；務必用一塊折疊的毯子把頭墊高，按照前述「感受你的呼吸印記」的方法，花些時間讓你的身體準備好進行這項呼吸法的練習。一旦你達到一種輕鬆的靈敏狀態，接觸到你呼吸的內在節奏，就做幾次深呼氣，宛如正被拉離岸邊的退潮。現在，把空氣吸入到大約胸腔的一半，保持三到五秒鐘。緩慢呼出並清空你肺部的空氣，避免在任何情況下繃緊或拉緊你的肌肉；吸氣，讓吸入的空氣充滿肺部容量的百分之五十到六十，保持一段短時間，然後呼氣，重複這樣的幾輪練習。接著，吸氣，讓吸入的空氣充滿肺部容量大約百分之五十，然後暫停；再額外吸入百分之二十到二十五，再次暫停，然後呼氣。持續這個練習順序四到六次。現在，吸氣，讓吸入的空氣充滿肺部容量大約百分之四十，暫停；吸氣，這次吸入百分之六十，暫停；吸氣，這次吸入百分之八十，暫停。呼氣之後，做幾次正常呼吸。確定你沒有揪緊身體的任何部位。別貪心，別試圖去將你的肺活量撐到最大；在這項訓練中，更多不一定更好。假以時日，你可以自行調整暫時停頓的時間以及短暫保持空氣停留於肺部之中的時間。持續練習直到這種間斷呼吸的停頓成為自發性的動作，並且在任何時間都可以滿足你的肺活量所需。之後，以攤屍式躺下休息並讓呼吸恢復正常。

胸廓出口

上胸腔部位是個血液與神經忙碌輸送、流量龐大的區域，就像多條大型州際公路匯聚於一座往外蔓延、紛亂繁忙的大型城市中。相當大量的血液流過鎖骨附近、頸部底端的上胸腔部位（參見圖6.7），而在胸骨的內緣，血液從心臟左側湧出、流入升主動脈，相當可觀的血管從動脈出來、繞進顱骨（頸動脈）以及胸腔最上方的圓頂，再經由肱動脈（其路線始於鎖骨下動脈）進入手臂。如果你把手放在胸骨頂端的凹陷處，等於停留在通過上胸腔的神經與血管繁忙往來之盤結處。由於肩膀的往前拖曳（參見圖6.5）以及上一章曾討論到的紅燈反射作用，血液與神經在上胸腔的流動可能會受到不利的影響。

有鑑於肋框的形狀像個圓錐體，亦即沿著肋角與浮動肋骨的底部是寬的、靠近鎖骨的頂端則是窄縮的，因此，胸廓出口往往容易成爲一處瓶頸。在這個肋骨形成的圓錐體頂端，第一對肋骨的直徑極窄；如果你用雙手的虎口搭起一個橢圓形，就相當於位於軀幹最頂端的第一對肋骨之周長。鎖骨以粗壯結實的胸鎖關節連結胸骨，這是整個肩部複合關節、肩胛與骨架主要部分的唯一連結處（參見圖6.3）。

胸腔被往下拉，可能導致胸骨坍塌並下滑，從而限制肋骨、肋間肌以及胸肋關節宛如手風琴般的運動。在胸骨的內緣處，有一塊形狀像是美麗蝴蝶的肌肉叫胸橫肌，在前胸的內側表面上從胸骨延伸至第二到第六對肋骨。在所有姿勢中，不論是前彎、後彎、扭轉或是倒立，這塊肌肉都應保持擴展開來的狀態。當肩膀往前拖曳時，胸骨、胸橫肌及鎖骨都會往下移位，使得流經胸部上方、頸部、頭部、手臂的血液循環都受到了阻礙。

揚起胸骨的風箏

就像風箏懸浮於氣流之中，胸骨與心臟也在體內的呼吸氣息之中向上浮起。從解剖學上來說，心臟連結於胸骨後緣，因此每當胸骨移動時，心臟就會跟著移動。積極伸展胸骨的姿勢，譬如將雙臂帶往背後、雙手十指交扣，能夠提升並擴展胸骨這片風箏。伴隨著完整的橫膈膜呼吸，我們可以想像胸骨的橫向擴展就像穿過風箏的水平軸，縱向擴展則像是垂直軸；而就像空中的風箏必須始終保持在高處，在瑜伽的練習中，尤其是坐著冥想時，修習者必須讓這個胸骨的風箏保持上提。在普拉納呼吸法的練習中，每當胸腔充氣膨脹時，風箏的運動會對應胸腔中普拉納之息的流動而不斷地產生變化；我們可以想像胸骨風箏的這條線穿過橫膈膜，沿著脊柱前緣往後、再往下來到尾椎骨，在這裡被拴住。尾椎骨旨在透過根鎖的動作，固定並引導這片風箏產生更大的浮力（參見圖6.6）。

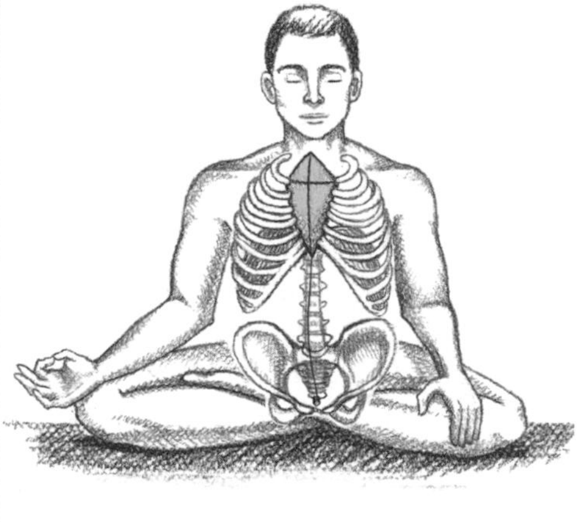

圖 6.6　胸骨的風箏

頭兩對肋骨

除了胸骨之外，鎖骨與頭兩對肋骨的位置對於保持流經上胸部動脈通道的寬度與開放度，亦發揮了極大的作用。教授我魯爾夫治療法的老師簡·蘇丹（Jan Sultan）指點我們，第一對與第二對肋骨的位置，對於保持手臂、頸部及頭部的適當平衡與整合來說至關緊要；頭兩對肋骨位於上胸鎖骨的正下方（參見圖6.3）。考慮到肩胛帶往前拖曳時，鎖骨與頭兩對肋骨都會一起往下壓；因此，當我們以山式站立、練習倒立式或是靜坐冥想時，上提第一、二對肋骨並使鎖骨「浮起」將會極有助益。我喜歡想像每根鎖骨下方都有著鉛筆寬度的細長氣球，使得鎖骨能夠浮起來。

心臟之眼

艾揚格曾把鎖骨外側下方的胸部橫膈膜邊緣稱爲「心臟之眼」，緊鄰著前述曾提及的肺經頭兩個穴點。爲了使胸廓出口擁有最佳的流量，十分重要的一點是要讓胸腔免於緊縮與壓迫。根據解剖學上的關聯性推論，心臟之眼擁有一種神祕的感受性，涉及毋須運用雙眼即可看見事物的「內在觀看者」。

心臟之眼是通往形而上或靈性連結的孔徑。就像顱骨內的第三隻眼具有直覺的洞察力，瑜伽所指的心，也有能看見不可見事物的不思議能力。「心臟就是那個器官，一個人可以用它來看見肉眼拒絕看見的事物。」簡・戈達（Jan Gonda）在《吠陀詩人的幻景》（*The Vision of the Vedic Poets*）④一書中寫道；而心作爲觀看者或內在見證，可以回溯至《奧義書》中的概念，認爲每個人心中都有一種全知的神聖存在，這種存在稱爲神我，是一種無所不在的意識，完全不受感官、認知或智識能力的影響，《羯陀奧義書》最後的這段詩文也提到：

> 神我，宛如拇指般的大小，最內在的自我（眞我 ātmā），
> 永遠留住在心裡。一個人應該要堅定地將其拉出身體，
> 宛如一根抽離葉鞘的蘆葦。
> 一個人應該明白自己是光明而不朽的。
> 一個人應該明白自己是光明而不朽的。⑤

此段詩文，描述了最內在自我的微妙結合。穩定地抽離葉鞘的蘆葦印象，說明了一種內心的微妙揭示以及內在靈性的啓示，也就是神我。這是一個涉及靈巧、細膩的調整過程，調和那些無可避免卻又極爲必要、使我們正常感知能力感到困惑的事物。

打開心的微妙境界，宛如從葉鞘抽出裡頭的莖梗，需要巧妙的精確度與最輕微的力量。在這項內在藝術練習的成熟階段，我們學會運用「無力的力量」或「不費力的努力」以連結最內在的自我。內在觀看者不是某種可以念咒召喚出來或是特意喚起的事物，心的細膩感受度需要以最細微的關注以及溫柔的方式來對待，需要慈愛、耐心以及不執著的特性。

---

④ Jan Gonda, *The Vision of the Vedic Poets* (The Hague: Mouton and Co., 1963), 276.

⑤ Nicolai Bachman and Tias Little, *The Katha Upanisad*, ch. 6, verse 17 (unpublished translation, 2014).

練習 41

打開鎖骨與心臟之眼

這項練習可以提起並擴展胸部頂端外角的部位，打開「心臟之眼」。以山式站立，一隻手上拿好瑜伽繩；調整瑜伽繩，讓它的圓周剛好是你肩膀的寬度。將雙手帶往背後，用瑜伽繩繞住雙臂，環繞的位置就在手肘上方；接著，將雙手放在脊柱底端的骶骨上，現在，瑜伽繩應該就像一條吊帶，固定住你的手肘，使其不致往外張開。如果雙臂感覺過度受限，鬆開瑜伽繩；如果肩膀的活動範圍過大，則可收緊瑜伽繩，讓環繞的繩圈比肩膀寬度更窄。現在，朝你身後的牆壁方向伸展雙臂，掌心相對；讓雙臂往上，朝天花板方向抬起，此時務必要保持胸骨上提、而非往下坍塌。這個動作可以反轉前肩容易往前、往下拖曳的傾向。觀察鎖骨、胸骨、胸橫肌及頭兩對肋骨如何橫向擴展，讓呼吸充滿你胸部的上方與外側，從而打開心臟之眼。保持這個姿勢兩分鐘。

當你鬆開瑜伽繩之後，以山式站立，閉上雙眼三十秒，利用吸氣提起並擴展胸部頂端，感覺鎖骨之下的輕盈與空間感，從而擴展、打開心臟的神祕之眼。

保護心之帝王

在胸腔中央、緊靠胸骨的後方，左肺與右肺將心臟夾在中間，並將其牢牢地固定在位置上。心臟所在的空間位於兩個鼓起重疊的肺部之間，稱爲「心穴」（hrdaya guhā）；在神秘的瑜伽傳統中，這個洞穴是靈魂或內在觀看者的所在。

在解剖學上，一層稱爲心包的保護性覆蓋物，像是繭般遮覆住心臟並將其牢牢地固定在橫膈膜的頂端。在呼吸宛如潮汐般的節律中，心臟隨之偏移的幅度十分有限，因爲心包黏附於橫膈膜的中央肌腱上，而我們曾在第五章提及，橫膈膜的中央肌腱極少移動，而橫膈膜的邊緣則是可活動的。儘管如此，每當我們呼吸時，心臟還是會上下浮動，宛如在受保護的海灣中一個以繩索拴住的浮筒。

心包這層保護套使心臟保持穩定的方式，就像胸膜保護著肺、硬脊膜圍繞並保護著脊椎神

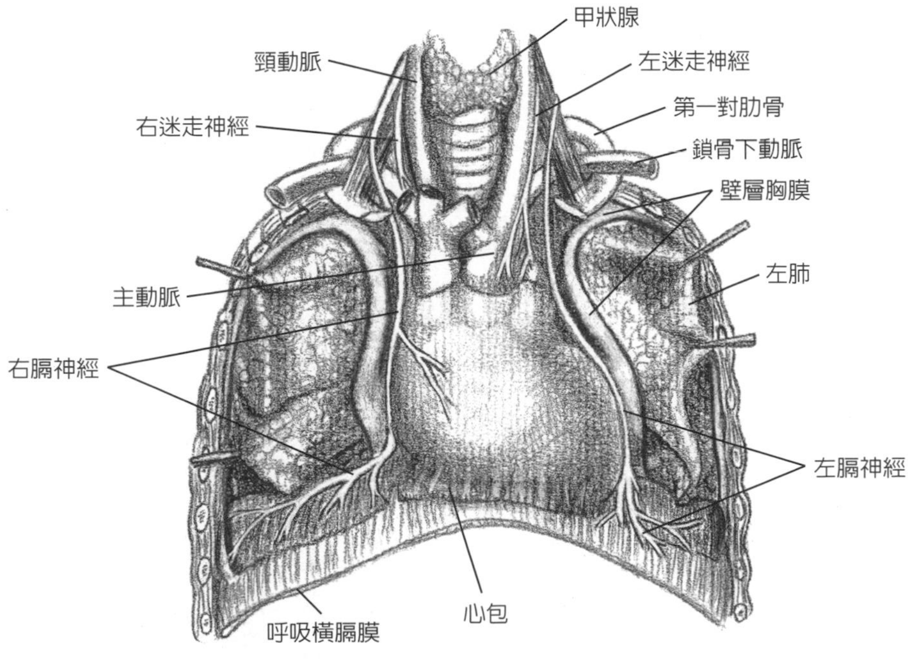

圖 6.7　心穴

經。在傳統中醫裡，認爲心包是一個器官，以中國古代用宮殿外圍護城牆護衛著帝王的方式來保護著心臟。從這個意義上來說，心包保護了住在心臟之中的神或靈，使其免受傳統中醫所認爲的「外邪」影響。心包不僅是可發揮穩定作用的實質保護鞘，更是一道充滿能量的保護盾，包裹住脆弱、感性、極度敏感的心臟。

在當代術語中，「外邪」的概念（亦即可能入侵帝王領土的威脅力量），意味著情緒創傷的攻擊力量，可能導致心臟周圍的心—靈保護罩破裂。情緒創傷在我們的文化中極爲普遍，從恐怖攻擊的威脅、公立學校槍擊事件發生的後續影響、到天災的毀滅性結果，比比皆是；這類創傷對自主神經系統以及能量精微體的影響，都是不知不覺的暗中危害，因爲它們都是肉眼看不見的。戰爭、暴力、肉體虐待、性虐待、情感虐待、環境災難及失去親人摯愛之痛，都是造成深刻恐懼、悲痛、焦慮、孤立感的原因。當心臟周圍充滿能量的緩衝器被撕裂開來，其中的靈就變得毫無防備與保護，受傷、羞恥及恐懼的感覺會透過身體轉移擴散開來，這在年幼的孩子身上尤其明顯。因此，傳統中醫會在下列情況下治療心包：「突然心痛、心悸、胸悶、憂懼、驚厥、癲狂、激動、煩躁不安……妄見妄言如見鬼狀或小兒驚風。」⑥

⑥ Peter Deadman, Mazin Al-Khafaji, and Kevin Baker, *A Manual of Acupuncture* (East Sussex, England: Journal of Chinese Medicine Publications, 2007), 375.

練習42

母親手印（mātaṅgi mudrā）與心包

在這項練習中，我們會練習到「母親手印」，這在印度譚崔密教中是十位大明天女（mahāvidyas，聖母的化現）之一的手印，會為胸腔帶來生命活力以及強有力的上提（參見圖6.8），有助於強化呼吸，尤其是吸入的擴張階段。在經絡理論中，身體兩側的心包經從胸部中央、乳頭上方（心包一）沿著手臂的中軸線流到中指指尖（心包九）。因此，可以激活雙手「中線」（中指）的運動，皆可增強並伸展這條心包膜的經絡（參見圖6.1）。

在一個十到十五公分高的平台或墊子上坐好，讓脊柱上提、肩胛骨往後、往下收攏好。將意識帶入呼吸的節奏，注意心臟周圍的能量空間，想像心包的保護罩宛如繭般地裹住你的心臟。這片覆蓋住心臟、充滿能量的實際薄膜，感覺起來的特性像什麼？它感覺起來厚實、緊繃，還是在顫動著？它感覺起來脆弱、緊縮，還是膨脹擴張？仔細想想你生活中是否有任何的近況或遠因，可能對心包的形狀、堅硬度及張力造成影響。

雙手在胸前合十呈祈禱姿勢，此即稱為合十手印（añjali mudrā）。接著，宛如正要進行頭倒立式般地十指交扣，這麼做可以整合兩個大腦半球。現在，垂直伸展兩根中指，以雙手的食指與拇指形成兩個環（參見圖6.8），此即母親手印。確保雙手中指置中對齊，並輕壓指根中心使其併攏在一起。這麼做可以刺激心包九穴位，亦即心包經的井穴，傳統中醫會利用這個穴位來減緩心臟神經叢的煩亂不安。以沿著能量精微體中軸（主脈 suṣhumnā）的身體中線來導引雙手中指的位置。抬起手肘，使兩側肋骨擴張並上提。專注在你的吸氣如何使兩側、背部以及前側肋骨往外擴展。持續一到五分鐘，感受手印帶來的力量、鎮定以及平靜感。

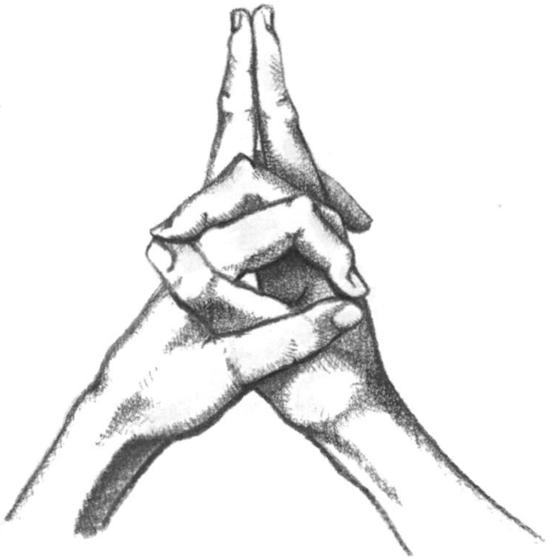

圖 6.8　母親手印

心臟與血壓

血壓會在一整天當中不斷地改變，其節奏模式受到眾多因素的影響，包括飲食、一天當中的時辰、活動水平、荷爾蒙調節以及心情。透過專心的練習，內在藝術的學生們可以學習如何追蹤自己血壓的振動模式；有些體位可使血壓升高（譬如戰士式與手倒立式），有些體位則可使血壓降低（譬如坐姿前彎式與支撐肩立式）。你不僅可以在瑜伽墊上觀察自己的血壓，在日常生活的各種情況下進行觀察也極有幫助；當你在使勁或處於壓力下時，你的血壓會上升；當你在休息時，血壓就會下降。藉由感受血壓的持續變化來為自己把脈極有幫助，如此一來，你就可以開始追蹤自己體內可對能量精微體產生急遽影響的活動程度。

如果身體的生理組織閉鎖起來並充滿緊繃張力，可能會危及整個輸送血液進出末梢四肢的動脈與靜脈血管網絡，並阻礙其循環；不僅是心包這層保護膜與心肌組織會受到拘束與壓迫，全身的動脈路網都可能會硬化或纖維化。當動脈與靜脈血管不容易擴張並收縮（振動）時，心臟必須使用更多的力量去循環血液；血管壁若是柔軟有彈性，即可促進循環節奏，在全身發揮宛如小型心臟的作用。

當我們進行體位法時，體內循環的通路並未保持靜止不動。伸展身體的肌筋膜層不僅可以延長肌肉組織，還有助於動脈與靜脈血管的伸展；心臟承受局部循環壓力的能力，來自於心律與周邊微細血管抽唧運動的一種動態平衡。因此，降低全身血壓的最有效方法，就是延長呼吸的節奏，並使其速度變得緩慢、宛如羽毛般輕盈；當心臟與將血液帶出心臟的動脈沒那麼緊繃時，血壓便會下降。爲達療癒能量精微體的內在冥想狀態，降低血壓是一項必要的前提；因爲當身體安頓於一種深沉的平靜之中、稱爲「無執的觀照」（śamatā）之境，這時，心包、心臟、肺、橫膈膜與周邊血管會產生一種同步的節奏；這種平靜、靜止之境，不僅會對身體產生深遠的生理影響，更有助於將專心致志的心靈狀態（止定）吸納進內心深處。

練習 43

慈愛與心率的感測

為了降低血壓、擴展普拉納之吸入風息、並連結能量精微體，提升同理心的意識狀態極為必要。這種以心為中心的冥想有助於深層的放鬆，並且激發自我接受的溫柔情感；透過減緩心臟節奏的方式，這項練習可以誘發平靜感受並降低血壓。

採舒適坐姿，以清晰明澈與溫柔感受將意識帶入你呼吸的起伏當中，感受橫膈膜與心臟周圍的任何細微變化，觀察你的呼吸模式如何隨著時間產生改變。隨著你「逐格」地進行呼吸，試著找出並形成一種柔和、穩定的呼吸節奏。

現在，傾聽胸腔左側的心跳。光是觀察你的心跳，就可以將你與心臟的細微振動聯繫起來，並且強化同理心意識的感受。將你的意識沉浸於心跳之中，就像雨水在暴風雨過後浸濕地面；注意你心中的情感質量；你的心感覺空虛或充實、沉重或輕盈、戒備或開放？接著，喚起你心中溫柔與接受的感受，讓你的心充滿慈愛之情；將那股善意導引到你自己身上，並做出下列祈求：願我免於肉體之痛，願我免於心理鬱積，願我免於情感之苦，願我的靈性覺醒。當你設定這些意向（正思 saikalpa），注意身體中是否產生任何的生化改變。一旦你接通了慈愛或「大悲」之情，讓這股情感擴散、瀰漫你整個胸膛。觀察你的心率以及在手腕、手部、頸部與頭部的微脈衝之中所發生的任何改變。你察覺到任何改變嗎？讓自己沉浸在這股熱切渴望的溫暖之中十到十五分鐘，然後躺下休息。

膈神經（phrenic nerve）與心頭相連（heart-head connection）

呼吸機制透過大腦呼吸中樞的神經束來調節，這個中樞的動作潛能是如此強大，以至於即便末梢神經斷裂，深入腦幹激發呼吸的機制仍會持續運作一段時間。呼吸也可以透過肺部之中的牽張感受器來啓動，這些感受器散布於所有的細支氣管與支氣管中，並且連回迷走神經。然而，支配橫膈膜的主要神經稱爲膈神經，是一條絲線狀的細長神經，從頸部開始、沿著心臟往下，繫附於橫膈膜上方凸起的圓頂（參見圖6.7）。膈神經與橫膈膜有感覺運動的關聯，也有支配肺與心包的神經纖維；「phrenic」是英文的「橫膈膜的」，是意指呼吸、心臟及心智之間存在著直接關聯性的少數幾個用語之一（希臘語中的 phreno 即意味著心智與橫膈膜）。

在瑜伽最早的敘述中，有許多文字段落都頌讚過心念—呼吸或心念—心之間的密切關係，或許最爲人所知的是出現在《羯陀奧義書》最後的詩文，一段描述個體自我融入絕對意識「梵」的文字。那是一種深刻的身—靈之完美結合與實現，在古老的《羯陀奧義書》中描述爲不朽的狀態、心臟與頭部的生物電之融合：

> 當所有束縛心臟的結被切斷時，凡人變成不朽。
>
> 到現在爲止的教導是如此。心臟的氣脈有一百零一條，

其中之一通往頭頂。
經由它往上走，凡人可以成爲不朽之神。⑦

心之海

在眾多的印度神話中，認為海洋是所有生命的源頭。而在人體中，心之海（samudra）亦為意識的根本源頭，反過頭來，也是整個現象世界的起源。

心之海的比喻意味著一種包含一切的整體，涵蓋了從外太空中最外層的銀河系到地球上最微細沙粒的一切萬物。從這個意義上來說，心之海是無邊無際而且無窮無盡的，認為心等同於絕對意識——取之不盡用之不竭、包羅萬象、無可計量。

在心之海中，由心而生的一切事物就像海面上的波浪；正如海中的波浪有無數沉浮的波峰與波谷，心也有無數變化無常的情感起浮。因此，包含一切的心宛如一座海洋，雖是包含萬物的唯一，卻也容納了不斷變化、各個相異的波浪。

⑦ Nicolai Bachman and Tias Little, *The Katha Upanisad*, ch. 6, verse 15 (unpublished translation 2014).

練習44

讓心念的波浪在心之海上起伏

這項練習將指引你直接體驗心之海的不二本質。採舒適坐姿，坐在十到十五公分的支撐物上；注意你呼吸的節奏是否流暢，並讓你的心宛如一個浮筒，漂浮於呼吸的潮汐運動之中。感受你的心那深不可測、廣闊無垠的存在，讓任何關於昨天、今天及明天的念頭，在心之海的海面上宛如波浪般來來去去、不做停留；將所有的感覺、知覺與心念想法，看成只是這座不斷變動的心之海的一部分。別被任何一道特定的感覺、知覺或是心念的波濤所吞噬，只需將這些起伏波動視為大海的一部分。觀察心念如何成形，以及如何在成形之後又消融、回歸到那座無形無色的心之海。無論你的心念是靜止不動還是搖擺不定，堅定地告訴自己，這些全都是這座心之海的一部分。這個方法可以讓你直接感知心念——心的不二本質。持續十五到三十分鐘，然後躺下休息。

偉大的調節者

《梨俱吠陀》是一本最古老的故事與詩歌選集，探討了存在的本體論起源；在這本書中，提到「心」將近一百次。最早的梵文參考文獻，是以 hrd 或 hṛdaya 來表示心，這兩個字可以指心智（mind）或心（heart），而 hṛdaya 又意味著一件事物的中心、本質或核心。

英文的 heart 這個字，可能源自於梵文的 hṛd。在梵文中，hṛdaya 這個字從詞源上來分解，與解剖學上的心臟功能有著相當有趣的關聯：字首 hṛ 的意思是移動、離開，讓我們聯想到流回心臟的血液是從身體「移動離開」、再被帶回心臟；梵文的音節 da 意思是「給予」或提供，意指心臟是給予者，一個給予或提供血液給身體其他部位的器官；最後一個音節 ya 是源自 yam 這個字根，意指調節，如同阿斯坦加瑜伽中對於肢體的調節，亦即八肢之道：持戒（yama，對他人作爲的禁制）、精進（niyama，對個人內心的自律）以及普拉納呼吸法（prāṇāyāma，對呼吸的調節）。

因此，我們可以把心臟視爲移動者、給予者及偉大的調節者。在人體中，心臟是偉大的調節者，因爲它可以透過內建的心律調節器調節自身局部的神經活動，而且心臟的感測器控管著體表末梢最微小毛細血管的節奏活動；爲了達到體內平衡，心臟不斷在感測並調整從頭頂到腳跟的血壓變化。

可視心臟爲調節者的另一種方式存在於脈輪的層級之內。心臟位於傳統七個脈輪結構的正中央，也就是介於下半身的三個脈輪（海底輪、腹輪、臍輪）與上半身的三個脈輪（喉輪、眉心輪、頂輪）之間的調解者。因此，心臟可說綜合並協調了有關生理的衝動以及有關所有其他脈輪的靈性能量（參見三三一頁圖7.5）。

破碎之心

瑜伽的傳統教義把心視爲人體中靈魂的住所。在《薄伽梵歌》的許多段落中，黑天向阿周那表示，他就在所有眾生的心中：

> 我就是梵我（ātma），阿周那，
> 住在眾生的心中；
> 我是生命的起點、生命的中途，
> 也是生命的盡頭。⑧

這意味著梵我就像普拉納之息，在所有的時空當中無所不在，但儘管如此，它與心臟的關係最爲密切。以深受《薄伽梵歌》啓發的奉愛瑜伽修習之道來說，心是顯化與未顯化的一切萬物之源頭與中心，也是法輪的靈性軸心，傳遞美德、神聖之愛以及信念。在《薄伽梵歌》之中，黑天就站在阿周那的戰車後方，擔任阿周那在戰場上的指引者，也是他的導師、神聖之主及朋友。

瑜伽的心是所有情感內心深處的來源，以奉愛瑜伽的語言來說，心是慈悲與同理心意識的源頭。我們可以把整個瑜伽練習視爲一種動力（與戰車的中心思想一致）以生成包容一切的心，但諷刺的是，這種整體性當中，也包括了痛苦與暴力（就像阿周那，也面臨了不得不發動戰爭對抗他的導師們以及親朋好友的矛盾義務，亦可說是一場對抗他自己的戰爭）。誠然瑜伽的核心教義信奉非暴力，心卻無可避免地成爲善惡兩股力量交戰的場域。在《薄伽梵歌》中，我們將心視爲「法的領域」，責任、業力、正確理解及信念的試煉，都可以在這個場域中學習到。《薄伽梵歌》中的第一行「在法之場域，在俱盧族（家族世系）之場域」，類似現代用語的「戰場」，指的是重大衝突發生的所在。在《薄伽梵歌》中，這個戰場主要發生在心的舞台上；對阿周那（以及我們其他人）來說，心的戰場正是親情血緣、身分認同及自我利己的審判與磨練之所在。

---

⑧ Nicolai Bachman and Tias Little, *The Bhagavad Gita* (unpublished translation, 2014).

以佛教教義的語言來說，「有情眾生」一詞意味著一切有意識、有覺察的存在，而意識無可避免地會涉及某種程度的痛苦。根據釋迦牟尼佛初轉法輪以及西元二世紀左右的最初教義，四聖諦的第一個苦諦即指出，覺醒的生命本質上即包括了痛苦的經驗。有鑒於這種與生俱來的痛苦，菩薩道主要即是藉由培養心中更廣大的同情共鳴（對動物、人們、地球及有限經驗的感受）去關心一切有情眾生。菩薩的誓願是心的誓願，就像照料一座花園，菩薩關注的是對人心造成衝擊的悲傷與痛苦；這種誓願需要堅韌的毅力以及對痛苦徹底開放、全然擁抱的胸懷。正如香巴拉佛教（Shambhala Buddhist）的創始人丘揚創巴仁波切（Trungpa Rinpoche）所說，「我們唯一的武器，就是仁慈。」

在復活節時，有關基督教信仰核心的論述也會講到類似的力量和意義。每年我都會跟家人一起前往沙漠基督修道院做復活節彌撒，那是一處沿著查馬河峽谷的壯麗所在，在新墨西哥的聖達菲以北約兩小時車程處。釘在十字架上的基督以及從祂的手腳及心臟中潑灑出來的寶血，這幅印象意味著所有生命與生俱來必要且無可避免之苦難；破碎之心則體現了我們在經歷這有限制的世界時，必然會體驗到的一種本質上的痛苦。但反過頭來，受盡苦難的這顆心，卻也正是能眞正感受到對所有生命的大愛與慈悲的那顆心。

爲了達成這種神聖結合之境，任何自我的消融都需要先打破這顆心。失去與痛苦雖是世上有情眾生的根本體驗，卻也是一道通往無限交融之境的門戶；以傳統瑜伽的語言來說，這就是有限、個人的小我結合無限、廣闊的大我，也是完全以無條件去愛的人得以與其所愛產生密不可分的結合。

蓮花之心

「根本自我永遠存在心中」的概念，可往前回溯至《夜柔吠陀》（*Yajurveda*）的時期，曾經在一首對濕婆的虔誠頌歌中出現，詩文捕捉住相反、對立力量的不可分割性：男與女、主動與被動、卓越與平凡、剎那與永恆，並指出對立事物的結合，尤其是濕婆與其配偶的結合。看似矛盾的存在體之合併，包括了身體右側的太陽脈（日脈）與左側的月亮脈（月脈），被頌讚為「永遠住在蓮心之中」（sadā vasantaṃ hṛdayāravinde）。心以蓮花的形式呈現，充滿了虔誠奉獻的情感與深刻融合的感受。這種合而為一的融合是對立的結合，衍生出一種無條件接受的精神。就像許多佛教以及印度譚崔密教的圖示皆描繪男女實體的相互交融，譬如濕婆與莎克緹即被描繪成交纏合一；他們的結合暗示著一種無盡的交融：不僅是肉體的交合，更是形而上的結合，一種以心為中心的瑜伽，因為心正是深刻親密感與全心吸納過程發生的所在。

心輪之中對立能量的結合，象徵性地描繪為兩個交織在一起的等邊三角形。在描繪心輪的圖形當中，一對纏繞在一起的三角形交疊於心的正中央（參見圖6.9）。在第三章中，我們檢視了斯里壇城合而爲一的力量，眾多交織互穿的三角形暗示著萬物（參見一五九頁圖3.6）；這個圖案的縮小版，正是心的所有能量之框架。這個六角星（ṣaṭkoṇa）的形狀，與今日視爲猶太人標誌的大衛之星（或稱大衛之盾）如出一轍；它的六個角往四方八方放射出去，象徵了心包容萬物的特性。在心輪的這個神聖幾何圖案中，三角形重疊地置放在一朵有著十二片蓮花瓣的曼陀羅上（圖6.9中只顯示出六片花瓣）；這些交織的三角形，代表心能夠合成人體內所有的生物能量流。

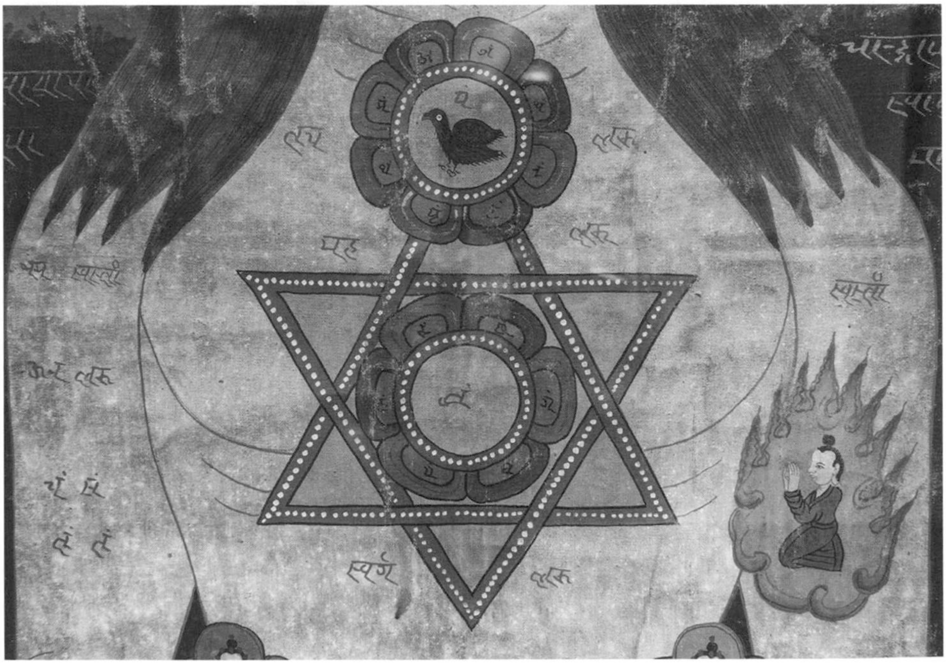

圖 6.9　心的神聖六角星形

心輪與其振動

身心靈的心臟中心稱爲中心輪（hṛt chakra），但更常稱爲心輪（anāhata chakra）。我們認爲心包含了一種神祕、寂靜的聲音，宛如宇宙的不斷膨脹，心的聲音也不斷地產生回響。矛盾的是，心內在的振動稱爲「無擊之聲」（unstruck sound／anāhata śabda），意味著不爲任何事物所動的深刻寂靜。在深度冥想中有可能體驗到心中的寂靜回響，那是一種據稱存在於生命根基之處的寂靜。

在能量精微體的神奇轉變煉金術中，瑜伽修行者透過身體的內部通道來使自己調適於那種深刻的振動。聲音透過氣脈傳輸，而就像西塔琴振動的琴弦，純粹的音流會透過神經與血管產生回響；因此，普拉納之息承載著聲音的頻率，在身體的液體與組織中移動。當骨骼、關節、韌帶及器官藉由瑜伽體位得到校準，肺與心亦藉由普拉納呼吸法得到擴展，普拉納之息所承載的這種「無聲之聲」便會被放大。

嗡（Om）這個經典音節的音流，就是用來使能量精微體之中的心之振動節律得到擴展，並達成和諧一致的狀態。在印度所有的神聖文獻中，嗡這個語素❶都代表著神聖的音流

❶語言中最小的字義單位。

（梵音 śabda Brāhma）。在帕坦加利《瑜伽經》頌讚止定（三摩地）的第一章中，嗡的發音（能代表神聖的字就是嗡 tasya vācakaḥ praṇavaḥ，第一品第二十七頌）是藉由放大內心的聲學來頌讚內在的神聖；因此，藉由聲音的振動，而且是一種使智識的詮釋能力深感困惑的聲音，才會喚醒神聖的存在。以此說法，心就是所有振動節律的源頭，只有能夠與其崇高存在調諧、合拍的人才能聽見。

在進入深度冥想的時候，心獨特的氛圍空間會擴展並吸收心智，形成一種寂靜喜悅的內在狀態。在這種方式下，靈性之心的振動與意識的流動密不可分。在《濕婆經》（*Vijñāna Bhairava, Wisdom of Śiva*）這本來自喀什米爾、彙編於西元八世紀左右的譚崔教義選集當中，是這麼說的：

> 心智與感官一起融入了心之內在空間的人，
> 精神進入了心蓮之中的人，
> 意識排除了一切事物的人，
> 可獲取最巨大的財富。⑨

⑨ Nicolai Bachman and Tias Little, *The Vijnana-bhairava*, verse 49 (unpublished translation, 2014).

練習45

心的冥想火焰

心的冥想旨在藉由想像心穴中有一道穩定燃燒的火焰，來培養不受外力而分心的意識以及內在的光芒。

首先，舒適地坐在八到十五公分高的支撐物上，將腿骨與骨盆的重量釋放到坐墊上。使軀幹兩側上提，抬起並打開你心之眼的周遭部位。閉上眼睛，想像你的心穴中央有一道火焰。當你隨著呼吸進入細不可聞、輕不可觸的節奏時，想像這道心的火焰穩定地燃燒。如果分心的風吹過你的心──心念，那麼火焰就會搖曳、閃爍，不受控制地燃燒；當注意力分散時，火焰將無法明亮地燃燒，火焰的擺盪將使其尖端冒煙，模糊、遮蔽你的專注力。保持呼吸均勻、輕緩、平穩，將有助於心之火焰平靜而不為所動地燃燒。想像不受干擾的火焰有著恆常不變的灼熱光輝，就像一道處於無風之處的火焰。想像這道穩定光輝的明亮與灼熱感，充滿你的整個胸腔。感受一股巨大喜悅的精神，伴隨著未受干擾、永恆不朽的內在火焰而來。持續五到四十五分鐘。

心穴

瑜伽哲學中，常見的一項對心的暗喻是心如洞穴，隱匿、奧秘、神祕莫測而不可思議；心就像一座古老的石窟，裡頭的意識燈籠始終明亮無比。

為了描述這種進入心穴、從表面到深層的方式，我的藏傳佛教大圓滿導師措尼仁波切（Tsoknyi Rinpoche）概述了心的三個方面：外層、內層及隱密（最深層）的心。外層的心可以視為洞穴的門檻，會受到環境以及與人互動的影響；從某種意義上來說，是由業力的日常影響所形塑的。一個社會自我的任何公式化表現，都是由外層的心這個層面上的交流與接觸所決定；這一層的心是喜悅與痛苦之源，因為思想、情感、希望與恐懼都受到外在現象的制約。外層的心深受環境中易變之風的控制，因此，會有貪、嗔、癡、慢、疑（五毒）在其中轉移擴散。

內層的心，亦即第二層的心，位於心穴之內，是存儲我們內在感受、情緒和印象的所在。中間這一層的心，保有了「我」的個人感，這是從決定我們對自己有何感受的無數印記之中生成的；這一層的心也囊括了根深柢固於靈魂中的一切事物，由我們所出生的家庭背景與環境所造成——不管是先天的還是後天形成的，包括了自我形象、思想看法、辨別判斷、習慣影響及個人的身分認同。內層的心對能量精微體會產生持久、潛在、含糊不明的影響。

最深的一層，也就是隱密之心，與不可計量、無邊無際之境（無法訴諸言語，也永遠無法理解）有著密切的關聯性。這個隱密之心緊密纏結於能量精微體之中，由於它的深不可測，永遠無以名之，也永遠無法確認之；與這個不朽的深層之心交融的唯一方式，就是進入洞穴的幽蔽深處，展開一趟進入黑暗之心的旅程。這個方式牽涉到一種自我的徹底停頓，一種無私、忘我的直接體驗；由於思想、認知及智識皆不得其門而入（它們就像柏拉圖所說的影子，只是自身形象所投射的痕跡），到達這層隱密之心的最終方式，就是透過徹底的投降，一種徹頭徹尾、完完全全的放手。藉著把自己交給未知，臣服於心穴最黑暗的幽深之處，我們才得以「看見自我的偉大、（我們的）悲傷的終結。」⑩在佛教教義中，將這種令人難以忘懷的自我認同的丟棄過程描述爲「空性」（śūnyatā, emptiness）。我的禪師瓊安・薩瑟蘭禪師將這種深入能量精微體智慧以及內心深處的旅程，視爲在「無明」中開悟的過程。

⑩ Valerie Roebuck, *The Upanishads* (New York: Penguin Books, 2003), 284.

練習46

心穴的冥想

這項冥想會引導你進入內心深處、來到隱密之心，一個超越理解、超越語言參考的所在。採舒適坐姿，以輕柔、緩慢的呼吸來展開你的練習。安頓好骨骼的重量，務必放鬆你的顎、舌頭與喉嚨；輕緩地將意識帶入心穴之中，逐漸意識到實際心臟構造的外層，也就是朝向外界的那一面。同時，一邊回憶過去數小時、數天或數週之中，是否有發生任何事件影響你的情緒狀態。記下這些人事物，它們形成了你外層之心中感覺經驗的情意叢。

接下來，將意識帶往你的內層之心，注意外在的環境如何影響你的呼吸、心率、腦波及電流信號；這牽涉到內在感受的過程，觀察疼痛、體溫、脈搏、震顫等感覺，這些感覺可能會反映出羞辱、指責、羞愧、惱怒、無法容忍等情緒狀態。注意這些你生活中所發生的事件或個人關係，如何在能量精微體中留下毒害情感痕跡。在練習不依個人道德觀來下評斷的意識時，務必要保持寬容與耐心。

最後，將意識帶往心臟後方的表面，亦即往內朝向脊柱方向的那一面；

此即隱密之心的所在，超乎各種業力、環境、原因及條件狀況。召喚出內心最幽深之處的空間感與明亮感，別試圖去辨識或認知你的經驗；以不受干擾而分心的意識，讓自己吸納進這個隱密之心，並進入寂靜、空間與永恆感之境，這個境界並未受到各種偏見、詮釋解讀及價值判斷的汙染。讓意識停駐於最深層內心中這處無以言之、無法理解、浩瀚無垠之域。持續十到三十分鐘。

7

藍色喉嚨

諸河交匯處

濕婆，至高無上，你就是初始，你就是萬物最初的成果。只有你可以飲盡卡拉庫塔（Kālakuta），死亡力量的有毒黑煙……只有能吸收這世界之毒藥的他，才得以擁有慈悲的力量。

——義大利作家羅伯托．卡拉索（Roberto Calasso）
《奎師那：心智的故事與印度諸神》（*Ka: Stories of the Mind and Gods of India*）①

為了讓心智為冥想意識與止定的精微狀態做好準備，傳統瑜伽極為重視將空間與放鬆感帶入喉嚨與頸部。從構造上來說，這並不容易，因為軀幹從最上方的胸部驟然通過漏斗般的狹窄處、過渡到頸部，就像船隻要穿越巴拿馬運河海峽從大西洋來到太平洋。大量的血液與無數的神經通過頸部輸送，連結大腦與軀幹；因此，頸部很容易堵塞，頸部之中纖細的脊椎骨、微小肌肉以及活動度極大的關節也很容易扭轉、彎曲、移位。有鑒於頸部血管、腺體、神經的脆弱性與高度敏感性，頸部與喉嚨皆成了貯存沉重壓力與緊繃張力的所在。可以肯定的是，這個部位是個「完美的潛在風暴」，不僅是因為它極易承受肌肉骨骼的沉重負擔，更因為其位置接近大腦，也很容易受到心理緊繃壓力的狂風肆虐；因此，擔憂、焦慮、恐懼等情緒波動往往會使喉嚨部位緊縮。傳統瑜伽的修習讓我們意識到，喉輪是精力能量的重要交匯處，唯有打開頸部的約束，才能使普拉納之息在能量精微體中順暢流動。

頸部扮演著橋接心臟與頭部的險要角色，這個通道所肩負的重責大任就是在心臟的情感中心與大腦的認知中心之間，建立起生理上與情感上的一致性；這種心與頭的協調一致，在佛教的禪修中譬為「智慧與慈悲的平衡」，需要深刻且持續的融合才能達成。然而，要將思想與情感融為一體並非易事。此外，介於心臟與頭部之間的喉嚨，也是發聲與自我表達的所在。

在構造上，我們往往認為喉嚨的部位僅限於顎的正下方，而且也只有幾公分長而已；然而，如果我們把喉輪的範圍想像成從口腔頂端到呼吸橫膈膜，那麼它的部位顯然要寬廣得多了：咽頭包括了氣管以及將食物從嘴輸送到胃的管子（食道）；喉腔的上緣包括了上顎、鼻中膈以及聽覺管道的開口；下方的邊界則是呼吸橫膈膜。從上述的喉嚨範圍，可以看出它對人體有著相當廣泛的影響。

頸部的構造相當獨特而複雜，一個如此狹窄的區域，卻容納了一連串相互重疊的圓柱體：氣管（呼吸道）、食道（消化道以及脊髓神經/神經束）；上顎是這些系統的交匯處，也扮演了脈輪中的關鍵角色，不僅是喉輪的頂端，更是通往「主線」這條崇高內在通道的門

① Roberto Calasso, *Ka: Stories of the Mind and Gods of India* (New York: Alfred Knopf Inc., 1998), 234.

戶。

在本章中，我們將以各種方式來探討這個重要而精細的咽喉中心，並檢視哈達瑜伽中許多牽涉到舌頭、鼻管、扁桃腺及聲帶的清潔與淨化練習；我們也會探討到喉嚨易受緊綳壓力影響，以及悲痛憂傷的情緒如何導致喉嚨受到緊縮與壓迫的多種情況。在瑜伽體位的練習以及喉鎖的運動中，我們的目的是放鬆喉嚨、舌頭、顎和頸部肌肉。最後，我們會審視在奧秘的瑜伽語言中，神話般的不朽珠露（永生神藥）是如何從頭蓋骨往下滴落；所以，如何在喉嚨這口井中形成一個內部的封印，以便在這些珍貴的珠露往下滴落到肉體中的胃火之前、熟練地接取住它們，就成了瑜伽修行者的首要之務。

喉嚨的淨化

哈達瑜伽在許多方面的目的，是爲整個身心提供清潔與淨化的效果，尤其在喉嚨之內，因爲這個部位是感染的高風險區。在阿斯坦加瑜伽的整體修習中，強調淨化是一項優先的順位，因爲「潔淨」（śauca）正是「精進」（內在紀律）的第一條；而肉體的健康也是瑜伽與阿育吠陀的特點之一，如此一來，進一步的轉變才得以在更爲微妙、精細的能量精微體中發生。

格狀的淋巴結沿著頸部兩側、散布於整個喉嚨部位，而作爲流體系統的一部分，這些頸部的結爲抵禦細菌的入侵提供了至關緊要的一道防線（細菌可能會經由鼻孔、耳朵及口腔進入人體）。一連串的淋巴管與淋巴結排列在舌頭、顎、咽頭、食管及氣管，就像哨兵守護著城市的主要入口港，淋巴管也監測著任何有害微粒的流動；口腔後方特殊的淋巴構造，包括懸雍垂、扁桃腺、腺樣體，提供了第一道防線。在脈輪系統中，喉輪「viśuddha chakra」的名稱與免疫系統直接相關：viśuddha 一字來自梵語的動詞字根 śud，意味著清潔或淨化，因此，viśuddha 可翻譯爲「深入淨化」；如果喉嚨是身體與免疫有關的主要屏障，瑜伽練習可以如何幫助這個淨化的過程？

最能定義瑜伽特性的練習之一就是鼻呼吸法。鼻呼吸法使瑜伽有別於其他田徑、體操、芭蕾舞等體能訓練，這些體能訓練的參賽者從沒想要透過鼻子呼吸。由於鼻孔比口狹窄，當外界的空氣被吸入並流進迷宮般錯綜複雜的鼻管之中，鼻呼吸法需要更專注在呼吸上。當呼吸經由鼻腔循環時，鼻毛會溫暖並過濾空氣，降低細菌或病毒侵入的機會。空氣被虹吸至喉嚨後方的勝利（ujjāyī）呼吸法，是所有普拉納呼吸法中最容易練習的一種，也是第一種要學習的普拉納呼吸法。其他的普拉納呼吸法則可用來「乾洗」喉嚨，像是頭顱發光呼吸法，宛如風箱般將空氣打入、抽出腹部，可以消除喉嚨黏膜的不適與病症；交替鼻孔呼吸法（Nāḍī śodhana），可以在普拉納之息經鼻孔流入時，用來消毒並「精煉」這股氣息。此外，交替鼻孔呼吸法也是一種清洗鼻腔的方式，這可以由「śodhana」（淨化）這個字看出，它與

「viśuddha」（喉輪）有相同的動詞字根，śud 即爲清洗或潔淨之意。

另一個用來潔淨喉輪與鼻咽的常用技巧是洗鼻，一種將水（有時跟草藥一起）經由鼻子注入、再從嘴巴流出的過程，目的是爲了清空鼻竇並保持鼻竇清潔。同時，在阿育吠陀中，鼻腔用藥是五種淨化流程的一部分，也是爲身體的淨化所開立的處方，包括鼻用藥油。在牙醫與電動牙刷都尚未存在的時代，這些用於漱洗口腔後部的不同技巧，不僅有助於預防鼻竇充血，更有助於預防扁桃腺炎以及呼吸道感染。《哈達瑜伽之光》中是這麼說的：

> 洗鼻（鼻腔沖洗）可以清潔顱骨
> 並帶來千里眼這份贈禮。
> 它還可以摧毀所有
> 顯現於喉嚨之上的疾病。②

更極端的口鼻清潔方式還包括了在口腔與鼻孔之間穿一條布繩，宛如以牙線潔牙的方式般來清潔鼻管，或是吞下一塊長達胃部的濕布（這兩種方式都叫做「內部清潔法」，意味著體內的清潔）。你或許會納悶最後這兩種技巧，究竟會讓你變成千里眼還是會讓你頭痛；總而言之，瑜伽中的體內清潔法建議的是定期涮漱與清洗鼻孔、喉嚨黏膜的做法。

在眾多的瑜伽體位中，肩立式與犁式是沖洗喉嚨淋巴結與淋巴管的基本姿勢。由於肩立式的滋養效果，它有「所有體位之母」之稱，亦對喉輪（包括鼻咽、甲狀腺、副甲狀腺、淋巴結及舌頭）有治療與補益的作用。然而，因為肩立式與犁式需要以肩膀保持平衡，肩膀與上軀若是僵硬、肌肉張力緊繃，就很難做到這些體位。

肩立式有助於讓血液與淋巴從腿部、腸道及胸部引流排出，全身的淋巴收集器會將淋巴輸送到末端的路徑之中，亦即頸部底端的靜脈系統。由於淋巴會透過蠕動收縮、以微細波浪的方式流動，所以局部壓力會擠壓或「榨取」淋巴管。在肩立式中，完整的橫膈膜呼吸（有助於驅動淋巴）與肩胛帶的承重結合，有助於透過表皮淺層與內臟深層來灌溉淋巴。

在進行肩立式時，極為重要的是喉嚨與頸部只能承受極微的重量（畢竟這不是頸立式！），因為，溫和的擠壓力量才能形成理想的淋巴引流。類似海綿拖把的刮水刷設計，當淋巴管被壓縮時，會相對地產生更大的收縮、分泌及吸收能力。在肩立式中，頸部承受的不適當、過度重量（對那些並未正確地給予肩膀支撐的學生們來說，這是極可能發生的情況）可能會阻礙淋巴有規律的流動，並可能會損傷頸椎、椎間盤與相關的脊柱神經。

② Swami Muktibodhananda, *Hatha Ycga Pradipika* (Bihar, India: Bihar School of Yoga, 1985), 206.

普拉納之息的汙染

今日，有鑒於大氣的汙染，用以沖洗鼻孔與喉嚨纖細黏膜的瑜伽技巧極為寶貴。大量經由空氣傳播的微粒懸浮、盤旋於空中，包括粉末、塵土、浮質、煙霧、花粉及汙染物；暴露於這些汙染物質中，致使過敏、氣喘、慢性阻塞性肺病（chronic obstructive pulmonary disease,COPD）等呼吸病症日漸增加。在全世界各大城市，空氣中都充滿了高濃度的微粒，會對呼吸系統造成危險。瑜伽體位與清潔技巧可沖刷呼吸道並增強免疫系統，有助於對抗呼吸道發炎等病症的影響。

練習47

肩立式，所有體位之母

務必在有支撐的平台上進行肩立式，避免給頸部帶來過大的壓力。選擇一個柔軟但穩固的支撐物，一疊十到十五公分高的毯子頗為理想，或者你也可以用一顆軟硬適中的瑜伽枕。

仰躺，將你的肩膀放在平台的邊緣，讓你的頭可以低於肩膀的高度並置放在地板上。將雙臂放在臀部兩側、固定在地板上，將雙腿往上抬起，進入犁式或者直接往上呈肩立式。如果你可以進入犁式，將肩膀外緣往下收攏，宛如你正在鋪一條尺寸剛好的床單、將邊緣塞摺進床墊的四個角落下；這個動作可以確保你的重量會落在肩胛骨而非頸部之上。一旦你可以將肩膀外緣往下收攏至下方，一次抬起一條腿地進入肩立式。

在進行肩立式時，舒適是一大關鍵，避免頸部或頭部承受的壓力過大，也不應該感覺耳朵或眼睛的壓力過大。觀察你的大部分重量是否都落在肩胛骨的最上緣處（稱為肩胛棘）；為了做到這一點，將雙手牢牢壓在背部肋骨上，從骨盆向上積極伸展雙腿。如果你發現重量會落在頸部，表示你的雙手手肘可能分得太開了，你或許會想要將一條瑜伽繩環繞在雙手手肘上方，以便讓雙手的上臂保持平行。

有五個方法可以引導雙腿的方向，有助於分攤頸部的緊繃壓力。這些變化版也可以用來釋放骨盆底的壓力。在進行每一個變化版的動作時，停留大約一分鐘時間：(1)雙腿伸直，腿的內側併攏在一起；(2)雙腿分開與臀部同寬；(3)雙腿分開與瑜伽墊同寬；(4)雙腿分開宛如寬腿前彎式（upaviṣṭa koṇāsana／wide-angle pose）；(5)雙腿彎曲相對呈束角式。進行上述所有體位時，務必保持骶骨部位上提、喉嚨與舌頭柔軟不用力。共計停留三到七分鐘。若是在肩立式中，放鬆雙腿回到犁式，然後在不抬高頭的情況下慢慢把雙腿放下來。躺下，以攤屍式休息一分鐘並保持膝蓋彎曲。

喉鎖（Jālandhara Bandha）

除了有助於強化喉嚨的體位與清潔技巧，有「喉嚨封印」（throat seal）之稱的喉鎖可以調節通過頸部的血液、淋巴及神經衝動。從解剖學上來說，喉鎖封鎖住聲帶的保護膜套，即兩塊細長的V形皺壁。聲帶的位置在喉頭，其精細的三角形褶皺就是口語表達的源頭；喉頭座落在聲門的正下方、蝴蝶狀甲狀腺的正上方，大約有兩公分寬，佈滿黏液，大小與堅硬度約與一顆成熟杏仁相當。如果你把手指放在你的喉結、也就是甲狀軟骨上，聲帶的位置大約就在它的後方。就在這脆弱、纖細的喉腔中，普拉納之息與聲音結合在一起（參見圖7.1）。

聲帶形成了一個可運作的迷你膈膜，也就是身體中第四個水平的膜套（參見三八七頁圖

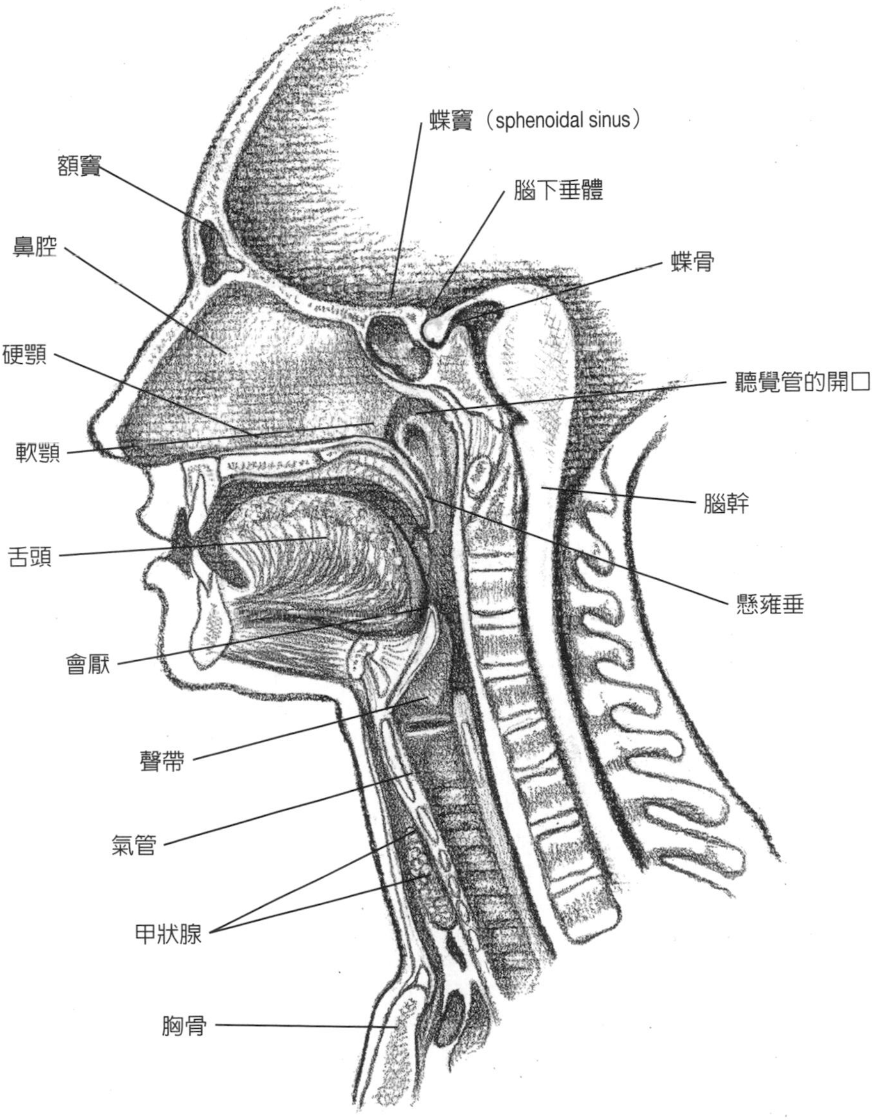
蝶竇（sphenoidal sinus）
額竇
腦下垂體
鼻腔
蝶骨
硬顎
聽覺管的開口
軟顎
腦幹
舌頭
懸雍垂
會厭
聲帶
氣管
甲狀腺
胸骨

圖 7.1　上顎與喉輪

8.4）。當聲帶分開並放鬆時，空氣可從其中通過；當聲帶被拉緊在一起時，就會閉合起來。空氣經由聲帶噴出時，會振動並產生聲音，就像從被緊握住的氣球吹孔處逸出的空氣所發出的高亢顫音。爲了調節流入肺部的空氣，瑜伽修行者會藉由縮回下巴並使其往下移動的方式，局部地封鎖住這個聲帶膈膜；這此封印正是進行勝利呼吸法時所發出的聲音之因。

就像根鎖監控著會陰的開合、臍鎖監控著呼吸橫膈膜的展開與收縮，喉鎖也管控了聲帶膈膜的打開與閉合；三個鎖印一起進行時，就形成了「大三鎖」（大身印 the great seal），可以增強流經能量精微體中的普拉納之息。

將下巴往下摺、抵住上提的胸骨，就形成了喉鎖；但由於頸部這個部位經常受到結構性與心理上的緊繃壓力影響，這個動作並不容易做到。鸕鶿、鵜鶘、鵝、鶴等會捕魚的鳥類，可以透過極有彈性的喉囊（用於捕食獵物與排水）展示這種摺攏的動作；這類會捕魚的鳥類，在日本、中國及印度神話中視爲神聖之鳥，牠們因能在水中游泳（意味著沉浸於暫時性而不斷變動的世俗世界）又同時可在空中翱翔（意味著悠遊於神聖天堂或無形之域）的能力而備受稱揚。有些瑜伽體位即以這些長頸、長腿的水鳥來命名，如蒼鷺式（krauñcāsana／heron pose）與鶴式；而太極與氣功的整個動作，也都要歸功於鶴的優雅、專注、平衡而沉著的姿勢。

Jālandhara 這個字本就與會捕魚的鳥類有關，因爲 jāla 是網子或篩子之意，指的是大藍鷺或鵜鶘可伸縮自如的喉囊；然而我們往往會將 jālandhara bandha 翻譯成「喉鎖」，其實並不甚適切，更準確來說，它指的是一種濾器般的功能，當液體通過胸腔與顱骨之間時，可以在此被過濾。將胸部與下巴拉攏、靠近彼此，可以刺激淋巴管、黏膜及血管，並有助於吸出其中的殘渣與毒素。藉著把下顎骨往下收攏，喉嚨血管神經叢的甲狀腺、副甲狀腺、舌骨肌、淋巴管等肉質組織也會受到擠壓及沖洗。

喉鎖的動作會溫和地擠壓或「榨取」位於喉嚨、呈蝴蝶形狀的甲狀腺（參見二八一頁圖 6.7 與圖 7.1）。甲狀腺與顱內腺體（腦下垂體與松果體）並列爲人體中的主要腺體，瑜伽修行者直覺地知道，甲狀腺的荷爾蒙分泌物對能量精微體會產生強大有力的影響（生殖基體 śukra dhātu）；甲狀腺的調節節律有助於提升整體活力，因爲從甲狀腺中分泌出來的甲狀腺素監控著組織的新陳代謝。甲狀腺的功能顯而易見地控制著我們的生理時鐘，也是讓生理時鐘得以運作下去的部分原因。甲狀腺並非單獨作用，因爲它會不斷地給腎上腺與腦下垂體「發短信」，以便監測體內的整體能量水平；肩立式、犁式及喉鎖的內在作用可以刺激甲狀腺的腺體分泌物，並且調節其複雜節奏。

喉鎖結合普拉納呼吸法與制感攝心法（內在化感官）一起進行時，有助於降低血壓並增加副交感神經的活動；在進行喉鎖時，頭向前點的動作牽涉到大腦腦神經中樞之中的血壓變化。如果你曾經感覺頭暈目眩，你可能會記得要把頭放低；這種反射動作是由自主神經系統所觸發的保護反應，而自主神經系統負責調節血壓、心率與血管張力。在進行喉鎖時，腦幹的自主神經中心會收到來自頸動脈與主動脈壓力感受器所發出的監測血壓信號；隨著頭往下摺入頸部的摺縫之中，大腦也部分地進入了節能模式。放低頭部可增加通過頸部的迷走神經之副交感神經活動，促進平和與寧靜感受的生成。喉鎖結合完整的橫膈膜呼吸一起進行，可以降低心率、血壓與呼吸速率。

剛開始時，最好藉由規律地練習肩立式與犁式來學習喉鎖，因為這些體位有助於形成胸部與下巴之間的封印。在進行肩立式時，會對聲帶膈膜、甲狀腺、周圍的軟骨與肌肉組織加壓，使得喉囊更有彈性。許多學生因為在做這些動作時覺得有窒息感與局限感，而產生反感；因此在一開始練習時，我都會建議學生們以小腿平行地板、雙腳貼著牆壁的方式來學習肩立式，確保頭部不會承受過大的壓力。

練習48

準備進行喉鎖

這項練習可以讓你的頸部與喉嚨做好進行喉鎖的準備。仰躺在地板上，放一塊瑜伽磚並讓平的那一面墊在你的後腦勺下方；你的頭部在有支撐的情況下，當下巴縮往胸骨方向，頸後就會跟著延長；喉嚨務必保持柔軟不緊繃。將雙臂帶往身體兩側，雙手扣住瑜伽墊側邊並拉緊。如此將有助於固定肩膀並拉開它們與後腦勺的距離。同時，將肩膀外緣捲往地板方向，藉此擴展你的胸骨與鎖骨。務必讓喉嚨部位保持柔軟。維持這個姿勢三分鐘。

解開姿勢之後，仍然保持仰躺；用一條約兩百四十公分長的瑜伽繩，一端圍繞住頭蓋骨底端（宛如一條繞在枕骨上的迷你挽具），然後將膝蓋彎向胸前，讓瑜伽繩的另一端繞住你的雙腳。緩慢地將雙腿往天花板方向伸直，讓瑜伽繩開始繃緊；這條瑜伽繩的吊帶將會拉著你的頭往前彎，從而牽引頭蓋骨底端的肌肉（包括上斜方肌、背闊肌、半棘肌、枕下肌）。停留在這個姿勢幾分鐘。

解開姿勢，然後進入犁式，再進入肩立式，按照本章前述「所有體位之母」的練習說明來進行。當你倒轉軀幹時，務必保持喉嚨部位柔軟，並注意你的胸骨與下巴如何靠在一起。

最後，回到坐姿，讓軀幹兩側上提，胸腔上方的兩個角（「心臟之眼」）也可以上提並打開。輕柔地放下你的下巴，並將後腦勺往上滑；同時，抬高胸骨使其得以往垂直方向與水平方向擴展。接著，在你的胸骨與下巴之間塞一條面巾或是小條的毛巾，這讓你可以在喉鎖的封印下把胸部與下巴拉在一起，而毋須用力或強迫你的頭要往下塞。事實上，你的頭部往下的動作，應該要讓你產生平靜與安詳的感受。把意識轉向你的吸氣，緩慢地注入、充滿肺部。這時，你可以練習第六章中所描述的間斷呼吸法。

阿特拉斯（Atlas）的重擔

就脊柱動力學與喉輪的整體平衡來說，從頭部過渡到頭蓋骨是一個關鍵的相連處；因此，重要的是要將喉輪視爲不僅涉及頸椎前部的結構、更與頸後與顱底部位有關。最上端的這處脊柱並不像下背部的腰椎般固定在一起，後者藉著堅固結實、提供牢固與穩定基礎的小面關節連結在一起；相反地，頸椎可以自由移動。因此，與腰椎相較之下，頸椎關節可以活動的範圍更大；頭部可以側彎、轉動，使頭蓋骨（位於第一節頸椎的頂端）可以自由地點頭說「是」、搖頭說「不」，或是朝各個方向轉動。

一般來說，人體器官可以活動的範圍愈大，發生功能障礙的可能性也會愈高，這就是第一節頸椎與頭蓋骨相連處（稱爲寰枕關節）的情況。我們在前面已經看過脊柱底端的腰骶關節是如何容易因重複勞損、沉重壓迫而受傷；以一種對等的方式來說，脊柱頂端的顱脊相連處也很容易移位。

第一節頸椎（C1）稱爲「阿特拉斯」，以上背與肩膀舉起世界的那位希臘神祇而命名。這塊阿特拉斯之骨承擔著如同希臘神話的大力士海格力斯的任務，日復一日地支撐起顱骨這顆地球，導致彎曲與切變，從而使得寰枕關節移位。顱骨往往不對稱地置放在脊柱頂端，大部分人的頭都不是挺直的；這個問題通常會涉及單側的骨骼與肌肉沾黏，也就是說，由於頸側軟組織的張力，頸部會往單一側傾斜，而枕下肌群也不可避免地參與其中。注意這些肌肉如何垂直地、對角地以及（近乎）水平地定向，使得顱骨可以在第一節頸椎處往各個方向轉動（參見圖7.2）。由於右手與右肩佔有的主導地位，頸部右側緊繃的現象十分常見，將右耳往下拉向右肩方向；這可能伴隨著右肩的沉重壓力與勞損、右臂與右手的沾粘及右眼的疼痛發炎。以瑜伽的語言來說，視右側的壓迫爲身體主要的「太陽」側（右脈）處於發炎之中；當右側的頭蓋骨往右邊傾斜或坍塌，阿特拉斯就會往左邊滑動。

位於頭蓋骨後方的枕骨，是由穩紮於阿特拉斯上的兩隻小腳所高舉，它們是枕骨髁，而我則把它們視爲顱骨的坐骨（參見圖7.3）；枕骨髁是我們的第三組跟部，第一組是腳跟，第二組是臀骨跟部（參見九十六頁圖2.4）。爲了可穩定並輕盈地進行幾乎所有的體位，這三組跟部必須調準、對齊並達到平衡；而爲了使一個體位達到穩定與和諧，亦即帕坦加利在《瑜

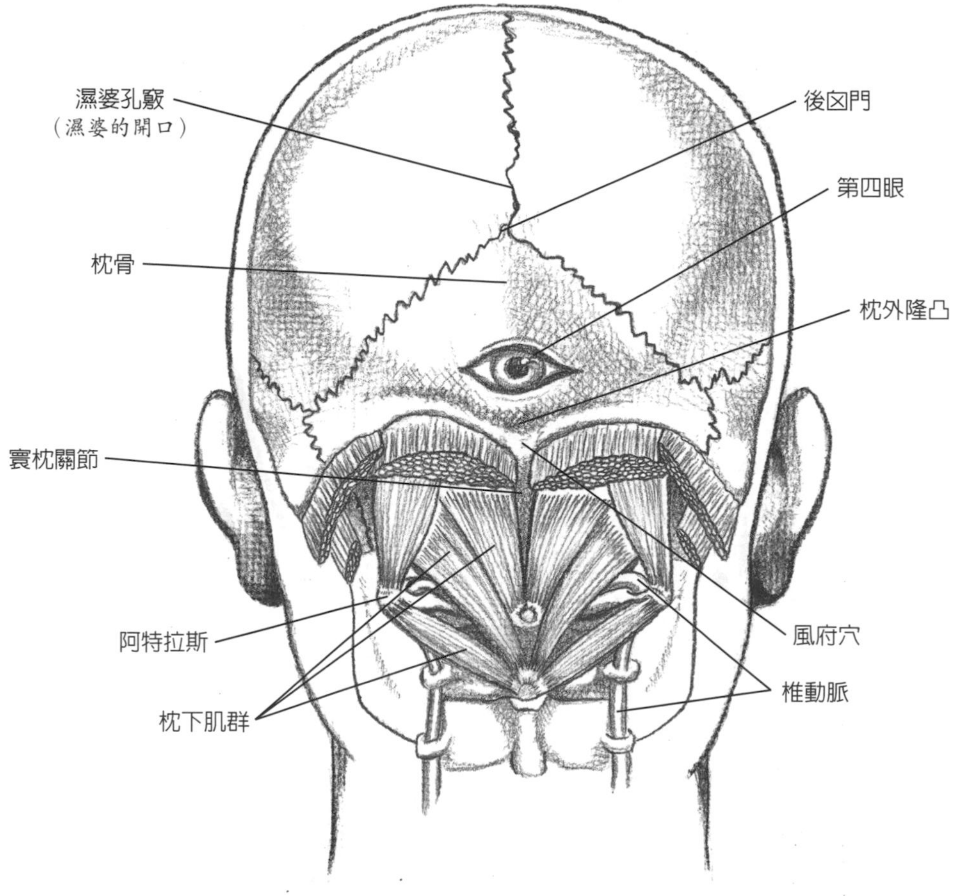
濕婆孔竅
（濕婆的開口）
後囟門
第四眼
枕骨
枕外隆凸
寰枕關節
阿特拉斯
風府穴
椎動脈
枕下肌群

圖 7.2　顱頸相連處

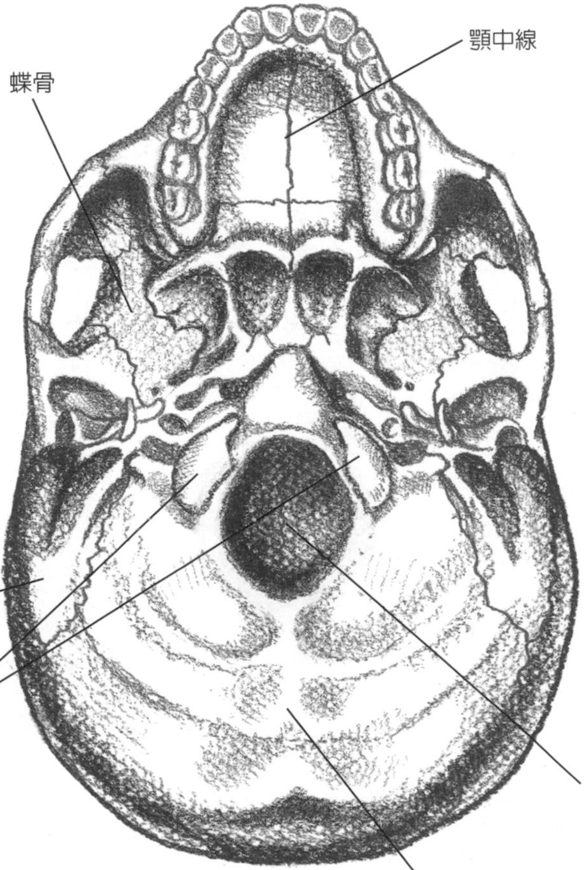

圖 7.3　枕骨髁，顱骨的「跟部」

伽經》中所定義的「穩定而舒適的姿勢」（sthira sukham āsanam），這三組跟部之間的校準極爲必要。讓頭蓋骨在顱骨跟部取得平衡，可使最佳的血液與神經衝動的循環進入頭蓋骨，包括穿過頸椎狹窄通道的椎動脈；除了頸動脈之外，椎動脈是唯一會供應大腦血液的動脈（參見圖7.2）。顱骨底端的對齊與調整需要持續不斷的關注與練習，因爲功能障礙往往出現在最簡單的活動之中，像是睡覺、打電話、提背包等。

練習49

平衡骨盆跟部與顱骨跟部

這項練習可幫助你對齊坐骨的接觸點（骨盆跟部）與頭蓋骨底部的枕骨髁（顱骨跟部），讓你察覺自己的頸部是否有一側比另一側的活動更受限。

採舒適坐姿，務必使坐骨平衡置放。一旦你在坐墊上安頓好，在平衡的坐骨上緩慢地左右擺動，讓擺動的幅度盡可能小而微，注意哪一側的坐骨可以較平穩地接觸到坐墊、下背的哪一側比另一側更為緊繃。接著，對齊與兩邊坐骨之間等距的那條中線，並讓頭蓋骨的位置對準骨盆的正上方，如此一來，你的頭不會被拉往右側或左側，也不會往前或往後傾。輕柔地抬起你的後腦勺，宛如你正在舉起一根天線以接收更好的訊號；枕骨底端的上升氣流，應有助於讓你的頭蓋骨往上浮起；同時，消除下巴、舌頭以及臉部的任何緊繃感。以微細、輕柔、幾乎無法察覺的動作左右擺動頭部，相當於在枕骨髁的跟部上擺動。觀察頸部兩側是否有任何輕微的拖拉或受限感覺，上頸部是否有哪一側較為緊繃？接著，讓頸部安放在兩邊枕骨髁之間等距的那條中線上。在這項冥想中，動作愈輕微，你愈能覺察自己的頸部與骨盆是否有任何結構上的細微偏斜。

現在，將你的重量擺動到一側的坐骨上，並同時將「同一側」的枕骨往天花板方向抬高；注意右側坐骨的「跟部」與右側枕骨髁的「跟部」之間的極性（它們往相反的方向移動），然後換邊進行。完成之後，停在中線，並將骶骨到枕骨這一段導引至脊柱的中線位置。停留三到五分鐘，然後以攤屍式休息幾分鐘時間。

無頸體位（no-neck-āsana）的危險

顱骨與頸部的集體結構極爲精細，很容易就會出現功能障礙；這部分是由於頭部與頸部的位置距離地面最遠，就像孩子們玩的堆積木遊戲，最上面的那一塊總是最容易傾斜與倒塌。

頭部向前歪斜而造成頸部底端的緊繃張力，這種最常見的現象導致了上胸椎被往後拉成不美觀的凸起形狀（參見圖 7.4），也造成了頸胸相連處的扭曲，這稱爲「貴婦駝」；下頸椎處的胸椎後彎，在老年人之中尤其常見。今日的鍵盤文化使得人們每天會花上多達十個小時打電腦，肩膀與頭部從中線逐漸往前移，這也是上軀往後移位的原因；這種文化，導致長時間待在辦公桌前的人們會更早出現胸椎後彎的現象。

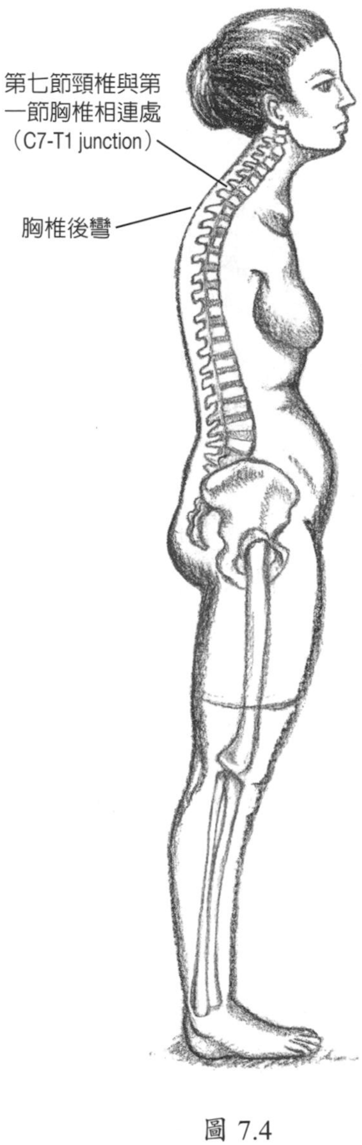

圖 7.4
上背的脊柱後凸

隨著人們的年齡增長，身高也會逐漸縮水，身體中再沒有別的部位比頸部受到更大的損傷了。我的魯爾夫治療法老師簡・蘇丹向來以他一針見血、直截了當的方式這麼說：「你得有個脖子啊。」一語道出了頸椎的長度與活動範圍之重要性；身爲一位徒手治療師，主要目標之一就是擴大顱底之內以及周圍的長度與空間。許多人蒙受「無頭體位」之苦，意思是他們的肩膀往上聳、後腦勺往下滑，從而擠壓到頸部。在所有的瑜伽體位中，極爲重要的一點就是要拉開脖子的長度，並有效地平衡軀幹頂端的肩胛帶。我們在前述曾經指出，在脊柱從後彎變成前彎方向的過渡之處，要保持其完整性是多麼地困難；枕骨後曲與頸部前曲之間的轉換是如此，下頸椎與上胸椎之間的轉換也是如此（第七節頸椎與第一節胸椎相連處）；爲了預防這個相連處的後方變圓，我的一位瑜伽老師描述了一種第七節頸椎「鎖」，也就是讓頸椎與胸椎相連處保持穩定於正確位置上，從而使頸部得以保持其長度與優雅姿態。

當上背往後移位時，頭蓋骨會失去重要支持，也無法保持其垂直位置，從而影響身體整體的健康與壽命以及通過頸部狹窄通道的重要結構——頸椎神經的根部可能會受到衝擊，椎間盤也會受到壓迫；肩膀與頸部肌肉的激痛點會使這種情況更形惡化，尤其是上斜方肌的激痛點。頭部的前傾可能會導致腦幹周圍產生壓力，對出現在顱底的十六條腦神經之神經流動造成阻礙。

許多姿勢都有助於將肩胛骨固定在背部，並可減輕頸椎與胸椎相連處的沉重負擔。在上背下方塞進一條捲毯或是一塊瑜伽磚的支撐魚式，是對抗上背C形曲線的最佳體位之一（參見第六章中的支撐魚式）。藉由力學壓力的運用，經常性地將肩胛骨固定在背部，也就是我稱爲「肩胛斜方肌動作」的姿勢，不但可使前胸得到擴展，更可讓上背部肌肉結塊的緊繃張力消失。

練習50

簡單的肩胛斜方肌動作

對於肩膀往前拖曳、胸肌緊繃、上脊柱側彎的人來説，這些練習是簡單可行的矯正方法（參見二六七頁圖6.5與圖7.4）。

1. 以山式站立。以雙手在背後握緊瑜伽繩圈，積極將雙手往後拉並遠離軀幹。如果你的肩膀僵硬、無法伸直雙臂，就把繩圈拉寬一些；當你握住瑜伽繩時，使雙手掌心向外，如此一來，你的雙臂也會向外轉。穩定地握住瑜伽繩，有意識地把側腰與胸骨都往上提。停留一分鐘，手臂要持續地保持往後伸展。

2. 可以在地板上進行動作的人，不妨直接進行上一章提到的支撐魚式。倘若有困難，就坐在一張面朝前方的折疊椅上，並在椅子的靠背上鋪一條毯子。往後靠，並讓肩胛骨扣住椅背；務必將肩胛骨的某些部分固定在椅子的靠背上，最好是肩胛的下緣，然後雙手拉住椅子的兩側，積極擴展你的上肋骨與鎖骨，同時將脊柱前側往天花板方向抬高。讓骨盆保持在座位上不抬起，持續來回拱高你的胸骨；椅子的靠背應該發揮支點的作用，幫助你將肩胛固定於背部。停留一分鐘或更長時間。

接著，在椅子上坐直，面朝前方，雙手在背後互扣（或是像你剛剛一樣用瑜伽繩來幫忙），前臂放在椅背的後方。當你把肩胛骨往下拉、遠離後腦勺方向時，前臂亦同時往下壓，並積極抬高胸骨、讓呼吸進入前方的肋骨。在進行這項運動時，你的肩胛骨應該往下收並往前壓入你的後背，矯正胸廓的過度後曲。停留一分鐘或更長時間。

對應的脈輪：喉輪與臍輪

我們稍早探討過脊柱兩端的脈輪如何相互對應。我們看到海底輪的最低點如何與頭頂的頂輪相互關聯，以及腹輪（位於骶骨的第二個脈輪）如何與前額及枕骨的脈輪（亦即眉心輪）彼此呼應。在這個章節中，我們將進一步檢視臍輪（位於消化中心的第三脈輪）如何與喉輪配成一對，形成生理上與情感上的關聯性（參見圖7.5）。從解剖學上來說，腸道與喉嚨經由消化道相連，這兩個中心都很容易受到情緒壓力的影響，因爲鬱積在身體中的痛苦會啃嚙腹部與喉嚨的脆弱結構。以荷爾蒙的角度來看，第三脈輪的腎上腺與第五脈輪的甲狀腺有著複雜的關聯性。甲狀腺掌管著人體的整個新陳代謝功能，是使我們忙碌活躍的基本原因，因爲它調節著能量的輸出；而在此之際，腎上腺會釋放壓力荷爾蒙，讓身體知道要多麼迅速、並以什麼程度的能量水平去做出反應。因此，這個腎上腺與甲狀腺的反饋迴路極爲重要，因爲那決定了人體在任何時候所需的反應時間以及費力的程度。皮質醇這種壓力荷爾蒙的水平，就是由甲狀腺與腎上腺的調節機制來加以調節與管控。

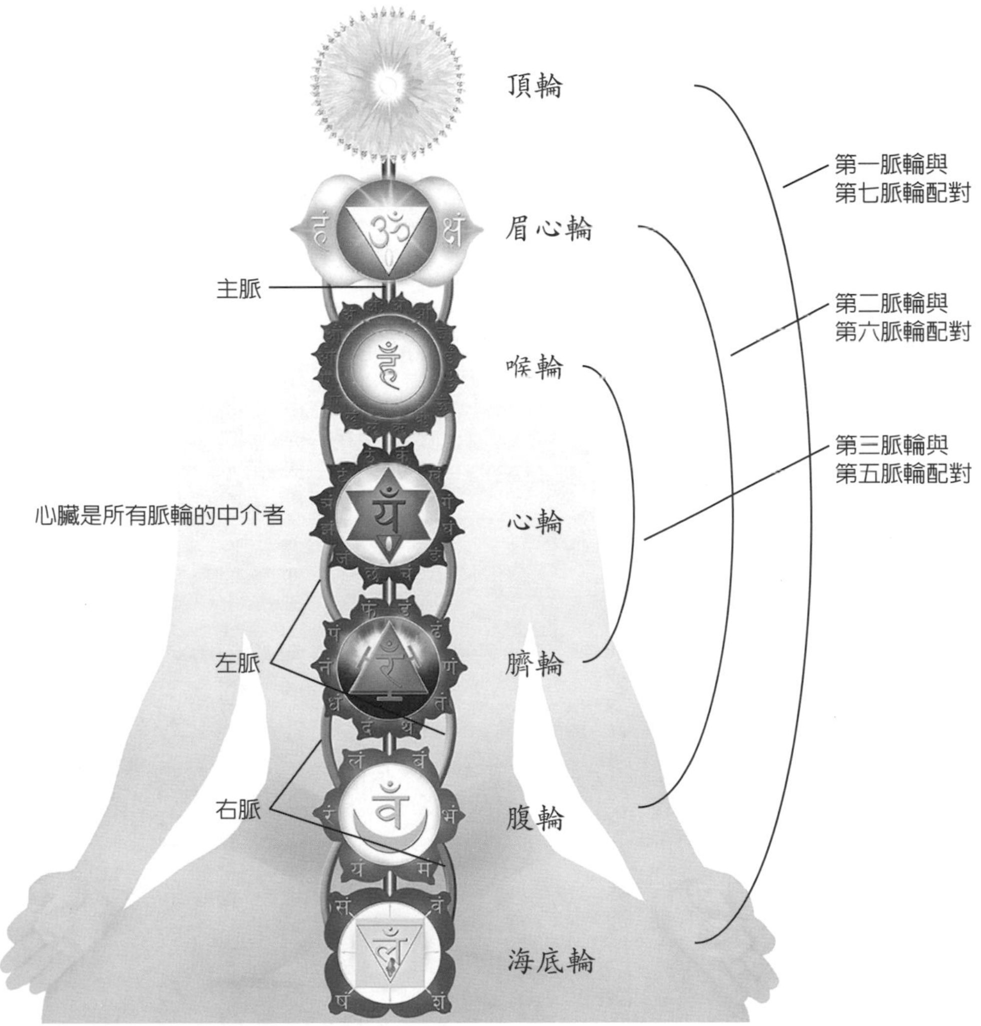
頂輪
眉心輪
喉輪
心輪
臍輪
腹輪
海底輪
主脈
心臟是所有脈輪的中介者
左脈
右脈
第一脈輪與
第七脈輪配對
第二脈輪與
第六脈輪配對
第三脈輪與
第五脈輪配對

圖 7.5　脈輪的對立極性

疲勞與甲狀腺失衡

以瑜伽的語言來說，這個腎上腺與甲狀腺的迴路支配了邁向世界並採取行動的深層生命力。當人們因疲勞而耗盡能量時，腎上腺與甲狀腺的平衡（包括大腦裡腦下垂體與丘腦下部的腺體分泌物）就會出現偏差失衡，導致甲狀腺機能低下症。能量精力低落、體重增加、沮喪抑鬱、便秘、肌肉與關節疼痛、容易被感染等，都是與甲狀腺功能減退有關的若干症狀。腎上腺衰竭與甲狀腺功能減退會削弱人體的整體活力，亦即普拉納生命力。

腹部與喉嚨中心一起監管著身體的指揮感與權威感。有鑒於生存衝動是由腎上腺皮質所激活，我們知道第三脈輪是人體生物意志的所在；同樣地，喉嚨是力量的來源，因爲言語是表達意向、需要以及願景的主要指揮中心，也是自我表達與實現個人力量的重要工具。

正語及正聽

言語可以是自我賦權的創造性泉源，是表達感受、想法及願景的工具，也可以是分裂、墮落、摧毀的武器。帕坦加利的八肢之道一開始就是「眞諦」（satya，正確地使用語言），宛如該門學科訓練的一道基石。在範圍更廣的瑜伽傳統中，瑜伽僅用於身體、言語及心智的精進改善，我們通常不會視正念的言語（在佛教的八正道中稱爲「正言」）爲瑜伽修習中必要的部分，因爲瑜伽目前所強調的重點僅在於肉體的技巧與造詣、呼吸與情感傷口的療癒。然而，謹慎的言語是監測思想與作爲以及獲得機會進入能量精微體的一項標記。

謹慎的傾聽，需要我們專注在「內心的語言」上，包括想法、情緒、態度、希望及恐懼。在冥想藝術中，這得靠著把坐骨放在冥想坐墊上數天、數月和數年時間才能做到；藉著辨識內心的語言，我們可以開始打破「慣性的敘述」。

傾聽內心的練習，可以在我們分類整理眾多聲音（在一生當中記錄並儲存於心靈之中）的過程中提供幫助；這些反覆灌輸到我們心靈之中的聲音，包括了父母、兄弟姊妹、教練、導師們的聲音，可以是譴責、侮辱的聲音，或是支持、正面的聲音，對自我認同的形成影響極鉅。假以時日透過在坐墊上訓練出來的敏銳辨別意識，冥想將可發揮過濾器般的作用。

在療癒「慣性」的潛在業識時，重要的是去分類、整理這些內化的聲音，尤其是不去認同羞辱、負面的聲音。透過冥想，「正聽」是療癒分裂自我的重要工具。

喉嚨的緊縮

眞心誠意的言語交流是極爲困難的一件事，感受與口語之間的不一致（轉換的差距）使得口語表達深具挑戰性，而情感尤其難以表達；年幼孩童倘若停止言語交流並被要求「住口」或「閉嘴」，這種情況會更形惡化。受到忽視、譴責、恐懼或壓抑的經驗，可能導致喉輪緊縮長達數年之久。過度害羞、口吃、呼吸問題、傾聽技巧受損、注意力不足過動症（ADHD）、慢性呼吸感染及慢性不活動（僵凍）模式也可能造成喉輪緊縮。然而，當我們的聲音變得明晰、得到淨化、並被賦予力量時，喉輪就成了個人成長的強大工具。

有許多日常用語可以表達喉嚨的緊縮，包括噎塞、哽咽、啞口無言、張口結舌、閉嘴不語；當我們受到不確定性與恐懼的折磨，我們會說像是「喉嚨裡有個疙瘩」般哽住了。從生理上來說，氣管的兩側會收縮、聲帶被扼住、頸部肌肉變硬、下巴卡住、舌頭緊繃；所有這些結構都與呼吸密切相關。因此，在學習有意識呼吸的第一個階段，我們會鼓勵學生們去解開束縛喉嚨的結。

練習 51

軟化喉嚨

這項練習可引導你軟化喉嚨之內與周圍的脆弱結構，你可以攤屍式仰躺或坐直來進行。

如果你採仰躺的姿勢，務必以摺疊的毯子來支撐你的後腦勺；如果採坐姿，則務必在支撐物上坐高，讓你可以放鬆腳踝與膝蓋並將它們放在地板上。首先，放鬆臉頰的皮膚，想像皮膚的毛孔張開，彷彿你正在接受臉部的美容按摩；徹底放鬆你的下巴，讓你的上下唇輕觸、舌頭往下抵住下排牙齒後方，感受上顎的臼齒與下顎的臼齒分開。藉著放鬆顎所受到的束縛與限制，你的整個喉嚨都能得到放鬆。

讓喉嚨周圍的皮膚以及頸部後方變得柔軟，宛如新生兒的皮膚般柔軟。想像你的氣管兩側變寬，使得你最內層的喉嚨也軟化了；當你的氣管變寬時，想像頸部最上方的椎骨也擴展變寬了。輕輕地讓後腦勺往天空方向傾斜，當呼吸拂過你的喉嚨時，觀察它的質感，感受這股極端輕盈的撫觸，宛如書法家使用的毛筆中最纖細的筆毛。持續五到十分鐘。

風府

在頭蓋骨後方的底部，也是支撐於頸部頂端的顱骨所在，有一個至關緊要的接合處；侵入性的風息可能從此處進入身體，並使神經承受痛苦的折磨。正如我們所見，頭部與頸部的相連處就像一把多方向的搖椅，由於其寬廣的運動範圍，很容易就會遭受令人痛苦的「風」之入侵。位於後腦勺重要支撐部位的第一節頸椎，是傳統中醫裡的一個重要針灸穴點；你若用手觸摸後腦勺正中央的骨結，這裡就是枕外隆凸，也是強大的頸韌帶將頭蓋骨連結、附著於頸部的位置（參見圖7.2）。從構造上來說，頸韌帶與馬或其他草食性放牧動物的鬃毛有關；透過這條韌帶與下頸椎（第七節頸椎與第一節胸椎交接處）相連，可以為頭蓋骨的所有運動提供穩定性。在枕骨的內側表面（相對於枕外隆凸）上，則是枕外隆凸的姊妹地標——枕內隆凸。拍擊後腦勺的正中央，這個內部的凸出物形成了硬脊膜（膜狀的覆蓋物，包裹住脊椎神經並拴繫住脊柱另一端的骶骨）拉力的連結部位。這個地標是顱薦椎運動的關鍵支點（參見一五五頁圖3.5）。

枕外隆凸的正下方，是傳統中醫稱為「風府穴」（督脈第十六個穴位）的針灸穴點；之所以稱為風府，是由於此穴位與五行中的風有關（參見一一五頁圖2.8與圖7.2）。這個穴位屬於穿過脊柱並進入大腦的督脈，而督脈則相當於瑜伽中所說的中央通道（中線）；這條經絡的作用在於保護大腦並屏障病原體，因爲大腦作爲高精確度的工具，極易受到各種干擾影響。

風府穴可用來減輕並平衡入侵頭部的任何寒氣或呼吸道感冒的發作，在傳統中醫裡，風邪入侵爲「外邪」之一，因爲風的本質就是會去穿透所有的裂縫或縫隙；傳統中醫學理來源之一的《內經》即指出，「故風者，百病之長也。」③其中，頸部與頭部最容易受到風的侵襲，從而擾亂了能量精微體與整個神經系統。

當多變之風入侵人體時，可能會出現諸如狂躁與驚悸等較嚴重的病症。侵襲神經系統的風也會擾亂睡眠模式，慣性失眠會在許多方面耗盡人體的能量與精力，而在令人耗弱的困境下，失眠反過頭來又會讓一個人更容易因風邪入侵而心煩意亂。

在瑜伽與阿育吠陀中，神經末梢是由風的元素「風能」（vāta）所支配。我們已經看到風的元素如何作用於心臟、胸部及手臂，當風穿透頭部與頭蓋骨時，會對神經系統產生侵蝕性的作用。在阿育吠陀中，這種作用加劇時，會導致心神不定、興奮激動、焦慮不安；當一個人深受注意力無法集中之苦，並像無頭蒼蠅般一下忙東、一下忙西，我們會說這個人是處於「風能紊亂」（vāta deranged）的狀態。

③ Peter Deadman, Mazin Al-Khafaji, and Kevin Baker, "A Manual of Acupuncture," *Journal of Chinese Medicine Publications* (2007): 549.

注意力缺失症（ADD）或注意力不足過動症之類的症候群在幼兒當中十分普遍，原因或許也是神經系統受到類似的干擾。由於網際網路的普及性以及高速連結的筆記型電腦、智慧型手機、或是行動設備的便利性，注意力隨著螢幕的碰觸而不斷地從一則資訊跳到下一則資訊，使得注意力分散的問題激增，並在不知不覺中對所有年齡層的人都造成了危害。今日，影像與圖像以迅雷不及掩耳的速度不斷彈跳、閃爍，注意力的持續時間也隨之縮減，使注意力分散的風亦如燎原之野火，一發不可收拾。有鑒於我們所處的這個時代是如此易於分心，在瑜伽訓練中視爲核心的專注練習，其優點可能比以往任何時候都來得更有價值；將注意力穩定地集中於一處的能力，不但是瑜伽修習的一個關鍵部分，對於取得進入能量精微體的管道來說也至關緊要。在帕坦加利瑜伽的八肢之道中，「凝念」（集中專注力）是其中的第六肢，也是通往吸收意識的境界之道；亦如帕坦加利的阿斯坦加瑜伽之論證，在佛陀所教誨的八正道中，正定（right concentration）是覺醒過程的最後一個階段。總的來說，瑜伽的修習有助於矯正注意力不集中、減緩煩躁不安與神經質愈發嚴重的傾向。

風能與心神不安

在傳統佛教訓練心智的框架中，有五種主要的障礙：貪、嗔、癡、慢、疑，會阻礙我們在這條道路上的進步。這五毒之中的慢，與煩惱之風有關，正是注意力分散的結果。當我教授到與探究這五種障礙有關的訓練課程時，我會詢問學生，哪一種障礙是他們個人最大的障礙；有趣的是，「慢」（包括憂慮）始終是其中最常見的一種煩惱。無休止的躁進彷彿瘟疫般毒害著美國文化，部分是因為美國的建國故事，是由尋求更美好生活的旅人們歷經遙遠而艱辛的旅程所建立；部分則是來自無所不在、貪婪成性的媒體致力於以更短、更煽情的片段來迷惑觀眾。躁動不安的心智或心靈，很難專注、活在當下、並保持承諾。分散的注意力會以電光火石般的速度顛覆集中的專注力，導致躁動不安、激動煩亂、焦躁不耐的情緒接踵而來，這些全都是體內風邪肆虐的症狀。這就是為什麼我們在冥想訓練中會強調「無執的觀照」，因為那會促成能量精微體中安穩的沉澱與深沉的平靜。

透過微笑來軟化喉嚨

當舒適與空間感存在喉嚨之中，我們就有機會擴展我們的能量精微體；藉由放鬆舌頭、軟化顎的咬肌與翼內肌、積極伸展喉嚨的內部組織，我們就可以做到這一點。微笑也是消融喉嚨中僵硬張力的重要工具。在印度與西藏的圖像學中，佛陀美麗臉龐上所雕刻出來的微笑，象徵著接受與不執著。來自德國詩人赫爾曼．赫塞（Herman Hesse）的著作《流浪者之歌》（*Siddhartha*）中，有一段文字如此描述佛陀的微笑：

> 面具般的微笑，是流轉於萬相之上的圓滿微笑，是超脫於萬千生死之上的永恆微笑；悉達多的微笑與喬達摩（他帶著敬畏之心去理解了上百次的這位佛陀）安詳、微妙、不可測度、時而慈祥、時而嘲弄、充滿智慧的千倍微笑，並無二致。戈文達知道，完美之人正是以這樣的方式微笑。④

這種千倍的微笑指出的不僅是泰然沉靜與無著，更是上顎、喉嚨及舌根的寬闊開口。上顎的放鬆暗示著深刻接受與內在認識（智慧的洞見）的顯現，亦即「超越智慧的智慧」。

---

④ Herman Hesse, *Siddhartha* (New York: New Directions, 1951), 122.

聲音的瑜伽

另一個放鬆喉嚨緊縮束縛的方式，就是利用聲音。正如喉輪是言語的殿堂，也是所有聲音的源頭。自古以來，音節發聲一直是透過氣脈傳遞振動的一種方式；梵咒瑜伽或稱聲音的瑜伽，甚至早於哈達瑜伽、並可追溯至吠陀的口述傳統，熟記的詩文可喚起宇宙的奧秘，透過某種普拉納呼吸法來吟誦詠唱。就像傳統的印度音樂家為西塔琴調音，能量精微體也可以透過發聲的效果激發出共鳴；聲帶與喉頭以及頭蓋骨中的空心竇腔，是使聲音產生共鳴的微型腔室。當聲波頻率在身體所有組織中（包括骨骼、腺體、器官及鼻竇）迴響時，能量精微體也會隨之振動。整體來說，人體的生理節律會產生一種低鳴聲，而吟詠可以加強能量精微體中的聲音共振。

聲音透過流動的氣流（氣脈）在身體中傳導，因此，聲音的瑜伽稱為「音流瑜伽」（nāda yoga），音流（nāda）這個字在詞源上與氣脈（nāḍī）相關，其共同的字根意指振動或迴響。在能量精微體中，氣脈為聲音的傳送提供了網絡，而梵咒的音節之聲更可放大整個身體的振動節奏；音調的連貫一致性可以使心—身的整合更為強大，以一種更全面的方式，使身體與來自一切生命之源的「至上振動」和諧共鳴。

練習52

讓喉嚨的花朵盛開

這項練習會為喉嚨帶來極大的放鬆感與舒適感，利用一朵花的觀想以消融喉嚨之中的緊縮束縛感，並在喉輪中創造出一股溫暖的光輝。

首先，採舒適坐姿，釋放下顎的所有緊繃感，放鬆頸部的皮膚與舌頭，讓重量自然往下落，宛如在進行攤屍式。延展內層的喉嚨，讓氣管的內膜像鬱金香的花梗般柔軟輕盈而容易彎曲；觀想鬱金香的花梗往下延伸進支氣管與肺部。想像鬱金香天鵝絨般的柔軟花瓣在你的喉嚨中朝四面八方張開，想像那些崇高莊嚴的淺紫色花瓣（喉輪的顏色）。隨著呼吸，把注意力放在這朵喉嚨之花的中心，品嚐一股微妙精美的香味，使你的整個喉嚨部位都充滿芬芳香氣。讓你的呼吸比以往任何時候都來得更為輕柔，並讓喉嚨柔軟地打開。持續十分鐘，然後躺下休息數分鐘。

喉嚨的天音

在脈輪的設計中，每個脈輪都有一朵固定的花，而每朵花的每片花瓣上都刻有梵文的字母（參見圖7.5）。從第一個脈輪開始往頭頂方向爬升，一路上每個脈輪的花朵設計都變得愈來愈精巧複雜，花瓣與字母愈來愈多，字母混合而成的殘響（reverberation）也愈來愈精細；在喉輪中，相關的音聲既輕柔又精妙，宛如天上之音。每個脈輪的種子音（種子梵咒 bija mantra）都是單音節的神祕音聲，透過吟詠每個音聲的方式，每個脈輪的「精華花香」都會綻放開來。

喉輪中的主音是「憾」（ham），周圍的種子梵咒則是十六個梵語的字母（喉嚨中的十六片花瓣，每瓣各有一個字母）。喉嚨中的輕柔氣音「哈」（ha）表達出喉嚨的精緻與優雅，與宇宙天鵝（haṃsa）的長頸之美有關；天鵝或鵝因其既能悠游於塵世的水中、又能翱翔於天上的能力而受到尊崇，梵天更選擇這雄偉華麗的鳥兒作為自己的坐騎。雄鵝象徵了超然於世的瑜伽修行者，因為這龐然大鳥雖然悠游於塵世水域，但牠的羽毛始終保持乾燥。在所有的瑜伽梵咒中，天鵝的疊句（以及它倒轉過來的發音：我是梵 so'ham）或許是最廣泛使用來喚醒自我與他人的不可分割性。天鵝讓我們想起大雄鵝天生固有的超然特質，而「我是梵」則是不二意義的一種簡潔表達，字面意義即「我就是那個」（I am That）。就像天鵝飛越無盡的天際進行遷徙，「我是梵」的經驗也涉及了進入純淨空間的冥想吸收過程。

原始而根本的A發音

口腔後方是發出最簡單聲音的所在，像是嘆息、尖叫、咿咿呀呀或是哭喊。新生兒所發出的第一個聲音，是上氣不接下氣的原始喉音a；a是最基本、最重要的發聲，是所有言語與歌曲的源頭。在梵語的複雜之美中，a是梵語字母表上的第一個字母，也是拉丁字母表以及所有衍生的羅曼語言之中的第一個字母。在梵文的神聖聲學中，a單獨作爲第一個音，亦即母音，也是創造者的聲音、一切萬物示現的根本源頭，存在所有的子音字母中，像是ya、ra、la、va等，也是產生字詞的通用之音，例如「prāṇāyāma」（普拉納呼吸法）、「ānanda」（歡喜）及「Bharatanāṭyam」（婆羅多舞）。在克什米爾濕婆教的不二論哲學中，a佔有超然的地位：a是濕婆，雖無定形，對所有語言形式來說都是不可或缺的一環。在梵咒瑜伽中，a是宇宙力量之源，包括了「嗡」的吟誦：第一個音節a代表創造，u意味著保持，而m則意味破壞。這三個音素一起發聲的「嗡」，表達出最終的現實以及從生到死的連續體。

練習53

吟誦A音

默默念誦a是讓口腔後方變寬並擴展上顎空間的極好方式。這項練習可使我們與梵文的母音以及萬物的源頭產生連結，幫助我們軟化喉嚨並放鬆舌頭、氣管及聲帶。

首先，在十到十五公分高的支撐物上採舒適的盤腿坐姿，讓骨盆的位置在腳踝高度的上方，讓頭蓋骨對準胸部中央的上方、胸部對準骨盆中央的上方；閉上雙眼，放鬆你的顎、上下唇肉以及喉嚨與頸背周圍的皮膚。接著，無聲地默誦a音；當你喚起這沉默之聲時，觀察喉嚨的內膜如何延展並軟化。就像在練習勝利呼吸法，感受a音在吸氣與呼氣時的輕拂。a音在內心所產生的振動，應該會帶來一種輕盈感以及與無限空間的連結感；觀想這個神祕的a音如何從喉嚨中心往外擴展並遍及全身。保持觀想五到十分鐘。

上顎的曼陀羅

位於口腔頂端的上顎是喉輪的最上端，以解剖學來說係位於咽頭頂端的前庭，鼻腔、口腔與耳腔皆在此交會（參見圖7.1），鼻咽則與位於脊柱頂端、安置於第一節頸椎上的顱骨位於同一個平面上。就像一連串環環相扣的地下隧道，上喉部也有好幾條通道匯聚於此，不僅包括了口、鼻、耳的感覺管道，還包括了呼吸、消化、聲音與淋巴系統的通道。

上顎是一層薄薄的骨頭，將口腔與鼻腔分隔開來，屬於上方的顎與顎骨的一部分，連接鼻骨螺旋狀內部結構的一塊含氣骨。傳統哈達瑜伽典籍亦暗示喉嚨後部的一個空間，是直接進入能量精微體的門戶；這個座落在口腔洞穴深部之柔軟上顎後方的凹處，何以受到如此高度的重視？對這個部位的描述多為隱密難解的語言與神話的參考文獻，因此很難加以解讀。當神經反射在口腔和骨盆腔之間傳遞時，上顎與會陰會產生相互作用；佛洛伊德即詳細描繪出生後三年中出口腔期與肛門期的神經發展重要性。與教養、親密關係、控制及性欲有關的心理議題，都與這兩個性區有關聯；巧的是，會陰到上顎也是維持生命所必須的昆達里尼在體內傳輸的主要途徑。

上顎在梵文中稱為 talumaṇḍalam（talu 的意思就是表面），而就像足底，我們可以將上顎視為另一幅能量精微體內部的藍圖。在印度教與佛教藝術中，曼陀羅就是由起點之中的起點所組成的設計，是冥想者用來導引自己通過心靈迷宮的一種宇宙縮影。

上顎的曼陀羅類似拱形的內部圓頂，將神聖的世界與世俗的世界分開。在神聖的建築中，拱形圓頂是通往天界的起點，清眞寺的半球形天花板或是十四世紀大教堂的拱形天花板都是實例。同樣地，在美國西南方普韋布洛人的大地穴設計中，最頂端的天窗出入口會直通地下的慶典空間。口腔的前室讓人聯想到美洲原住民起源的神話中所說的那種洞穴（本書開頭已講述過），是通往肉體與靈性誕生的門戶；在人體的結構中，上顎與顱底是通往頭蓋骨之穹頂的最高起點。

上顎與主線之通道

上顎是由兩塊配成一對的骨頭組成，中間有一條裂縫或說接縫；當你把舌尖放在上顎時，你可以感覺得到這條接縫，它與位於頭頂、將頭蓋骨分爲左右兩半的鋸齒狀縫合處（矢狀縫 sagittal suture）相符。這兩道骨骼接縫的彼此對應是相當重要的一點；它們以身體的中軸爲中心，是通往崇高中央通道的快速道路。

我想像，如果哈達瑜伽修行者有能力這麼做，他們會直接進入顱骨以監測大腦的活動，並激發出一種無私、深受啓發的意識。然而，球狀的頭蓋骨技巧地密封了起來，以便保護大腦的重要器官；因此，瑜伽修行者捲起舌尖往後抵在上顎或甚至滑得更遠、深入鼻咽後部的軟囊，以替代直接進入顱骨（參見圖7.1）。有鑒於上顎的位置接近大腦，這項運動可以監測大腦的活動；縮回舌頭並將其插入軟顎後方的前庭，這個動作稱爲「鎖舌印」（khechari mudrā），目的是封印起讓珍貴仙饌流淌下來的這道縫隙，並保留深層的生命力：

這條通道稱爲「主線」，用以作爲傳輸「普拉納之息」的通路，貫穿過上顎。當呼吸瑜伽、心與「嗡」開始運行時，普拉納之息就會上升。藉著將舌尖往後轉向上顎並結合感官，讓偉大去感知偉大，然後一個人即可達到無私之境；因爲無私，便不再有安適或苦的體驗。爲此，有此一說：「只要使受到約束的普拉納之息保持穩定、跨越障礙，一個人就可以連結至頭頂的無限之域。」⑤

在口腔後方的前庭，有部分被一塊水滴狀、從上顎懸吊下來的肉給遮蓋住，這塊肉稱爲懸雍垂。如果你從未檢視過自己的懸雍垂，不妨下一次在浴室照鏡子時，宛如進行獅子式（simhāsana／lion pose）般地將嘴巴大大張開，你會看到一個懸掛在上顎後方的柔軟結構。這個懸垂物體連同夾在它後方的扁桃腺，是免疫系統的一部分；當我們在吞嚥時，軟顎以及懸雍垂會向上拉起並封住鼻腔，使得食物或液體不會進入鼻腔。

在瑜伽系統深奧的解剖學中，懸雍垂宛如懸掛在洞穴頂端的鐘乳石，甘露據稱就是從頭蓋骨滴落此處、再落入喉嚨之中。神聖的瓊漿玉液或諸神的神酒源自於頭蓋骨之中的油壺，這個概念在瑜伽秘傳的典籍中尤其顯著。從生理學上來說，這些永生的微滴（永生神藥）事實上是腦下垂體所分泌的荷爾蒙精煉淨化物，而腦下垂體這個頭蓋骨之中的主要腺體，就位於鼻咽頂部上方的幾毫米處（參見圖7.1）。我們已經看到脈輪如何反映人體之中的腺體中心，以及荷爾蒙之於生物功能的強大影響。瑜伽修行者會將舌頭插入軟顎後上方的前庭，並試圖藉由此方式監測來自腦下垂體這個最強大腺體的分泌物。

⑤ Nicolai Bachman and Tias Little, *Mairi Upanisad*, ch. 6, verse 21, 2014.

練習54

舌印（tongue seal／jihva mudrā）

這項冥想是一種具有數百年悠久歷史之技巧的變化版，涉及如何讓舌頭在口腔中往後轉，以擴展上顎並釋放喉嚨後方的緊繃張力。

首先，採舒適坐姿，讓脊柱與骨盆得到適當的支撐。坐在十到十五公分高的坐墊上，讓骶骨部位有上提與輕盈的感受；輕柔地讓後腦勺往天花板方向抬高、讓顎略為往下降，藉著左右擺動顎來放鬆下顎骨，然後讓顎往下滑、拉開與耳朵的距離。接著，捲起舌尖並往上置放在上排兩顆前齒的後方；這就是舌頭的起始位置。感覺下顎如何開始進一步放鬆並下滑，然後將舌頭往後滑至上顎的正中心，以舌尖輕輕地往上推，抵住上顎的中線，想像自己正在打開嘴裡的一把小陽傘。當你在上下排牙齒之間製造空間時，感受上顎隨之擴展，整個顱底也從而往水平方向擴展開來。保持極輕微的壓力（相當於你在電燈開關上調整光線會用上的力道）五到十分鐘。這個內在封印可以在任何時間進行，不論是開車、聽音樂或是在進行瑜伽的體位法時皆可，這是鎖舌印的種子運動，而鎖舌印還包括了將舌頭一路往後捲至軟顎的後方。

三河匯流

在印度古老的宗教傳統中，三條河流交會的匯流處是最神聖的所在。北印度舉辦大壺節（Kumbha Mela）的安拉阿巴德（Allahabad）是全世界最大的朝聖地，每十二年就有多達八千萬名印度教徒聚集於此，此處即為三河匯流處：恆河、亞穆納河，以及神話般的地底河薩拉斯瓦蒂河。信徒們前來此處沐浴、清潔、淨化、並供奉儀式祭品。大壺節的位置之所以被視為聖地，是因為人們相信在乳海翻騰之後，不朽之液的微滴便從天上諸神所揹負的一個大壺之中落入人間。

在印度的地貌中，人們認為土地的「主體」與人體的組織有著相似之處；而在能量精微體的地形中，喉嚨就是三河匯流之處：聽覺管、鼻腔及口腔。就像大壺節的聖地，喉嚨後方也是能量精微體中三條傳送普拉納之息的大河（左脈、右脈與主脈）匯聚之所；正是在喉嚨的結構之中，神聖仙桃的微滴是從頭蓋骨的「天堂落下」的液體。

神聖甘露之滴與藍色喉嚨

印度最廣爲人知且深受喜愛的神話之一，述說的就是在喉嚨血管神經叢中接取、保有這些珍貴甘露滴液的試煉；這個故事牽涉到邪惡力量和神聖力量之間，以及純淨與有毒危險界限之間的鬥爭。「乳海翻騰」的故事始於宇宙時間之初的原始海洋，終於濕婆的喉嚨，揭示了兩個界域的流動力量。我們在第二章中已看到這個故事如何描述出與昆達里尼有關的爬蟲類原始力量。龜屯守在海底（屬於第一個脈輪）並揹負著地球上的第一片陸地須彌山，當諸神與惡魔進行了一場實體的拉鋸戰，拉扯著宇宙巨蛇（阿迪舍沙 ādiśeṣa）的兩端，地球的質量開始被啓動了；在海面的旋轉力量導致海水劇烈攪動，所有生命遂從這攪拌器般的攪拌波動之中誕生。

良善與毀滅這兩股力量之間的競爭所引發的激烈翻騰與動盪，是對隱藏於高山／脊柱中不朽甘露（永生神藥）的一種全力以赴的追尋。因此，諸神與惡魔上演了第一項苦行，海洋颼颼地激烈攪動產生了至高無上的維生物質，稱爲「水」（soma）；這個創造萬物的神話，暗示了繁殖行爲以及產生生命所必需的摩擦。然而，當這樣的翻騰結束之後，一種黑色的有毒物質出現了，無論是諸神的力量或惡魔的力量都無法應付它。因此，他們給濕婆發送了一通衛星電話，因爲除了濕婆，還有哪個創造與死亡的神魔先驅能夠處理這樣的毒藥？濕婆立刻將這毒藥一飲而盡，但因爲他擁有瑜伽的修行魔力以及苦行的無窮力量，他並未將毒藥吞嚥下去，而是藉由喉鎖讓毒藥停留在喉嚨，並未滲入、轉移與摧毀他的身體。這項物質經歷了某種煉金術般的神奇轉化，使得濕婆的頸部變成了深藍色，璀璨的藍寶石色彩。從那天起，濕婆便被稱爲「青頸」（Nīlakaṇṭha／Blue Throat），而他的湛藍皮膚證明了對女士們充滿吸引力；事實上，濕婆的神聖伴侶帕瓦蒂承認，正是濕婆頸部皮膚的光彩，誘使她投入他的懷抱。

濕婆的變形與淨化的力量將毒藥轉化爲熱情、將中毒轉化爲純淨，與昆達里尼瑜伽的神奇煉金過程有關；濕婆的消毒能力，則與免疫系統的保護角色有關，保護身體免受不純不潔的雜質所侵害，尤其是喉嚨之中與周圍。青頸神的故事暗示了與喉嚨有關的力量，這股力量不僅與免系健康以及普拉納之息的精煉純化有關，更與瑜伽力量的培養有關。

在深奧的瑜伽傳統中，喉嚨部位的淨化可以累積起驚人的力量。舉例來說，在帕坦加利《瑜伽經》關於非凡成就（神通 vibhūti）的章節中，據說透過對「喉井」的深刻冥想，瑜伽修行者可以克服各種渴望（對喉穴的冥想可戒斷飢渴欲望 kaṇṭha kūpe kṣut pipāsā nivṛttiḥ，第三品第三十頌）。在傳統瑜伽中，認爲不執著是「超越了飢渴的渴望」，表示修習者已臻最高存在狀態，不需要攝入或經歷任何其他事物了。

在下一章中，我們會看到顱頂之中的空間如何成爲最高智慧與止定經驗之源頭。在這一章，我們已然理解喉嚨（尤其是上顎）爲何是進入能量精微體的一條直接而便利之捷徑。現在，就讓我們進入顱骨之中；這不僅是需要微妙靈敏度的一步，更是這趟脈輪之旅的高潮。

8

頂輪上的寶石

無限空間的光明

這樣的心智經歷過無始無盡的劫，從未改變，從未生或死、現或滅、增或減；它不是純淨或不純、善或惡、過去或未來，不是真或假、男或女……。它不汲汲於實現，也不承受任何業力；它沒有任何力量或形態，就像空間，你無法擁有它、也無法失去它。山脈、河川或岩壁都無法阻擋心智的運動。

——《達摩血脈論》（*The Zen Teachings of Bodhidharma*, Bloodstream Sermon）①

釋放頭蓋骨之中的緊繃張力是瑜伽訓練中極爲重要的一部分，因爲唯有開啓塞滿了數十億個神經元的大腦之中與周圍的結構，才能讓放鬆感遍佈整個神經系統。瑜伽練習強調平撫、安定顱骨內的所有結構，包括顱骨、顱骨肌肉以及最重要的感覺器官。這些精細組織倘若無法放鬆，大腦很難在深刻的冥想狀態下（止定）歇息。因此，哈達瑜伽強調制感攝心法（柔緩並昇華感官意識）的重要性。

人體極像是一座中古世紀宮殿，只准許從主要大門進入；感覺刺激也是經由九道「大門」輸入與流出，其中有七道在頭蓋骨之中：兩隻眼睛、兩個鼻孔、兩隻耳朵以及嘴巴。宛如哨兵保衛著宮殿大門，瑜伽修行者也保護著這些門檻：關起你的耳朵、用舌尖抵住上顎、讓雙眼目光定著於中線，都有助於監測流經感官大門的活動。另外兩個孔竅則位於骨盆底，根鎖管轄著這兩道位置較低的大門。

藉由感官的內化，瑜伽修行者可以與體內普拉納之息的源頭重新結合。在《薄伽梵歌》中，當阿周那問黑天最大的犧牲是什麼，黑天回答：

> 藉著封閉起人體的大門，
> 並將心智吸收進心靈之中，
> 專注於顱骨之內的重要呼吸（普拉納之息），
> 一個人可以安立於冥想中。②

正如前述篇章所見，在瑜伽中，龜如何因其可縮回四肢的能力而備受珍視（參見一一〇頁圖2.7）。收縮能力與隨之而來的內在感，與制感攝心法有其相似之處。在瑜伽的道路上，將心智往內轉向本身、遠離周邊的大門，揭示了瑜伽的空性與明澈本質。在帕坦加利的八肢

---

① Red Pine, *The Zen Teachings of Bodhidharma* (New York: North Point Press, 1987), 21.

② Nicolai Bachman and Tias Little, *The Bhagavad Gita* (unpublished translation, 2014).

瑜伽之道上，隨著體位法與普拉納呼吸法而來的制感攝心法，是最後冥想的三肢（凝念、禪那、止定）的必要前奏。在阿斯坦加瑜伽中，將「持戒」、「精進」、「體位」以及「普拉納呼吸法」這前四肢稱爲外肢（outer limb，外在階段 bahiraṅga），後四肢始於制感攝心法，是爲內肢（inner limb，內在階段 antaraṅga）。在瑜伽道路上，這種深刻的回歸自性照亮了能量精微體。監測刺激如何流經感官大門，不僅可以減輕顱內壓力——我的一位老師將此描述爲「大腦的壓榨」，還可以促進大腦神經化學作用的微妙變化。

大腦可以說是在人體所有器官之中，最難去影響或改變的，也無法以實質的方法來調整。我們可以藉由彎曲或伸展脊柱的方式來巧妙地調整大腸、肝臟或是胃部，也可以透過調節呼吸的方法來改變心臟與肺部的收縮節奏；但是，要用相同的方式去操縱精心安置於球形顱頂之中的大腦，是不可能的任務。因此，「冥想的狀態」、「以心爲中心的慈愛情感」及「梵咒的振動節奏」，都是取而代之用來影響大腦深處指揮中心的方法。

在冥想的傳統慣例中，專注心志以深入體內最深處的昇華通道，會帶來深遠的神經與荷爾蒙變化。頭蓋骨（以及整個神經系統）之中緊繃張力的減輕，可促進大腦的腦幹、顱神經、內分泌腺體、脊椎神經等敏感組織舒張；當緊繃張力減輕時，呼吸節奏變慢、顱內宛如潮汐般的節律變長、心率下降、副交感神經的調節活動增加。智慧的教導讓我們知道，這些改變涉及心靈逐漸遠離堅實獨立的自我觀點並開始重組，爲我們帶來某種明澈度：分裂、二元的心智框架逐漸消蝕，取而代之的是一種無所不在的意識，作爲所有感官與心靈體驗的來源。

在我們繼續這趟前往頭蓋骨頂端並探索大腦深層能量的旅程之前，我們必須檢視某些涉及感覺意識的結構。首先，我們要研究顎，因爲顎內的緊繃張力會對顱骨與全身造成全面性的影響；接著，我們要探討耳朵，以及耳朵對普拉納之息流動的重要性。最後，我們會看到眼睛這兩道大門如何在感官知覺中扮演主導的重要角色。平衡這些包含感覺器官在內的複雜精細結構，對顱的力學以及大腦的流體動力學來說極爲重要。

顎的大口

在理想姿勢下，鎖骨上方不應有肌肉緊繃張力的存在；也就是說，頸、顎以及頭蓋骨不應承受力學的壓力。遺憾的是，結構上與心理上的緊繃壓力往往會不知不覺地潛入大腦周圍的結構，包括頭皮、顱骨、臉部肌肉及顎的結締組織；當壓力在體內逐漸累積時，使顎能連附於頭蓋骨上的強大肌肉也會隨之收緊。因爲顎的咬緊或夾緊動作，屬於人體保護大腦與喉嚨重要結構的一項機制。

使得顱骨如此特別且難以操控的原因在於，下方的頭蓋骨包括了活動度極大的顎骨，而上方的頭蓋骨則是由相對固定的骨頭所組成（圖8.1）。二十二塊骨頭組成了頭蓋骨與臉部，其中只有一塊骨頭，亦即下顎骨，可以自由地移動；下顎骨可以朝多個方向鉸接，也可以側向移動、向前伸出、向後縮回及旋轉。顎的功能極爲複雜，在人體內處理多重任務，扮演著與消化、呼吸與免疫有關的多種角色。顎作爲產生言語的器官之一，與言語表達的發音與清晰度有關；同時也是表現情感的構造，其肌肉張力傳達了從親密與愛到恐懼與厭惡的各種感受。我們都有過這些體驗：憤怒與自我防衛時，顎會變得緊繃而密合；放鬆與睏倦時，顎會變得鬆弛；大笑、開心的時候，顎是柔軟、寬鬆、張開的。簡

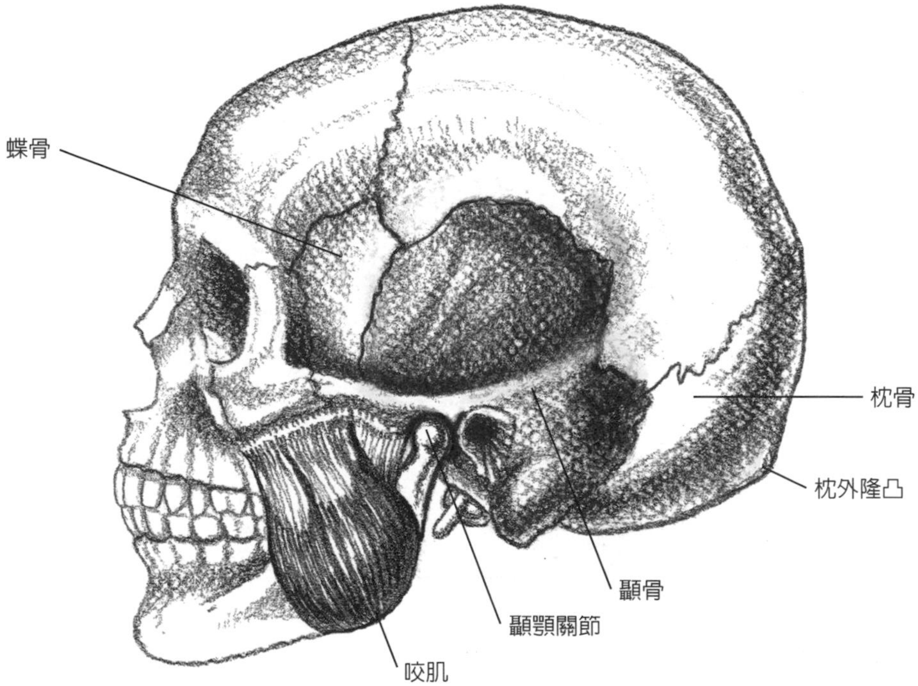

圖 8.1　顳顎關節

言之，下顎骨相當於封入了自我，因爲內在的情感狀態很容易就會呈現於顎部。

下顎骨毗鄰大腦與感覺器官的位置，是一種結構上的危險地帶，因爲顎是情感與心理緊繃張力的磁石，並對大腦功能有著無所不在的影響：百分之三十八的大腦神經輸入是來自支配臉、嘴及顳顎關節的神經。③

對於成人以及愈來愈多的孩童來說，顎的肌肉緊繃張力會導致顳顎關節的錯位。當顎無法對稱地重合時，頭蓋骨的精細結構可能會隨之受損、產生病症。金錢、家庭需求與工作的日常心理壓力，都很容易使顳顎關節緊繃而產生勞損。

除了我們曾在第三章檢視的太陽神經叢外，顎也被賦予了意志的力量。當我們的意志受到阻撓或是被抑制時，顎往往會緊緊咬住或是變得僵硬；雄心抱負、好強競爭、剛毅決心，就像是硬漢代表人物約翰·韋恩（John Wayne）突出、緊鎖的顎所呈現出來的表情。正如緊握的拳頭，緊繃的顎也是累積的憤怒、困住的怒氣及壓抑的悲傷的表現。顎承載了情感痛苦的衝擊，而這些痛苦源自於缺乏愛、保護或者親密感。然而，大笑與微笑是身體表達喜悅、歡樂以及愛的方法，並有助於放鬆顎的強有力肌肉組織。

在面對威脅生命的情況時（不論是眞實或想像的），顎是最先產生收縮的身體結構之

③ Hugh Milne, *The Heart of Listening, Volume 2* (Berkeley, CA: North Atlantic Books, 1995), 190.

一。在第五章中，我們回顧了湯瑪斯．漢納在他的書《身心學》（*Somatics*）中所創造的「紅燈反射作用」一詞；在此，他描述了那樣的反射作用在啓動時，顎會發生的事：

如果一個女人走在街上，突然聽見一輛車子引擎逆火所發出的爆炸聲，接下來會發生的事就是：在十四毫秒中，她的顎部肌肉會開始收縮；緊接下來大約二十毫秒中，她的眼睛與額頭會開始收縮，但是在她的雙眼緊閉之前，她的肩膀與頸部肌肉（斜方肌）在二十五毫秒時已接收到收縮的神經衝動，於是她會聳起肩膀並往前拱起她的頭。④

這種保護性的反應會導致肩膀往前拖曳（參見二六七頁圖6.5）以及上背的胸椎後彎（參見三二六頁圖7.4），這是一種原始的神經肌肉反射作用，連結至位於大腦邊緣系統深處、掌管自我防衛的中心。困在身體之中的疼痛可能會導致顎變得僵硬，然而，當身—心突然陷入不知所措的狀態，譬如遭受突然的襲擊，這時顎可能會鬆垮落下；在遭受巨大損失、挫敗、悲傷或是投降之時，顎會鬆手，就像俗語所說「下巴掉下來」的經驗。

當我們處於壓力之下，顎會與它鉸接的顳骨連接在一起（這就是顳顎關節名稱的由來），這主要是由於強有力的咬肌將下顎骨固定在頭蓋骨上，你可以觸摸到顴骨外側下方咬肌的強壯纖維。顳顎關節的形狀像球窩關節（雖然它被分類為鉸滑關節），在能量精微體的動力學當中，顳顎關節位於頭蓋骨側面的位置，與骨盆側面的球窩關節位置有著關聯性。在骨盆與頭蓋骨的結構動力中，下顎關節與髖關節都保有相互作用的張力。

練習 55

攸關生死的顎

在動物界中，顎部藏著一個生死存亡的古老反射作用。動物在面臨威脅時，會露出牙齒、咬緊下顎、咆哮嗥叫。牠們的顎部分屬於喉嚨、部分屬於顱骨，是一種古老的構造，不僅用來捕獲並攝取食物，而且用來保護與防禦；這種最古老而鋒利的工具，有效地決定了其擁有者是獵食者還是被獵食者。在數百萬年的演化史中，回溯至霸王龍與劍齒虎的時代，顎可說是身體中最重要的骨頭，在攸關生死的反應中必須採取行動。動物以顎的強大鉗夾反射動作進行攻擊並防衛，渡過無數次奮戰到最後的挑戰。人類的下顎骨仍保留了這種史前的反射作用。

④ Thomas Hanna, *Somatics* (Cambridge, MA: Da Capo Press, 1988), 50–51.

放鬆顎部

這項練習是消融下顎骨中緊繃張力的有效方法，你可以在工作時、等紅綠燈或塞車時，或者就在你晚上就寢之前進行。以攤屍式仰躺，讓作用於頸部與頭蓋骨的地心引力得以釋放，頭部以約五公分高的毯子支撐；深呼氣數次，以便放掉可能深藏在顎之中的所有緊繃張力，讓舌頭落到下排牙齒後方的嘴巴底端。用你的顎來練習攤屍式，也就是放鬆耳下、下巴中央、上唇上方的皮膚，讓你的顎稍稍鬆弛，以便讓下顎骨可以輕鬆落下、遠離上顎；注意你的後臼齒，務必使上下排牙齒分隔開來，上下唇也略為分開。繼續用你的舌頭來練習攤屍式，讓它可以輕鬆落下並像一片芭蕉葉般攤平開來。現在，把嘴巴張開約三十度，讓手掌根抵住下巴中央（在下顎骨的最下方部位，稱為頦隆凸）；藉著下顎骨向前延伸的動作來打開你的顎，同時一邊用手掌根來抵抗、阻止顎的前伸動作。持續緩步張開你的顎，一邊持續提供阻力；隨著顎逐漸被打開的動作，你會拉伸到咬肌與翼狀肌的不同纖維，以及將下顎骨保持在固定位置的顳顎關節韌帶。接著，將手掌根放在顎的側邊，張開顎並將它移往側邊，再次以手掌根抵住並提供阻力；一樣緩步張開你的顎，持續前推與抵抗的動作。如此可以拉伸反向的咬肌與翼狀肌。完成之後，再換邊進行。

進行整個練習約五分鐘，然後闔起你的顎，注意是否有任何熱氣或張力從你的臉、顳顎關節及耳朵消散出去。讓輕鬆、柔軟的感受遍佈你的整個頭蓋骨。

空間與神聖之耳

顳骨呈美麗的扇形，其骨質基體中容納了耳孔。耳朵有三個區隔開來的隔室：外耳道通往一個迷你膈膜，亦即鼓膜；中耳的前庭空間則經由聽覺管一直延伸到喉嚨的最上方部位（參見三一五頁圖7.1與圖8.2）。耳朵中的微小骨頭可以像摩斯密碼一樣，敲打信號傳送到大腦。中耳的槌骨會敲打砧骨，砧骨隨之敲打鐙骨；鐙骨是人體中最微小的骨頭，將聲音傳送至內耳。內耳中有一個貝殼狀的螺旋結構，叫做耳蝸（希臘語的海螺殼之意），經由前庭耳蝸神經直接向大腦發出聲音信號。內耳之中充滿了液體，成千上萬專門的毛細胞標記著人體結締組織與關節之中的姿勢變化。

耳朵這個精緻而纖細的器官，與距離僅幾毫米之遙的下顎骨之強有力的結實構造，形成了鮮明對比；顳顎關節的壓縮會導致下顎骨往上固定、抵住顳骨，可能會抑制它們的移動並使內耳微小的骨頭受損。咀嚼上所遭遇的問題，像是用力磨咬、拖扯、牙齒創傷，往往會引起磨牙症並影響顳骨的微妙平衡。當顳顎關節可自由運作而不受限制時，整個頭蓋骨的壓

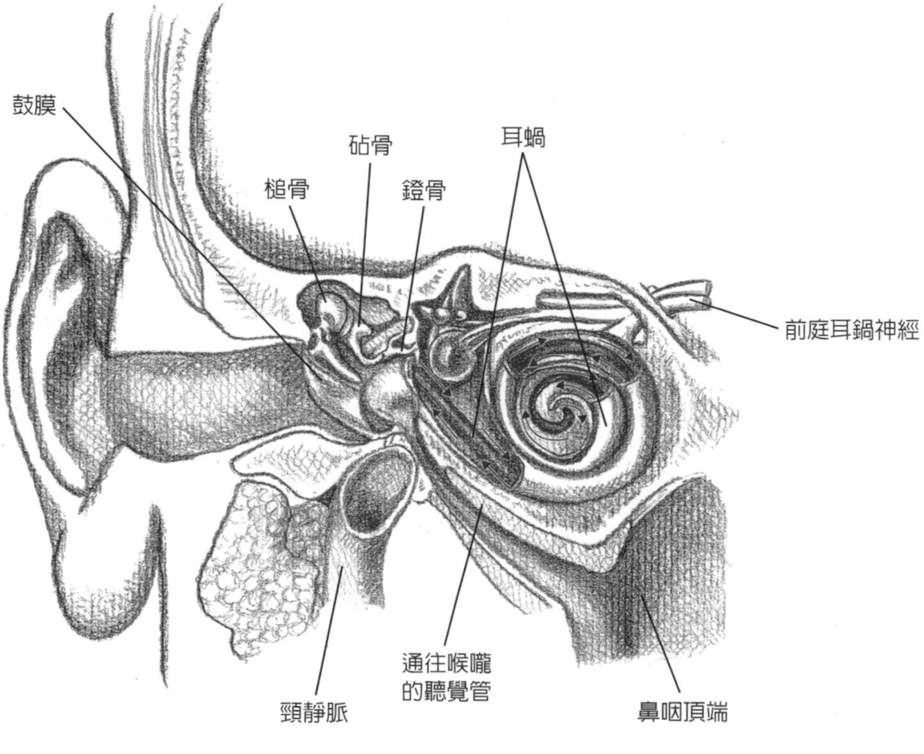

圖 8.2　聲音通過內耳的路徑

力就會解除，代之以一種輕鬆自在、平靜安詳的感受。

在冥想練習中，有意識地使顳骨「浮起」以誘發出大腦之中的平靜與放鬆感，是極爲重要的一點；這可能會爲大腦顳葉（形狀與顳骨內側凹面輪廓相符）帶來間接的影響，顳葉負責的是處理聽覺輸入、組織語言與口語能力以及儲存記憶。

在所有的感官之中，耳朵可以與能量精微體產生最立即、最廣泛的連結；耳朵不僅連結了內在呼吸與普拉納之息的流動，更是通往整個聽覺領域的通道，因此在瑜伽中，將耳朵視爲神聖的。耳朵更甚於眼睛，是通往能量精微體的門戶。聲音與視覺領域不同，視覺影像或圖像會在大腦留下持久的印象，但聲音是短暫的，其印記更難以追蹤；但儘管視覺印象使得世間萬物似乎更爲永久而眞實，耳朵卻可直接驗證這世界的瞬息無常。

所有聲音皆透過大氣傳送，因此耳朵等同於以太（空間）。以太是第五個五行元素，也是其中最精微的一個（參見二十八頁圖1.1）；在梵文中，以太指的是不可分割的事物，暗示著無法以任何方式分割、解構或縮小的純淨空間。爲了概念化以太的縹緲境界以便於理解，你可以想像高聳的喜馬拉雅山峰之巔，那裡空氣稀薄且大氣壓力降低；濕婆就住在喜馬拉雅山最高的巓峰，在那樣的海拔高度下，空氣（風能）會變成空間（以太）。同樣地，在身體的地貌上，以太元素也存在於顱骨的頂峰之上。

空間是最底層的基礎，所有其他物質元素皆從其中而生，普拉納之息也是從空間之中誕生。空間的重要性及其與耳朵的緊密關聯，在帕坦加利《瑜伽經》的第三章中，關於神通力（非凡力量）的部分有加以說明：據說透過深沉的傾聽，耳朵可以融入純淨空間之中，我們可以獲得「神聖之耳」（透過眞戒的修習結合耳朵與以太，而得天耳通 śrotra ākāśayoḥ sambandha saṃyamād divyaṃ śrotram，第三品第四十一頌）；神聖之耳就是可透過聲音喚醒純淨意識的耳朵。正如我們在第七章所見，聲音與音節共鳴透過氣脈振動時可以活化能量精微體，梵咒的迴響作用可以淨化身體的精微通道；同樣地，在勝利呼吸法中，耳朵會隨著微細的呼吸聲調整，其中的絲絲作響聲只有內耳才聽得見。在能量精微體中，內耳可強化與神聖聲音的連結，這種聲音稱爲梵音，字面之意即爲「創造者的聲音」。因此，聲音的傳送可帶出我們與最深層靈性的密切連結。

在這趟從身體最底端到頭頂的旅程當中，我們已經從腳底的堅實土地轉移到了位於頭蓋骨聖所中的空間之域。智慧的傳統觀念認爲，空間與心智都是無所不在的；但考慮到空間並非實際物質且沒有任何的特色或特點，並不能算是一種眞正的元素，是故在冥想傳統中也不能過分地強調。以太或空間被比作空性。空間不僅與耳朵有關聯，更掌控了頂輪的範疇；頂輪被稱爲千瓣蓮花，也被稱爲空輪（empty chakra / śūnya chakra），因此，開悟的心智等同於無窮無盡、無邊無際的空間，也可以想像成純淨的天空。濕婆就安住於宏偉的脊柱頂端，稱爲由「天空」所成就者或由「神聖空間」所成就者（虛空天王 vyoman deva）。

顱頂的脈輪就像是天空的最上層，像是覆蓋住整個世界的穹頂般延伸展開。瑜伽修行者藉由直覺的領悟，感知到身體的微觀世界等同於宇宙的宏觀世界；從這個角度來看，顱骨具備了神聖天體的質量與特性。但空間並不限於天界，相反地，空間滲透萬物之中，從最小的原子粒子到最外層的銀河星系，空間等同於純粹意識；而就像空間，意識也是無窮無盡、無邊無際。空間這種無所不在的特性，深為一七○○年代後期退隱於西藏高原之巔的西藏神祕隱士夏布卡（Shabkar）所頌讚：

憑藉其穿透一切的自由，
這全然的存在既無中心亦無周邊，
既無內在亦無外在，
不偏不倚，
無阻礙亦無障礙。
這穿透一切的固有內在意識，
是廣袤無垠的空間。
生死輪迴與涅槃的一切經驗，
就像空中的彩虹般，從其中顯現。⑤

時空與內耳的平衡

耳朵與空間有關，但有趣的是，容納耳朵開口的顳骨則與時間有關。顳骨（temporal）這個字源自拉丁文的 tempus，意指時間；而顳骨之所以如此命名，是因爲它是頭髮最先發白的所在，顯示出時間的軌跡。正如愛因斯坦在二十世紀初所宣稱，時間和空間屬於不可分割的連續體，數千年來的瑜伽修習目標，即在於認知到時間是一種視看法而定的幻覺，並非固定或絕對的；空間也不是絕對的，因爲空間只呈現了相對物質的特性。瑜伽修行者試圖超越線性時間與空間的局限，因此，冥想的、神聖至極的耳朵正是這個開口，可通往「穿透一切的內在意識」。

瑜伽體位與太極或氣功的流暢動作，都是訓練內耳的方式。耳朵管控平衡，每種姿勢的改變（包括午睡後從沙發上起身之類的簡單動作）都牽涉到內耳之中的壓力改變。諸如扭轉三角式（parivṛtta trikoṇāsana／revolved triangle）、頭倒立式或是後彎等瑜伽體位，都需要內耳的微小、細微校準。藉由在下犬式中伸展手或腳的末梢，或是在半月式中以單腳平衡的訓練，都可以讓我們發展出更佳的內耳平衡、空間意識及本體感受意識。

內耳的訓練

內耳的前庭訓練對正在成長的幼童極有幫助。我的兒子所上的華德福學校，就是一間遵循華德福教育創始人魯道夫．史代納（Rudolph Steiner）教育方法的學校；兒童在五到七歲之間，會被教導要如何藉由在略高於地面的平衡木上行走、在矮的高蹺類支撐物上站立、以及用單腿平衡的方式，來培養軀體意識與前庭平衡。史代納的學校藉由這些方式，達到讓孩子在認知發展前先培養出動覺智能的目標。隨著兒童的大腦發展，空間定向與動覺意識有助於訓練他們的本體感覺；這有助於支持並鞏固兒童的智力成長，從而確保學習的整體表現。內耳的訓練對經常掙扎於個人界限、注意力持久度以及身體自信等相關問題的兒童來說，特別有幫助。

聽力與內耳的發展，在一個人出生之前就開始了。在胚胎發展時期，胎兒的耳朵就開始記下母親所製造的嘈雜聲響；在子宮中，成長的胎兒會適應母親的呼吸節奏並吸收她的「呼吸印記」。如果你曾經有機會聽到記錄胎兒心跳輕柔撲通聲的聲波圖，或許會記得其中亦有母親的消化與呼吸系統所發出的汩汩流動、潑濺攪動與潺潺作響的雜音。在子宮中，成長的胎兒會吸收母親周遭的所有聲響。研究顯示，在胚胎發育期間，小生命就開始會對母親體內以及外來音源的聽覺刺激做出反應；胎兒的聽覺能力指出，耳朵是最早發育

⑤ Keith Dowman, *The Flight of the Garuda* (Somerville, MA: Wisdom Publications, 2003), 76. Used by permission.

的感覺器官之一（還有在胎兒吸吮拇指的行為中所發育出來的嘴唇與舌頭）。「耳朵是早期發展出來的感官」這一概念，與認為「耳朵有助於我們與原始、最初的聲音產生連結」的古老吠陀信念，剛好不謀而合。

在瑜伽傳統中，往往將內耳美麗的輪廓結構比作海螺殼（參見圖8.2）；事實上，容納耳孔的顳骨，在梵文中也稱爲海螺骨（śaṅkha asthi）。在瑜伽傳統中，海螺代表了純淨的聲音。而綜觀印度的歷史，海螺也一直是一種神聖的樂器，用來召喚虔誠信徒前往宗教團體祈禱；同時，從歷史上來看，海螺尖銳響亮的吹奏聲也用來號召戰士們在戰場上採取行動，在《薄伽梵歌》中，海螺的高亢鳴響即預示了戰事的來臨。海螺的吹奏傳送出清晰而透徹的樂音，而它嘹亮且持續的聲響也用以激活並喚醒氣脈。我們可以在佛教與印度教的肖像學中看到神明的化身以及諸神皆手持海螺的模樣，而帕坦加利則是手持海螺、法輪與寶劍：海螺意指神聖的聲音，法輪指的是時間的轉動，寶劍則是指分別意識。

練習56

寶螺手印（śaṅkha mudra／conch mudrā）

支配手指與拇指的感覺運動神經通路佔據了大腦的重要區域。在這項練習中，你會學到寶螺手印的手部動作，這與通往內耳最深處的聲音路徑有關。

首先，舒適地坐在十到十五公分高的支撐物上，脊柱打直並使頭蓋骨保持平衡，讓耳朵的微型貝殼可以在顳骨之中取得平衡。對進入耳中的空氣流動保持敏感與覺察，放鬆你的顎與舌頭，並想像顴骨上提並變寬。進行數分鐘無執的觀照（建立一種開放而放鬆的意識），然後將雙手舉至胸前，讓左手垂直往上伸，宛如你正用單手作「合十禮敬」的動作。接著，用右手掌握住左手拇指，左手手指放在右手手背上；同時，讓右手大拇指與左手食指、中指、無名指的指腹靠在一起。觀察這個手印的形狀，應該與海螺殼的重疊螺旋極為類似；將手印放在胸前，然後閉上雙眼，將意識帶入呼吸的有力節奏之中。讓你的呼吸聲宛如遙遠大海傳來的聲音，就像是你將耳朵放在海螺殼開口處所聽到的聲音；透過你自己普拉納之息的回音，連接海洋的原始聲音。維持十分鐘，然後以攤屍式放鬆休息。

用第三隻耳朵傾聽

在冥想中，讓顎周圍的肌肉組織變得柔軟是一項極有價值的做法，可以釋放纖細的內耳並連結內心的沉默；連結沉默會爲整個大腦帶來一種舒緩、寬慰的效果，並促成無執的觀照——遍及全身的深沉輕鬆與平靜安詳。藉由想像第三隻耳朵（就像神秘的第三隻眼）位於頭蓋骨中央，這項冥想會帶來頭蓋骨之中的平靜與寬廣感受。

採舒適坐姿，讓頭蓋骨對齊脊柱頂端，後腦勺往上浮，讓顱骨感覺變寬並分開。當呼吸輕拂過鼻孔與喉嚨、進入肺部時，傾聽這股風息的移動；放下顎的重量並放鬆，以便減輕顳顎關節的壓力。軟化耳朵周圍的皮膚，想像耳垂宛如佛陀的耳垂般垂下（長耳垂在瑜伽訓練中是智慧的標記）。讓通往外耳道以及通往鼓膜的皮膚變得柔軟，感受內耳中液體的平衡。

平衡你的頭蓋骨，感受左右耳之間的和諧感。帶著外耳之中的這股寧靜感受，將你的意識帶入頭蓋骨中、兩隻實際構造的耳朵之間的中點；想像你的第三隻眼，就位於腦幹的頂端。此時，你可以想像複製一隻眞實耳朵的螺旋形狀、或者頭蓋骨中一個可吸收聲音的開放腔室。當你用神秘的第三隻耳朵傾聽時，別試圖去分辨你所聽到的聲音，也別去抓取或合理化這些聲音；相反地，練習未經過濾、純粹的傾聽。注意你與聲音的連結，並觀察你與沉默的連結；當你被想像中的第三隻耳朵吸收、納入時，繼續軟化你身體構造上的眞正耳朵。當你傾聽時，將舌尖帶往上顎頂端，使上顎後方變寬並使氣管入口變得柔軟。保持十分鐘或更長時間，以輕柔的勝利呼吸法呼吸。完成之後，以攤屍式躺下休息。

像蜜蜂一樣嗡嗡低哼

這項練習以兒童對自己低哼來舒緩生物節奏的相同方式，在頭蓋骨以及整個脊柱神經中激發一種寬慰人心的共鳴。這項技巧涉及關閉耳朵的入口通道，並引導心智專注在輕柔持續的呼吸聲上；之所以稱為「蜂鳴呼吸法」（bhrāmari prāṇāyāma / bumblebee breath）是因為內在的嗡嗡聲就像嗡嗡作響的蜜蜂，整體效果極為有趣。

首先仰躺，在膝蓋下方置放一個瑜伽枕，並以毯子支撐頭部。如果你有兩塊瑜伽磚，將瑜伽磚放在頭蓋骨兩側、靠近耳朵的地方；以攤屍式休息數分鐘，並使自己適應呼吸的節奏，就像你在第六章的「感受呼吸印記」練習中所做的。一旦你的呼吸在平穩、放鬆的節奏中安頓下來，就藉著將雙手食指指腹插入兩邊耳道的開口，封閉兩耳的入口；或者，你也可以將耳珠或前耳廓推往耳朵的入口處。將手肘支撐在瑜伽磚上，讓肩膀免於被夾緊、卡住或承受緊繃張力。觀察呼吸的內在共鳴，聽起來應該像是你在水下從潛水氣瓶中呼吸；進行勝利呼吸法時，傾聽你內在呼吸宏亮而有力的節奏。觀察呼吸的強度與呼嚕聲，呼氣時，發出一種低鳴聲；這種呼吸法稱為「蜂鳴呼吸法」，呼吸聲是模仿花朵中的大黃蜂，內在低沉嗡嗡聲的振動，應該會迴盪於整個頭蓋骨之中。你可以改變自己哼鳴的音調，但音調愈低，愈有助於放鬆。持續五分鐘，然後放下雙臂，觀察遍佈全身的舒緩、開闊感受。

內觀

在能量精微體的訓練中，當傾聽的能力增強時，視野的主導優勢就會下降。就像耳朵與空間有關，眼睛等同於形式；而形式則與誘惑人並讓人分心的欲望有關，會哄騙心智去相信它自己反射的印象是眞實的。

眼內的波動有助於前腦中思維模式的產生，正如睡眠時的快速動眼期會在心智的螢幕上閃現。當眼睛顫動飄移時，會引發圖像或影像的敘述。在清醒時，當眼睛快速地來回投射，表示了焦躁不安、困惑分心或是活躍程度的提升。瑜伽修行者很早就察覺到，大腦中有很大一部分是視野的領域，而眼睛所見則是感覺推理的一種形式。爲了暫時抑制大腦中的推理功能，瑜伽修行者必須保持雙目穩定（凝視）。放鬆雙眼有助於體內副交感神經的反應，哈達瑜伽要求視線需凝視於身體的不同部位，譬如指尖、鼻子或是心臟。一九八九年，當我在邁索爾向帕塔比・喬伊斯（Pattabhi Jois）學習流動瑜伽時，激發神奇力量的修煉就包括了四個主要的構成要素：運動、呼吸、班達（鎖）及視線；靜止凝視是一項非常古老的瑜伽修習方法，舉例來說，將目光集中於第三章所示的斯里壇城之中心點（明點，參見一五九頁圖3.6），用意即在使心智可以專注一境（心注一處 ekāgrata）。

有趣的是，在今日世界上的大部分地方，人們會把目光聚焦在一個小螢幕上連續數小時；將你的眼睛鎖定在電腦螢幕上，與視線定著的瑜伽方法的效果（旨在減緩新皮質的突觸發射）截然不同。當你把目光聚焦於一個螢幕上時，你的眼睛會到處游移，刺激大腦的視覺皮層。許多兒童在成長過程中，長時間地將眼睛黏著於一個小螢幕上；事實上，將眼睛局限在電腦螢幕上，可能會對大腦的整體神經可塑性產生不利影響。

當瑜伽修行者努力使他們生理構造上的雙眼平靜下來時，另一隻與內在視覺而非外在視覺有關的神秘之眼必然會張開；濕婆即被尊稱爲「三眼尊」（Three-Eyed One／tryambakaṃ）。同時，內在視覺（內視 antara dṛṣṭi）是靈性發展的核心；而在冥想中，智慧源自心智對空性本質的洞察力（內觀 vipassana）。

在《瑜伽經》中，據說當分心的擺盪模式平息下來時，內在智慧之眼便不受阻礙，永恆的觀看者「以其自身本質的形式呈現」（真實的自我在純潔的本性中安住 tadā draṣṭuḥ svarūpe avasthānam，第一品第三頌）；不論是觀看者或是內在見證的比喻，都是用來描述純粹的意識。然而，純粹的意識不是某種可獲得或失去、可活化或被動的事物；相反地，它是不變、不朽的。對此，有許多指稱的對象，包括濕婆、佛性、無爲心及無染覺性；然而，標籤並不是那麼重要。瑜伽修行者獨特的優勢在於，可以直接體驗並「看進」心智的基本光度。

蝶骨與光體

我們通常所稱的智慧之眼或第三眼，就座落在額頭的中央、人體的中心軸線上。神秘的智慧之眼以前額中央的明點來表示，印度教徒會因爲裝飾與宗教目的而將之點在前額；這個焦點就位於鼻樑上方，正是第六個脈輪（眉心輪）的中心所在。這個點指的是大腦的內部。如果我們想像大腦與頭蓋骨在額頭中間水平的一個橫截面，那麼，第三眼的中心則與腦幹周圍的一大叢結構有關，包括了下丘腦、腦下垂體以及松果體（參見圖8.3）；下丘腦監測著自主神經系統內一連串複雜精細的檢查和平衡，而自主神經系統又與體溫、睡眠、心率、清醒程度與血壓有關。

從構造上來說，腦下垂體的位置就在第三眼中心後方不遠處，宛如一顆睪丸般從腦幹頂端垂下，安置於它自己位於蝶骨之中的聖所，亦即稱爲「土耳其其鞍」的一個小洞之中。這個小小搖籃對能量精微體相當重要，在梵文中，鮮活地稱之爲「主座」（suṣumnā pitham／suṣumnā pedestal）；當主脈貫穿身體的中軸時，這裡正是主脈穿過蝶骨之處。注意三一五頁圖 7.1 中，腦下垂體的位置就在上顎後部的上方，宛如一顆珠寶般鑲嵌於頭蓋骨的穹頂上，而上方的鼻咽頂端、蝶竇、額竇的氣袋，都爲腦下垂體提供了緩衝。

蝶骨在日語中稱爲蝴蝶骨，有著美麗、天使般超凡脫俗的形狀，弧形雙翼往外滑翔至頭蓋骨側邊，中央的溝槽則是腦下垂體的巢穴。在太陽穴的高度上，蝶骨從頭蓋骨的一側橫跨到另一側（你可以在眼睛的外緣觸摸到蝶骨較大的外翼）；因此，蝶骨被稱爲是顱骨的拱心石。在顱薦椎技術的治療法中，熟練的治療師都會經常性地調整蝶骨的細微動作；當蝶骨放鬆時，它會「浮起來」，從而誘發出深度的平靜狀態。

如果你曾經有過讓蝶骨放鬆的經驗，你可能還記得那股深沉放鬆的感受，被治療者往往會陷入包含了週期性靜止點的深沉睡眠之中。在靜止點中，腦脊髓液的抽唧暫停了運作，整個顱薦椎機制也暫停了，全身處於充滿動能的一種靜止狀態，類似吸氣與呼氣之間的暫停片刻、或是在攤屍式與睡眠瑜伽中所誘發的深刻寧靜。在生理上，靜止點或可說等同於帕坦加利的「心識轉滅」，這是《瑜伽經》的詩文，將瑜伽定義爲心智活動的暫停。

眉心輪的梵文 ājñā 源自 jña 這個古老的用語，翻譯爲知識或智慧。從詞源上來看，這個字類似希臘語的 gnosis，而且與英文字 know 的奇怪拼法有關。Prajñā 這個字是我們在聖達菲的學校校名，意指一種與生俱來、具體表達的智慧；這種智慧無法概念化，也不限於認知或智識的功能，而更適合將之比作一種第六感。Prajñā 顯然是瑜伽訓練的巔峰，一種經由專注吸收（止定）而產生的知識。

眉心的中點是通往感知與覺察的一道門戶。感知與覺察往往會受感知者的觀點所影響，印象、想法以及記憶投射在心智的螢幕上，來來去去宛如柏拉圖洞穴牆上虛幻的影子。因此，位於前額中央的眉心中點，在傳統中醫裡稱爲「印堂」；正如其名，印堂就是心智編織其精巧複雜的虛幻印象之處。

與第三眼中心及腦下垂體有關的蝶骨，是人體中的幻覺之骨。在能量精微體中，無可避免地將意識比作光，而腦下垂體與松果體對進入頭蓋骨的光相當敏感。位於腦幹後方小囊中的松果體，不但是褪黑激素進行生物合成的主要部位，也在二十四小時的生理節奏上扮演著重要的角色；在瑜伽奧秘的解剖學中，腦下垂體與陽光、白天的節律及前腦的活動週期有關，而松果體則與夜晚、月亮及後腦密切相關。

腦神經有十二對，前六對中有四對專爲眼睛服務；視神經穿過眼睛、經由蝶骨來到位於頭蓋骨後方的枕葉（occipital lobe，參見圖 8.3）。視神經穿過蝶骨，使得一半來自右眼的視覺印象傳送到大腦的左半球，另一半來自左眼的視覺資料傳送到大腦的右半球。瑜伽修行者認爲這種神經交織行進的原因，不僅與眼睛有關，更與兩個大腦半球有關，並且間接地與整個脊柱都有關聯。在許多脈輪的圖解中，都繪製標示出左脈、右脈及主脈的編辮或飾帶（參見三三一頁圖7.5）。

視神經通過眼球、延伸至頭蓋骨後方的事實，指出後腦與視力之間的密切關聯性。在英文中，我們有一種表達方式即是指良好的直覺與敏銳的感受度：「腦袋後頭長了眼睛」。除了前額的第三隻眼，我們也可以想像後腦勺中央有第四隻眼（這是我在加州柏克萊向一位瑜伽老師理查・羅森

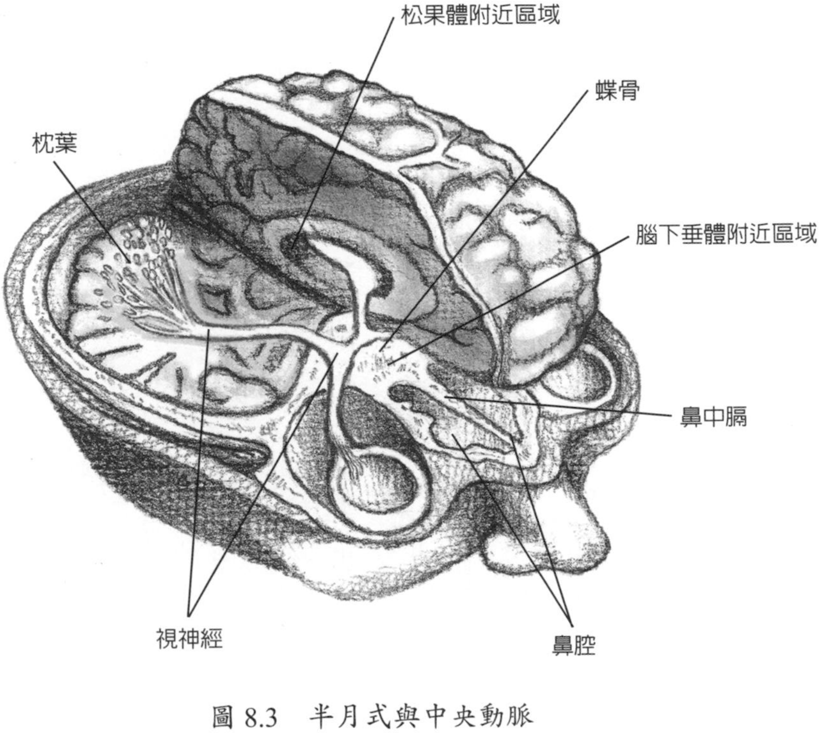

圖 8.3　半月式與中央動脈

Richard Rosen 學到的概念）。在冥想修習中，先將專注力集中於額頭中央的第三隻眼，然後穿過蝶骨、來到後腦勺的第四隻眼；這是極爲實用的一項練習（參見三二二頁圖7.2）。

練習 57

第四眼冥想法

這項觀想讓我們在打開前額中央以及後腦勺中央的神祕之眼前，先放鬆解剖學上的實際雙眼。這個實用的方式可以釋放雙眼壓力，並消除因雙眼緊繃張力而導致的頭痛。

採舒適坐姿，讓你的骨盆端坐在十到十五公分高的支撐物上。首先，輕柔地使後腦勺上提、遠離第一節頸椎，同時低垂你的鼻樑，放鬆舌頭，使其平放於口腔底部；接著，消除眼睛的所有緊繃張力並軟化上眼瞼的皮膚，務使眼瞼不擠壓或緊繃，以免連帶繃緊了眼睛的表皮外緣。讓眼睛的上下睫毛輕輕交疊。延展、擴大頭蓋骨的側面，使蝶骨的外翼感覺像是漂浮般輕盈；擴展雙眉中間的皮膚，亦即第三眼（稱為濕婆安住處 Śiva sṭānam）的部位。根據《哈達瑜伽之光》，擴大額頭中央的部位可以帶來一種永恆的體驗。

一旦你的前額產生了開放、廣闊的感受，將意識專注於後腦勺的中央。就像你在前額的眉心中點所進行的練習，想像延展、擴大頭骨後方的皮膚，打開你的第四隻眼睛，感受在後腦枕葉之間視野的擴展。讓你的意識變得極為纖細，宛如蜻蜓翅膀般精巧；感受與後腦勺有意識的接觸，如何帶來一種更深沉、更深刻的靜止狀態。持續十到十五分鐘，然後以攤屍式躺下休息數分鐘。

解剖學上的雙眼可以讓光經由視覺進入頭部，而當神秘的第三眼打開時，發光的明晰意識則會以內在的光芒沐浴頭部。在帕坦加利的《瑜伽經》中（第三品第三十三頌）即說，遍及頭部的光等同於先知的力量（對頂輪光輝的修習可獲取精通一切的洞察力 mūrdha jyotiṣi siddha darśanam）。燦爛耀眼的光常用來比喻覺醒，也象徵著天啓或神示；在對帕坦加利的不同祈請中，將他的示現描述爲擁有「一千個白光耀眼的頭」（sahasra śirasaṃ śvetam）。

頭蓋骨中佈滿了光，涉及了與靈性超越（spiritual transcendence）有關的意識之快速轉變。在歐洲的文藝復興時期，天人、聖人以及天使，都被光芒四射的光環所圍繞；在能量精微體中，主脈是生命的中心之柱、是一道陽光，暗示所有生物都來自太陽及其深具啓發性的光芒。因此，瑜伽訓練中的許多衍生都包括了崇敬太陽的練習，像是眾所周知的拜日式。發光體不僅比作陽光，也比作其他光芒四射的形式；著名的禪宗大師白隱曾經囑咐他的學生「成爲一匹精美的白色絲綢」。而中國的禪師天童宏智（Hongzhi）在一本書名爲《默照之境》的選集當中寫道：

> 當舊習的污跡除盡，原始之光就會顯現，閃耀遍佈於頭蓋骨上，沒有任何其他物質存在的餘地。廣闊無垠，宛如秋天時的水天一色、雪月如皎，無邊無際且超乎其境，無緣無縫且宏偉壯觀的本體。⑥

在《奧義書》中，各式各樣的光指示了至高無上的瑜伽狀態：

> 霧、煙、太陽、風、火、螢火蟲、閃電、水晶、月亮，這些都是瑜伽中顯現梵的初步形式。⑦

來自《白螺奧義書》（*Śvetāśvatara Upaniṣad*）的詩文，則詩意地捕捉住光的振動本質，亦即那些穿越能量精微體氣脈時會閃爍發光、反射光芒、閃現微光的光，也是在人體的流體電子矩陣中出現的生命之光或彰顯之光（散發光芒），可視之爲昆達里尼的脈動，在昆達里尼流動時會顫動、搖晃、閃爍（顯現發光 sphuraṇa）。

有生命的頭蓋骨

不過三十年前，人們普遍認爲頭蓋骨的骨骼宛如樹皮般，是固定不動且沒有生命的；然而透過整骨療法以及顱薦椎治療法這些領域的研究指出，顱骨始終很明顯地（而且可觸知地）處於運動的狀態；這些骨骼會「呼吸」，並且可以透過細微的擴張與收縮節奏（隨著腦脊髓液潮汐般的流動）而移動。使這些骨骼交錯互扣的鋸齒狀接縫，宛如一幅拼圖的碎片；但跟無生命的拼圖不同的是，這些接縫之中的牽張感受器擁有可彎曲、伸展的彈性，這一點在分娩中尤其重要，因爲壓縮的力量會加諸於胎兒的顱骨上。

爲了因應大腦內的局部壓力，顱骨經常性地處於不斷的變動之中；即使是在一天當中，我們也可以感受到顱骨中因對應不同程度的勞累費力、內在壓力、血壓、飲食等等而不斷改

⑥ Taigen Daniel Leighton and Yi Wu, *Cultivating the Empty Field: The Silent Illumination of Zen Master Hongzhi* (San Francisco: North Point Press, 1991), 3–9.

⑦ S. Radhakrishnan, *The Principal Upanishads* (Amherst, NY: Humanity Books, 1992), 721.

變的壓力。而心血管的變化與神經系統的改變也往往會影響顱骨的同步節奏，這在你搭乘噴射機從八千八百公尺的高空往下降落時尤其明顯。當頭蓋骨的骨骼受到壓縮時，你會自然而然地打起哈欠以釋放這股壓力；打哈欠有助於放鬆喉嚨上端部位並打開嗡嗡作響的聽覺管。在一趟飛行之後，你可能會注意到你那裝滿半瓶水的塑膠瓶如何變皺並收縮；但想到這股相同的力量也同樣作用於你的頭蓋骨上，或許會令人感到有點沮喪。

我們知道人體的含水量約爲百分之八十到八十五，這一點亦適用於漂浮在清澈腦脊髓液中的大腦與脊髓；腦脊髓液就像地底的溫泉，從大腦深層的縫隙中湧出，從位於腦幹上方的第三腦室宛如涓流般，細細地滴淌出來。腦脊髓液循環流動於大腦皮質（cerebral cortex，在梵文中稱爲頭部的梵天 Śira brahma）周圍，爲其提供緩衝及保護。

在頭蓋骨內部，兩片橫貫交錯的薄膜固定了顱骨板的位置，宛如核桃的果肉藉由兩片薄紙般的鞘膜加以固定，大腦也藉由水平與垂直的薄板固定於頭蓋骨的外殼之內。垂直的鞘膜稱爲大腦鐮，是一片鐮刀狀的組織，分隔大腦的左右半球；這片鐮刀狀組織與前方第三隻眼以及後方第四隻眼相對應的兩個內在骨質界標相連，亦即前方的篩骨雞冠與後方的枕內隆凸。水平的鞘膜則稱爲小腦天幕，橫跨頭骨寬度，與顱骨的內壁相連並支撐著大腦前推的重量。這兩片鞘膜一起組成了帳篷般的架構，固定、墊襯、圍繞著大腦，爲大腦的運動提供了支點，且由於它們與包裹脊髓神經的硬脊膜鞘緊密相連，所以也會回應骶骨的運動。

練習 58

就跟人體中所有的結締組織一樣，這些作爲分隔之用的薄膜也會改變其形狀與張力，從而讓大腦有呼吸與脈動的空間。小腦天幕是大腦結構中不可或缺的組成，因爲它是區分下半腦（小腦）與上半腦（大腦）的隔板。就像馬戲團的帳篷頂，小腦天幕是我們身體中的最後一片水平膈膜（參見圖 8.4），會與其他的水平鞘產生強烈的共鳴，包括足底筋膜、會陰、呼吸橫膈膜以及聲帶膈膜；這意味著，足底或骨盆底的調整可能會影響支撐大腦的顱膈膜。這些所有的鞘膜會將壓力分散於人體中的關鍵交叉點，而小腦天幕正扮演了重要的角色，因爲在能量上，它與頭蓋骨中央的第三眼配成了一對；而在結構上，它又與蝶骨、腦下垂體及腦幹相連。

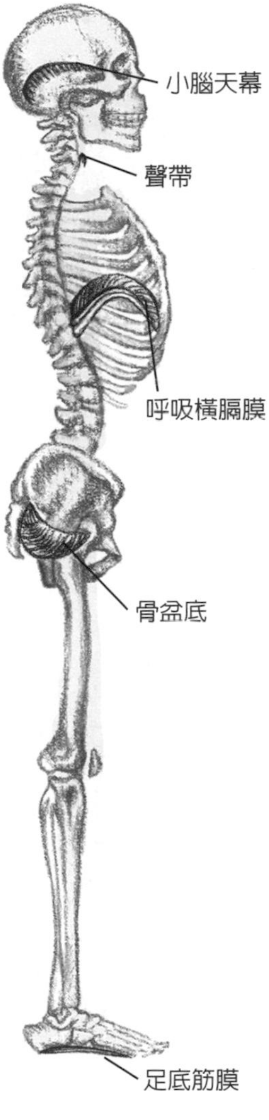

圖 8.4
以山式站立時，
人體中的五個膈膜

感受顱骨的節奏

這項冥想會引導你去感受骨骼、結締組織之中的微妙改變以及頭蓋骨之中宛如潮汐般的流動。採舒適坐姿，骨盆坐在距離地板高度十到十五公分的支撐物上。首先，讓坐骨、雙腿以及雙手的骨骼重量往下放，輕柔地將頭頂推往天花板方向，宛如一隻蒼鷺般拉長你的頸部；放空你的顎，並軟化顴骨上的皮膚，釋放頸部、臉部或顎部的所有緊繃張力。放鬆頭蓋骨兩側的皮膚，讓蝶骨感覺像是懸浮了起來；這會讓小腦天幕、橫跨兩邊太陽穴的結締組織都能得到延伸與擴展。停歇於無思慮、但有覺知，並讓一種沉靜的感受遍及整個頭蓋骨；將意識帶入呼吸的起伏之中，同時注意頭蓋骨之中及周圍是否有任何的脈動、震顫、顫抖或是壓力。接下來，將意識帶到頭蓋骨與大腦之中宛如潮汐般的流動，看看你是否能感受到顱骨與鞘膜的輕微擴張與收縮；你感覺到頭蓋骨右側還是左側的脈動較為強烈？去感受交錯互扣的顱骨鋸齒狀接縫之中，牽張感受器有節奏地擴大與縮小；感受大腦之中的波動，以及它如何輕微至極地移動，宛如在岸邊隨著海浪上下擺動的海草。持續十到十五分鐘。

舊腦與新腦

智人（有智慧的人類）從四足的姿勢進化到兩足的姿勢，一項使雙手得以空出來製造工具的姿勢轉變，從而使大腦的新皮質也開始急遽成長；有些進化生物學家相信，倘若不是受到必須通過狹窄產道開口的胎兒顱骨大小限制，人類前腦中盤繞成圈的灰質將會呈幾何級數地持續成長。在前腦的狹小空間裡有一百五十億到三百億個神經元擠在一起，接替傳遞著高速而立即的信息；從細胞到細胞的傳遞速度快如閃電，部分是由於包裹神經纖維之髓鞘的脂肪薄膜。這個神經網絡中的溝通快如電光火石，顱內信號在大腦突觸中跳躍的速度，比仰賴生化信號的顱骨外神經之信息交流來得更爲快速。在大腦之中，光是單一個神經細胞的軸突（axon，從神經元中分支出來的微小鞭毛）就可以與任何其他神經元產生多達數千個突觸的連接，因此大腦中有多達一百兆個可能的神經元連結，這個數字是我們銀河系中恆星數量的一千倍；這種元信息傳遞往下持續運行於整條脊柱上，而脊柱上長達近五萬公里的神經網絡則接替傳遞著核心總部與周邊部位之間來來回回的信息。⑧

深藏於前腦最新技術之下的是史前的不朽功績，亦即由中腦、延髓以及橋接左半腦與右半腦的腦橋所組成的腦幹；這叢古老的結構運作於認知大腦的雷達偵測範圍之外，同時具備

---

⑧ Alexander Tsiaras, *The Architecture and Design of Man and Woman* (New York: Doubleday, 2004), 49.

了部分固定的神經連結，可以監控人體的溫度、心率、食欲、呼吸、姿勢平衡、情緒等基本調節。

在顳葉下方深處有兩個宛如珠寶大小的組織，亦即在調節情緒上扮演了重要角色的杏仁核。杏仁核就像小型的隨身碟，儲存了負面與正面的記憶，來自恐懼、憤怒或欲望（累劫心識的印記 saṃskārs）的感覺刺激會在此留下印記並加以處理。來自杏仁核的神經連接，會經由三叉神經交替傳遞到顏面部位，這也說明了爲何我們的情緒往往會反映在臉上。又因爲情緒對能量精微體中生物節律的影響相當強大，是故，瑜伽訓練必須對這感覺的本質進行審慎的處理。基本上，感覺超乎了意識控制的範圍之外，而是與昆達里尼本能的蛇之力有關；哈達瑜伽修行者的目標，即在於譯碼並破解本能大腦的硬碟功能，這是一項最複雜而艱鉅的任務。

意識的崛升

在脊柱頂端，宛如一座神聖建築物般昂然高聳至頭蓋骨的腦幹，是深藏於下半身兩個脈輪洞穴中的昆達里尼的必然產物。瑜伽修行者想像大腦與脊柱宛如強壯結實的蛇身，不僅是普通品種的蛇，而是獨一無二的原型眼鏡蛇，具備了從水平位置對抗地心引力、垂直上升的獨特能力。

濕婆的林伽是一塊垂直的石頭，它的向上提升像是眼鏡蛇的原始挺立，意味著一種基本的生命動力。透過這樣的垂直狀態，如同史前巨石陣巨大圓柱的濕婆林伽，暗示了意識的陡升與出現。林伽是無固定形狀的陰莖，代表著瑜伽修行者濕婆的至上力量；它的崛升，是維持生命所必需的一種強有力反射。垂直挺立的林伽之石，豎立於一個支撐的基座上，亦即水平的陰戶優尼，那不但是女性的創造能量之源，也是生命誕生的起源。林伽與優尼宛如煉金術般神奇力量的結合，不僅可以讓生命誕生，更象徵了互相對立的力量可以如何深具創造力與互補性。

人類的直立姿勢涉及了水平與垂直兩種平面的組合。我們已經看到了從腳到頭蓋骨的五個膈膜，如何在各個往上遞升的層面上支撐我們的身體；這種水平狀態，與脊柱及腦幹的垂直狀態有著互補的作用。而就像昂然聳立的眼鏡蛇，意識也終將崛升並顯現。在脊髓的最頂端，也就是脊髓插入大腦下方部位之處（大腦安棲於小腦天幕上的所在），腦幹在這裡變寬了；類似眼鏡蛇擴張開來的頸部皮褶，腦幹也在此膨脹並形成一連串的小囊。在這裡，隨著脊髓逐漸併入大腦，它相對狹窄的寬度開始變得多樣、突觸也開始變得複雜。類似眼鏡蛇的比喻，腦幹的寬度宛如眼鏡蛇頸部皮褶的擴張幅度；這是當蛇被喚醒驚擾時會往外展開的一種構造（參見圖8.5）。

在腦幹之中，不隨意神經系統（即自主神經系統）受到謹慎仔細地調節。哈達瑜伽的所有技巧都涉及了呼吸的保持、身體的姿勢、禁食或齋戒、感覺的往內收攝等，基本目的都在於調節腦幹的自主功能。如前面篇章所述，昆達里尼的力量潛伏、盤纏於脊柱另一端的骨盆底之中；當昆達里尼從脊柱底端的洞穴中出現時，據說她將宛如一條蛇般、從一根竹筒中竄出。在瑜伽中，喚醒昆達里尼的潛能不僅是一種生理現象，更需伴隨著諸如寬容、耐心、仁慈的利他動機。根據《哈達瑜伽之光》所說，「這股生命力的能量（莎克緹），對瑜伽修行者來說是通往解脫之道，對迷惑不清者來說亦是深受束縛之因。了解了這一點的人，就了解了瑜伽。」⑨勝王瑜伽如煉金術般的神奇力量，可以轉變這股爬蟲類力量的原始能量，讓自我保護的恐懼翻轉成愛，讓執著的自我意識轉變成佛性。

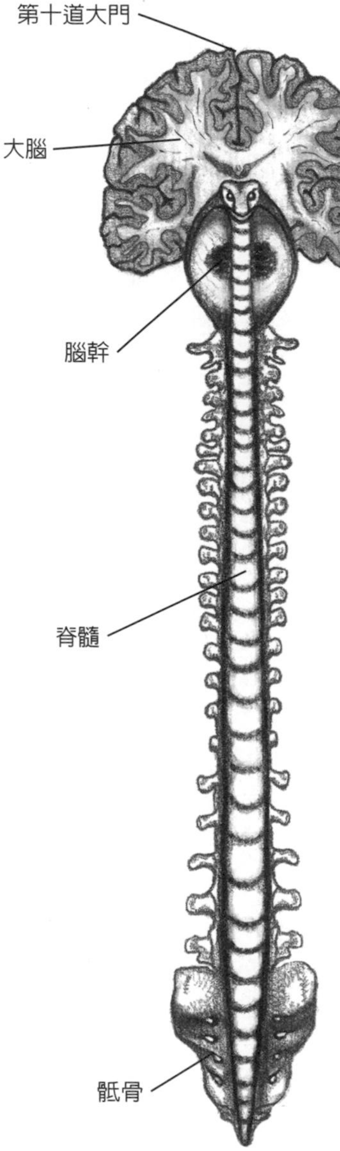

圖 8.5　昆達里尼與腦幹

佛陀與眼鏡王蛇

在嚴格的瑜伽修習中，把眼鏡蛇頸部皮褶的擴張視為保護的象徵，而非展現敵意與報復的姿態；在釋迦牟尼佛於菩提樹下進入長時間禪定的寓言中，據說他在悟道之前已經禪定了四十個晝夜；在禪定時，他遭到邪惡力量的攻擊，誘惑與物化自我之魔（波旬）威脅要動搖他的專注力。隨著故事發展，他內在心理上的動盪不安更伴隨了外在環境中令人驚懼的劇烈氣候變化：一場不合時節、突如其來的暴風雨，就在他的頭頂上方出現。在威脅最甚之際，一條眼鏡王蛇來到這位即將成佛的王子身後並昂然高聳起牠的身軀，提供了遮蔽與保護。說來矛盾的是，蛇的保護兜罩以及七顆頭（或許代表著七個脈輪）卻使佛陀放棄了想去捍衛、迎合、保有其人格特性的所有衝動。佛陀之所以能得到如此偉大的證悟與覺醒，部分也要歸功於眼鏡王蛇所提供的庇護；這一點即指出了在悟道的過程中，爬蟲類力量即便不是必要的盟友，也是不可或缺的部分。

⑨ Nicolai Bachman and Tias Little, *The Hatha Yoga Pradipika*, ch. 3, verse 107 (unpublished translation, 2014).

千瓣蓮花

頂輪是頭頂上的第七個脈輪，被描述爲「千瓣蓮花」。就像道教與禪宗中會說到的「萬」物一詞，梵文的「千」（sahasrāra）也是一個象徵無限的數字；因此，頂輪就像無邊際的天空一樣浩瀚無垠，沒有名稱、形體或是特性。正如我們所見，空間與天空都是用來比喻無窮盡的心智；是故，頂輪也稱爲「空輪」，亦即無限或空性的脈輪。千瓣蓮花是大腦中無數可能連結的隱喻，在呈現頂輪的視覺描繪圖示中，所有的梵文字母都銘刻在蓮花的眾多花瓣上，意指所有的聲音與語言都是從空間與寂靜中出現的；這顱頂之花，代表的即爲整體的聲音與寂靜。

專門闡述脈輪的典籍如《六個脈輪探索》中，描述在覺醒之前，蓮花的千片花瓣是朝下的；而花朵盛開且花瓣朝上，則是用來比喻開悟或悟道。以今日科學的用語來說，這朵花意味著大腦與中樞神經系統中新的神經通路的開通。大腦的可塑性不但對健康至關緊要，更有助於讓一個人過著沒有強烈偏頗與歧見的生活。多瑪

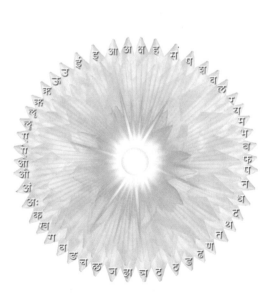

圖 8.6 千瓣蓮花

斯・牟敦（Thomas Merton）這位在一九五〇與六〇年代時活躍多產的特拉普派（Trappist）的修道士、禪宗學生、作家及社會行動主義者，將這種可塑性稱爲「自由的空間」。他在《山的另一邊》（*The Other Side of the Mountain*）一書當中寫道：

> 在沉思的生活中必須有一個區域，一個自由、寂靜的空間，可能性得以從中浮現，「超越常規選擇」的新選擇也才能從其中顯現。那應該創造出一種新的時間經驗，不是暫時的權宜之計或者完全靜止不動，而是「空白時間」（temps vierge）；不是應塡補的空白、或者須征服或侵擾的原始空間，而是可以享受自身潛能與希望以及自身存在的空間。是一個人自己的時間，但不受自我及需求所駁，而是可以開放予他人的一種慈悲時間。⑩

默頓的「自由空間」是一種未受干擾的原始空間，讓人得以享受跳脫慣性思維與作爲的自身潛能；那不是什麼超凡脫俗之物，而是透過開闊而開放的心智即唾手可得。頂輪之名可以是無盡意識，或是如禪宗所說的大心。顱頂之花的隱喻，暗示了朝向一種無所不包的意識

⑩ Thomas Merton, *The Other Side of the Mountain: The End of the Journey* (New York: Harper Collins, 1998), 262.

邁進，並不斷對新的事物保持開放心態。

蓮花中的珍寶

對頭蓋骨中的蓮花做進一步的詳盡闡釋，涉及了最爲獨特而稀有的珍寶；這顆珍寶鑲嵌在大腦的中樞神經叢，表面的做工精美細緻，獨到的設計讓人難以想像，宛如明鏡般的本質則永無止境地反映出世間萬物；然而跟鏡子有所不同的是，這顆珍寶還具備了無窮無盡的生成潛力。就像地球的液態表層，我們可以想像這顆珍寶充滿動態活力且不斷改變。說來矛盾的是，這顆珍寶雖然多變，卻又如鑽石般剛硬至極且堅不可摧，無法將之分裂成碎片，也無法以任何方式縮小或增大。因此，自時間之初始以來，它就是恆常不變、獨一無二、持久不朽。

在藏傳佛教的金剛乘（Vajrayāna）學派中，心智珍寶的隱喻十分常見。Vajra 意味著珍寶或鑽石（也意味著閃電），而 āyana 指的是車輛或道路；因此，Vajrayāna 即意指鑽石之道；若用來比喻冥想心智的統一狀態，鑽石則代表著堅不可摧的心智本質。就像無分別的智慧之劍，這顆心智珍寶也擁有切開所有事物的能力，包括使人迷惑的虛妄心念所交織的黏著之網。出於必要，鑽石的心智也會切斷本身所有具備教化、訓誨意味的念頭。

在藏傳佛教的修習中，最廣爲人知且經常覆誦的祈禱經文就是這句六個音節的眞言：嗡嘛呢唄美吽，翻譯為「向蓮花中的珍寶致敬」；這句眞言的力量可讓我們生出同情、慈悲心以及堅定的平靜之心。同理，大腦的水生花朵也在腦髓的核心之中，孕育了一顆蘊藏無限智慧與仁慈的珍寶。

頭蓋骨頂端

現在，我們再回過頭來看看頭蓋骨頂端的重要結構。剛出生時，我們頭蓋骨頂端的兩個孔洞尚未閉合，亦即前囟門與後囟門。這兩座「小小的泉源」配合了大腦的成長與擴展，同時讓胎兒的顱骨在生產過程中能夠承受擠壓；胎兒在通過產道時，施加於其頭蓋骨上的壓縮力道，對於啓動顱薦椎節律來說十分重要。經由剖腹產分娩的寶寶，可能會缺乏有助於顱骨接縫處運動所需的協調性與正振幅。胎兒出生之後，前囟門的縫隙還會有大約兩年時間保持開放的狀態；這處柔軟的部位保有海綿般的硬度，就像一顆成熟的李子。在這個囟門的開口處，可以觸摸到新生兒心臟動脈的跳動；心臟的脈動可以從頭蓋骨頂端察覺，即指出心率與大腦之間存在著節奏的一致性。

在本章前面的部分，我們指出人體之中有九道大門或說孔洞，是內在自我與外在環境之間的通道。頭頂的前囟門被視為「第十道大門」，也是主脈與昆達里尼流動運行的主要路徑（參見圖8.5）。前囟門也稱為前囟，是由顱骨的冠狀縫與矢狀縫會合處所形成；在神秘的傳統中，這是通往中央通道的主要開口、普拉納之息流動的途徑，也是靈魂在出生時進入肉體、在死亡時離開肉體的所在。因此，前囟門又爲梵天孔竅；在能量精微體的覺醒中，通過這個孔竅會帶來一種至樂的體驗（梵樂 brāhmānanda）。

頭骨蓋

宛如杯狀的頭頂盛滿了生命活力。形狀像個頌缽的顱頂亦稱「劫波羅」（kapāla），為存在於球形頭蓋骨之中的生命力劃下了界線。Kapāla 的字首 ka 意味著時間，pāla 意味著統治者或管轄者。因此，頭骨蓋這個人體的蓋子，象徵了將人類的存在與時間的世界聯繫在一起；前額與前腦，連結了有時間限制的計劃、專案以及待辦清單。在阿育吠陀中，「劫波羅馬爾馬點」（Kapāla Marma）就位於髮線水平的前額、第三眼中心的正上方。

若干印度教與佛教密續（Buddhist Tantra）的教派用頭骨蓋作為儀式用具。杯狀的顱骨上部既可作為流浪苦行者的乞食碗，也可作為向當地神靈供奉祭品的器皿。藉由從劫波羅碗缽中飲食的方式，瑜伽修行者可提醒自己這個受時間約束的世界之種種限制（飲食是基本的世俗行為），在密宗裡，認為從劫波羅中飲血或酒是超越肉體與時間的一種方式。

百會穴

我們從前囟門再來到頭蓋骨的最頂端，相當於人體的北極星，此處在阿育吠陀中稱爲「至上馬爾馬點」，大約是在做頭倒立式時承受身體重量的點位；因此，頭倒立式也稱爲「所有體位之王」，是一個通往中央通道的直接方法。至上馬爾馬點就位於矢狀縫這條最上方的顱骨接縫處，矢狀縫以人體的中軸線來定位（包括兩個大腦半球的中線以及上顎的中線）；這條縫線對齊了五個膈膜的中點，亦即小腦天幕中央、聲帶的間隙、呼吸橫膈膜的中央肌腱、會陰的中央肌腱以及足底中心。就像神秘的能量地脈線（據說是爲了定位地表的地質地標），矢狀縫也與神聖的中央通道「主線」的座標一致。

在傳統中醫裡，頂輪的最頂端稱爲百會（督脈第二十個穴位），也是人體中位置最高的針灸穴位，位在始於尾骨尖端的督脈上（參見一一五頁圖2.8）。就像北極位於縱向的全球經線之匯合點，頭蓋骨的中心點也是人體所有陽脈的聚合點。在氣功的修習中，這個點是我們吸收「天地精華」並將其吸納入體內的所在。

練習59

頂輪的冥想

這項冥想有助於將靈敏的感受度帶入頭蓋骨頂端的三個主要馬爾馬點：「梵天孔竅」、「至上馬爾馬點」與「濕婆孔竅」。這些點一起運作時，有助於緩解風能的不平衡（情緒的紊亂）、減輕緊張性頭痛與顱內壓力，並促進大腦的循環。

採舒適坐姿，讓脊椎可以在沒有壓力的情況下往上拉長。平衡你的頭蓋骨，讓它不會往左或往右斜，也不會向前或向後傾。將你雙手的中指指尖放在左右耳朵的耳輪頂端，然後劃一條線直到頭蓋骨的最頂端，這就是你身體頂點之處的百會穴，用一根中指的指腹輕按在這個點上並施加輕微壓力數分鐘，以便增強頭頂的靈敏感受度；當你放掉中指時，觀察在這個至上馬爾馬點上是否可感受到任何輕微的脈動。

接下來，將手掌根放在前額中央，並將手掌往上朝頭蓋骨頂端方向延伸；此時，你中指所在之處即接近了前囟門的位置。用中指指腹在這個點施加輕柔、穩定的壓力數分鐘，然後放掉手指。這就是梵天孔竅的馬爾馬點。

再來到你頭部的頂點位置，然後往後滑動約五公分，來到頭蓋骨的後方開始往下傾斜之處。在這個點上施加輕微壓力，大約就是後囟門的位置；放掉手指之後，注意頭頂的後緣是否可感受到任何脈動。此處即為濕婆孔竅的馬爾馬點（參見三二二頁圖7.2）。

現在，一起按壓這三個點數分鐘；之後，放掉按壓的手指，感受頭蓋骨頂端是否有任何的熱氣或壓力散發出來。

想像你的頭蓋骨頂端有著可以透氣的孔洞，並朝著天空敞開；想像陽光傾灑在你身上、宛如奉獻的祭品般貫穿你的頭頂、沐浴頭蓋骨與大腦之中的所有組織構造；這樣的光之浴繼續往下滲入頸部、穿透胸腹、最後集中積聚於生殖器官之中。想像這場光之浴如何舒緩你體內的所有組織，包括神經、器官以及腺體；花些時間讓體內可能需要療癒的組織構造沉浸於其中，充分吸收這些療癒之光。停留至少十分鐘，然後以攤屍式休息數分鐘。

濕婆之月

當頂輪花朵的無數花瓣綻放出燦爛光輝時，也會散發出一種寧靜的冷光。《六個脈輪探索》（可能撰寫於十六世紀中）是對脈輪系統箴言所作之最詳盡而完整的選集，文中將頭骨頂端的這股光輝比作月亮：「在頂輪之中是一個圓滿、清明、純淨的月亮，沒有任何汙跡。其流動的月光揮灑出豐沛而至高無上的冷凝精華。」⑪為了與極地冰河環境保持協調一致性，顱頂蓋的光輝並不是以強烈的熱能、而是以涼爽的月光為其特徵。

正如最偉大的梵文詩人迦梨陀娑（Kālidāsa）在《鳩摩羅出世》（*The Origin of the Young God / Kumārasambhava*）故事中所描述，濕婆擁有最為冷靜的作為且不為外界干擾所動。故事一開始時，濕婆正處於瑜伽的深沉入定狀態，置身喜馬拉雅高原上一座冰川裂縫之巔；這樣的環境與他的止定境界不謀而合，同樣地冷靜沉著、遠離外界、堅不可摧（然而，喜馬拉雅山上的許多冰川都因全球暖化而融化了，表示不僅冰帽會消失不見，就連濕婆所儲備的維持生命之冥想力量都可能不復存在）。就像周圍綿延不絕的廣袤冰川，濕婆也不動如山，安然保持他的普拉納之息；他那沉穩不動搖的止定之境，與因外物紛擾而狂亂不安的世界，形成了鮮明的對比。

濕婆呈蓮花式端坐，目光定著於眉心輪（他的第三隻眼）；他那豐盛的頭髮是非凡生命力與長壽的象徵，「盤纏」在他的頭頂之上。他盤纏的髮量是如此驚人，以至於得用上最堅固的髮夾才能固定住；因此，濕婆用發亮的銀月來裝飾並夾住了他那成堆的髮絡。月亮可說是最適合搭配濕婆那冷靜沉著之舉的天體了，它散發出安寧、靜謐（明性 sattva）以及瑜伽的止定，擁有一種燦爛的水漾光芒。不像與世界萬物形成鮮明對比的陽光，月光的光度是漫射、柔和而夢幻的。在頭蓋骨之中，前頭骨與太陽以及顯現形式的世界有關，而後頭骨則與月亮以及沉思默想的寂靜有關。

在顱骨之內是較不爲人知的月輪（lunar chakra／soma chakra），珍貴地安置於頭蓋骨後方。梵文的月（soma）這個字與燦爛發光的月亮以及松果體的光合成功能有關。月輪與海洋潮汐、腦脊髓液宛如潮汐般的流動、夢的地下世界、神聖的女性氣息密切相關，是一個不斷變動的範疇。不二論的著名哲學家商羯羅描述了月亮遍灑的光輝，是持續注入活力的源頭：

> 我頌讚芭華妮，她的身體是甘露、示現爲歡悅；在一串六朵蓮花的盡頭，她歡欣鼓舞地閃耀著勝利的光輝。帶著太陽主線散發的耀眼光芒，她融化了甘露之

---

⑪ Nicolai Bachman and Tias Little, *Ṣaṭ Cakra Nirūpaṇa* (unpublished translation, 2014).

月、飲盡其光。[12]

在瑜伽的冥想之中，意識會有意地從大腦額葉抽離、導引至後腦，後腦中的月亮，就是內省、明晰、鏡般透徹的意識所在。冥想意識如月般的光輝莊嚴而令人沉醉，可爲全身帶來一種滋養與冷卻的作用。月亮涵蓋了所有階段的轉變，不斷地以其陰晴圓缺來提醒人們世事的無常與萬物的變遷；從虛空到滿盈、從收縮到擴張，不朽的月亮就如同意識的光芒般，恆久不衰。

⑫ Richard Freeman, Bhavani Bhujangam, verse 1 (unpublished translation, 2014).

後記

在這趟穿越人體豐富內在的漫長朝聖之旅盡頭，我們無疑才剛開始踏入這個主題廣闊無垠的範疇。疑問繼續（也應該）盤旋在我們的腦海：什麼是普拉納之息？瑜伽到底意味著什麼？也就是說，瑜伽修行者應該藉由日復一日的修習儀式，讓自己與什麼事物產生密切的連結？在瑜伽這座實驗室中修煉身心時，讓這些疑問時時存留在我們的心頭，是件好事。

本書認爲，藉由一種最爲細緻而微妙的勘察，在感覺與知覺的昇華邊際探索能量精微體是可行的；在這樣的邊際交界處，物質轉變成純粹的靈性，身—心會經歷一種宛如煉金術般、無法形之言語的神奇轉變。這涉及了某種形態的改變，就像蟬會在其生命周期結束時脫去牠的外骨骼。丟棄了受限、個人化的自我局限，其他溫柔、脆弱、更爲開放的事物則取而代之地浮現了出來。這趟穿越能量精微體的旅程，通過一層又一層的結締組織、突觸以及細胞，其中還包括了完全沒有實體、全然無法觸知之物的脫卸與剝離。我們的難處就在於，自我完全無形；儘管自我擁有這麼多的特徵與本質，對我們一直在談的能量精微體如此重要，但說到底，自我並非堅實穩固之物，而更像是煙霧或水汽。套句佛陀的箴言來說，就如夢幻泡影，如同激流上的泡沫般無常。

要讓自我徹底剝落，我們得在上窮碧落、下至深淵的垂直軸上移動；倘若我們一直在水平軸上擱淺打轉，就可能會持續依附於自己的角色身分，亦即社會生活與個人生活中的自我縮影。然而在垂直軸上的移動、上下天地之域，讓我們得以連結一個廣闊、流動、永恆的境界。儘管我們在本書中談到的多爲往上提升，但這樣的移動同樣會往下影響到心靈深度的層面，包括神話、無意識、不隨意神經系統及昆達里尼的範疇。然而，這些層面始終、也永遠超乎我們所能控制的範圍。

我希望本書的所有讀者以及所有的瑜伽修習者，都能下定決心，踏入並探索這個豐富多彩、難以捉摸的陌生領域。打破、剝去個性的無用外殼之舉，或許並沒有那麼難以捉摸，但我發現，最好的方法是，藉由一個又一個的呼吸、一次又一次的感受來處理層層密裏的外殼。這就是我們一直在探索的能量精微體之旅。願眾生都能擁有毅力、恆心及關愛的指引來突破自我。

——提亞斯·里托，墨西哥聖達菲，二〇一四年七月

謝辭

我要感謝許多人讓本書得以付梓。首先是我在香巴拉的編輯羅謝爾・布爾格（Rochelle Bourgault），幫助我在整個專案過程中保持專注。我的同事好友、亦爲梵文大師尼古拉・巴赫曼（Nicolai Bachman），以他無限的慷慨大方與我合作翻譯了本書之中的許多梵文詩句、檢視了多項梵文的音譯，也是我在瑜伽眾多歷史參考資料上的顧問（www.sanskritsounds.com）。感謝理查・羅森不斷的鼓勵、支持與深具洞見的教導。還要感謝健談的理查・弗里曼，不但是我最初的瑜伽導師之一，更以他衷心的善意爲本書撰寫了序言。

非常感謝瑪麗索・貝爾德（Marisol Baird）爲這項專案擔任首席插畫家所發揮的創意與敏銳設計（www.marisolbaird. com），願她的事業以各種美妙方式繁榮盛開。感謝安妮・哈特（Anne Hart）審慎閱讀本書手稿並提供了極好的建議；感謝我的哥哥威廉提供的建議與指引，幫助形塑了本書；非常感謝露絲・休利特（Ruth Hulett）在傳統中醫的理論與施行上給予的建議與指導。我還要感謝琳達・斯帕克曼（Linda Spackman）對於產前瑜伽的深刻見解，普雷默・凱帝亞（Premal Khetia）博士對於喉輪的見地，以及尼古拉・巴赫曼與塔德・

布希（Todd Bush）願意讓我將他們的脈輪藝術放入這份手稿之中。我也要感謝我的工作人員：霍莉．波特（Holly Porter）一直以來的支持，以及B.米爾德（B. Milder）編輯手稿的審慎眼光。此外，還要感謝珍妮．皮爾森（Janine Pearson）在整理本書插圖時所做的貢獻。

我要向我忠誠而摯愛的妻子蘇莉亞（Sūrya）表示深深的愛意與感激，感謝她不斷的支持並給予我機會，把我的所學提供給這個世界。她對瑜伽之道的奉獻以及對能量精微體的深刻理解，皆是憑藉她自己的能力所獲取的啓發。在撰寫本書的漫長過程中，她還爲我烹煮了無數的精緻美食、沖泡了多壺的烏龍茶。

最後，我要感謝在我三十年來練習與學習瑜伽的漫長道路上，眾多啓發我、指引我的老師；包括我的解剖學與身體療法老師、瑜伽體位法的老師及冥想的指導者。我在本書中所分享的一切，全是來自他們給予我的出色指導。

參考書目

《喚醒老虎：啟動自我療癒本能》（*Waking the Tiger*），彼得・列文（Peter A. Levine）著，二〇一三年，奧修生命之道學苑出版。

《解剖列車：針對徒手及動作治療師的肌筋膜筋線（第三版）》（*Anatomy Trains 3rd Edition*），湯瑪斯・梅耶斯（Thomas W. Myers）著，二〇一六年，台灣愛思唯爾出版。

《禪者的初心》，鈴木俊隆著，二〇一五年，橡樹林出版。

Bainbridge Cohen, Bonnie. *Sensing, Feeling and Action*. Northampton, MA: Contact Editions, 1993.

Becker, Rollin. *Life in Motion*. Portland, OR: Stillness Press, 1997.

Deadman, Peter. *A Manual of Acupuncture*. East Sussex, UK: Journal of Chinese Medicine Publications, 2007.

Hanna, Thomas. *Somatics*. Cambridge, MA: Da Capo Press, 1988.

Juhan, Deane. *Job's Body*. Barrytown, NY: Station Hill Press, 1987.

Kaptchuk, Ted. *The Web That Has No Weaver*. Chicago: Congdon and Weed, 1983.

Milne, Hugh. *The Heart of Listening*. Berkeley, CA: North Atlantic Books, 1996.

Muktibodhananda. *Hatha Yoga Pradipika*. Varanasi, India: Swami Satyasangananda Saraswati, 1985.

Muller-Ortega, Paul. *The Triadic Heart of Siva*. Albany: SUNY Press, 1989.

Netter, Frank. *Atlas of Human Anatomy*. Philadelphia: Saunders, 2006.

Radhakrishnan, S. *The Principal Upanishads*. Amherst, NY: Humanity Books, 1992.

Rolf, Ida. *Rolfing: The Integration of Human Structures*. New York: Harper and Row, 1977.

Shultz, Louis, and Rosemary Feitis. *The Endless Web*. Berkeley, CA: North Atlantic Books, 1996.

Singh, Jaideva. *The Yoga of Delight, Wonder and Astonishment*. Albany: SUNY Press, 1991.

Sumner, Ged, and Steve Haines. *Cranial Intelligence*. London: Singing Dragon, 2010.

Travell, Janet, and David Simons. *Myofascial Pain and Dysfunction: The Trigger Point Manuals*. Baltimore: Williams and Wilkins, 1983.

Tsiaras, Alexander. *The Architecture and Design of Man and Woman*. New York: Doubleday, 2004

Upledger, John, and Jon Vredevoogd. *Cranial-Sacral Therapy*. Seattle: Eastland Press, 1983.

Zimmer, Heinrich. *Myths and Symbols in Indian Art and Civilization*. Washington, DC: Bollingen Foundation, 1946.

橡樹林文化 ❖❖ 衆生系列 ❖❖ 書目

JP0001	大寶法王傳奇	何謹◎著	200 元
JP0002X	當和尚遇到鑽石（增訂版）	麥可・羅區格西◎著	360 元
JP0003X	尋找上師	陳念萱◎著	200 元
JP0004	祈福 DIY	蔡春娉◎著	250 元
JP0006	遇見巴伽活佛	溫普林◎著	280 元
JP0009	當吉他手遇見禪	菲利浦・利夫・須藤◎著	220 元
JP0010	當牛仔褲遇見佛陀	蘇密・隆敦◎著	250 元
JP0011	心念的賽局	約瑟夫・帕蘭特◎著	250 元
JP0012	佛陀的女兒	艾美・史密特◎著	220 元
JP0013	師父笑呵呵	麻生佳花◎著	220 元
JP0014	菜鳥沙彌變高僧	盛宗永興◎著	220 元
JP0015	不要綁架自己	雪倫・薩爾茲堡◎著	240 元
JP0016	佛法帶著走	佛朗茲・梅蓋弗◎著	220 元
JP0018C	西藏心瑜伽	麥可・羅區格西◎著	250 元
JP0019	五智喇嘛彌伴傳奇	亞歷珊卓・大衛一尼爾◎著	280 元
JP0020	禪　兩刃相交	林谷芳◎著	260 元
JP0021	正念瑜伽	法蘭克・裘德・巴奇歐◎著	399 元
JP0022	原諒的禪修	傑克・康菲爾德◎著	250 元
JP0023	佛經語言初探	竺家寧◎著	280 元
JP0024	達賴喇嘛禪思 365	達賴喇嘛◎著	330 元
JP0025	佛教一本通	蓋瑞・賈許◎著	499 元
JP0026	星際大戰・佛部曲	馬修・波特林◎著	250 元
JP0027	全然接受這樣的我	塔拉・布萊克◎著	330 元
JP0028	寫給媽媽的佛法書	莎拉・娜塔莉◎著	300 元
JP0029	史上最大佛教護法一阿育王傳	德干汪莫◎著	230 元
JP0030	我想知道什麼是佛法	圖丹・卻淮◎著	280 元
JP0031	優雅的離去	蘇希拉・布萊克曼◎著	240 元
JP0032	另一種關係	滿亞法師◎著	250 元
JP0033	當禪師變成企業主	馬可・雷瑟◎著	320 元
JP0034	智慧 81	偉恩・戴爾博士◎著	380 元
JP0035	覺悟之眼看起落人生	金菩提禪師◎著	260 元
JP0036	貓咪塔羅算自己	陳念萱◎著	520 元

JP0037	聲音的治療力量	詹姆斯・唐傑婁◎著	280 元
JP0038	手術刀與靈魂	艾倫・翰彌頓◎著	320 元
JP0039	作為上師的妻子	黛安娜・J・木克坡◎著	450 元
JP0040	狐狸與白兔道晚安之處	庫特・約斯特勒◎著	280 元
JP0041	從心靈到細胞的療癒	喬思・慧麗・赫克◎著	260 元
JP0042	27% 的獲利奇蹟	蓋瑞・賀許伯格◎著	320 元
JP0043	你用對專注力了嗎？	萊斯・斐米博士◎著	280 元
JP0044	我心是金佛	大行大禪師◎著	280 元
JP0045	當和尚遇到鑽石 2	麥可・羅區格西◎等著	280 元
JP0046	雪域求法記	邢肅芝（洛桑珍珠）◎口述	420 元
JP0047	你的心是否也住著一隻黑狗？	馬修・約翰史東◎著	260 元
JP0048	西藏禪修書	克莉絲蒂・麥娜麗喇嘛◎著	300 元
JP0049	西藏心瑜伽 2	克莉絲蒂・麥娜麗喇嘛◎等著	300 元
JP0050	創作，是心靈療癒的旅程	茱莉亞・卡麥隆◎著	350 元
JP0051	擁抱黑狗	馬修・約翰史東◎著	280 元
JP0052	還在找藉口嗎？	偉恩・戴爾博士◎著	320 元
JP0053	愛情的吸引力法則	艾莉兒・福特◎著	280 元
JP0054	幸福的雪域宅男	原人◎著	350 元
JP0055	貓馬麻	阿義◎著	350 元
JP0056	看不見的人	中沢新一◎著	300 元
JP0057	內觀瑜伽	莎拉・鮑爾斯◎著	380 元
JP0058	29 個禮物	卡蜜・沃克◎著	300 元
JP0059	花仙療癒占卜卡	張元貞◎著	799 元
JP0060	與靈共存	詹姆斯・范普拉◎著	300 元
JP0061	我的巧克力人生	吳佩容◎著	300 元
JP0062	這樣玩，讓孩子更專注、更靈性	蘇珊・凱瑟・葛凌蘭◎著	350 元
JP0063	達賴喇嘛送給父母的幸福教養書	安娜・芭蓓蔻爾・史蒂文・李斯◎著	280 元
JP0064	我還沒準備說再見	布蕾克・諾爾＆帕蜜拉・D・布萊爾◎著	380 元
JP0065	記憶人人 hold 得住	喬許・佛爾◎著	360 元
JP0066	菩曼仁波切	林建成◎著	320 元
JP0067	下面那裡怎麼了？	莉莎・瑞金◎著	400 元
JP0068	極密聖境・仰桑貝瑪貴	邱常梵◎著	450 元
JP0069	停心	釋心道◎著	380 元
JP0070	聞盡	釋心道◎著	380 元
JP0071	如果你對現況感到倦怠……	威廉・懷克羅◎著	300 元

JP0072	希望之翼： 倖存的奇蹟，以及雨林與我的故事	茱莉安・柯普科◎著	380 元
JP0073	我的人生療癒旅程	鄧嚴◎著	260 元
JP0074	因果，怎麼一回事？	釋見介◎著	240 元
JP0075	皮克斯動畫師之紙上動畫《羅摩衍那》	桑傑・帕特爾◎著	720 元
JP0076	寫，就對了！	茱莉亞・卡麥隆◎著	380 元
JP0077	願力的財富	釋心道◎著	380 元
JP0078	當佛陀走進酒吧	羅卓・林茲勒◎著	350 元
JP0079	人聲，奇蹟的治癒力	伊凡・德・布奧恩◎著	380 元
JP0080	當和尚遇到鑽石 3	麥可・羅區格西◎著	400 元
JP0081	AKASH 阿喀許靜心 100	AKASH 阿喀許◎著	400 元
JP0082	世上是不是有神仙：生命與疾病的真相	樊馨蔓◎著	300 元
JP0083	生命不僅僅如此—辟穀記（上）	樊馨蔓◎著	320 元
JP0084	生命可以如此—辟穀記（下）	樊馨蔓◎著	420 元
JP0085	讓情緒自由	茱迪斯・歐洛芙◎著	420 元
JP0086	別癌無恙	李九如◎著	360 元
JP0087	甚麼樣的業力輪迴，造就現在的你	芭芭拉・馬丁＆狄米崔・莫瑞提斯◎著	420 元
JP0088	我也有聰明數學腦：15 堂課激發被隱藏的競爭力	盧采嫻◎著	280 元
JP0089	與動物朋友心傳心	羅西娜・瑪利亞・阿爾克蒂◎著	320 元
JP0090	法國清新舒壓著色畫 50：繽紛花園	伊莎貝爾・熱志－梅納＆紀絲蘭・史朶哈＆克萊兒・摩荷爾－法帝歐◎著	350 元
JP0091	法國清新舒壓著色畫 50：療癒曼陀羅	伊莎貝爾・熱志－梅納＆紀絲蘭・史朶哈＆克萊兒・摩荷爾－法帝歐◎著	350 元
JP0092	風是我的母親	熊心、茉莉・拉肯◎著	350 元
JP0093	法國清新舒壓著色畫 50：幸福懷舊	伊莎貝爾・熱志－梅納＆紀絲蘭・史朶哈＆克萊兒・摩荷爾－法帝歐◎著	350 元
JP0094	走過倉央嘉措的傳奇：尋訪六世達賴喇嘛的童年和晚年，解開情詩活佛的生死之謎	邱常梵◎著	450 元
JP0095	【當和尚遇到鑽石 4】愛的業力法則： 西藏的古老智慧，讓愛情心想事成	麥可・羅區格西◎著	450 元
JP0096	媽媽的公主病： 活在母親陰影中的女兒，如何走出自我？	凱莉爾・麥克布萊德博士◎著	380 元
JP0097	法國清新舒壓著色畫 50：璀璨伊斯蘭	伊莎貝爾・熱志－梅納＆紀絲蘭・史朶哈＆克萊兒・摩荷爾－法帝歐◎著	350 元
JP0098	最美好的都在此刻：53 個創意、幽默、找回微笑生活的正念練習	珍・邱禪・貝斯醫生◎著	350 元

JP0099	愛，從呼吸開始吧！ 回到當下、讓心輕安的禪修之道	釋果峻◎著	300 元
JP0100	能量曼陀羅：彩繪內在寧靜小宇宙	保羅・霍伊斯坦、狄蒂・羅恩◎著	380 元
JP0101	爸媽何必太正經！ 幽默溝通，讓孩子正向、積極、有力量	南琦◎著	300 元
JP0102	舍利子，是甚麼？	洪宏◎著	320 元
JP0103	我隨上師轉山：蓮師聖地溯源朝聖	邱常梵◎著	460 元
JP0104	光之手：人體能量場療癒全書	芭芭拉・安・布藍能◎著	899 元
JP0105	在悲傷中還有光： 失去珍愛的人事物，找回重新聯結的希望	尾角光美◎著	300 元
JP0106	法國清新舒壓著色畫 45：海底嘉年華	小姐們◎著	360 元
JP0108	用「自主學習」來翻轉教育！ 沒有課表、沒有分數的瑟谷學校	丹尼爾・格林伯格◎著	300 元
JP0109	Soppy 愛賴在一起	菲莉帕・賴斯◎著	300 元
JP0110	我嫁到不丹的幸福生活：一段愛與冒險的故事	琳達・黎明◎著	350 元
JP0111	TTouch® 神奇的毛小孩按摩術——狗狗篇	琳達・泰林頓瓊斯博士◎著	320 元
JP0112	戀瑜伽・愛素食：覺醒，從愛與不傷害開始	莎朗・嘉儂◎著	320 元
JP0113	TTouch® 神奇的毛小孩按摩術——貓貓篇	琳達・泰林頓瓊斯博士◎著	320 元
JP0114	給禪修者與久坐者的痠痛舒緩瑜伽	琴恩・厄爾邦◎著	380 元
JP0115	純植物・全食物：超過百道零壓力蔬食食譜， 找回美好食物真滋味，心情、氣色閃亮亮	安潔拉・立頓◎著	680 元
JP0116	一碗粥的修行： 從禪宗的飲食精神，體悟生命智慧的豐盛美好	吉村昇洋◎著	300 元
JP0117	綻放如花——巴哈花精靈性成長的教導	史岱方・波爾◎著	380 元
JP0118	貓星人的華麗狂想	馬喬・莎娜◎著	350 元
JP0119	直面生死的告白—— 一位曹洞宗禪師的出家緣由與說法	南直哉◎著	350 元
JP0120	OPEN MIND！房樹人繪畫心理學	一沙◎著	300 元
JP0121	不安的智慧	艾倫・W・沃茨◎著	280 元
JP0122	寫給媽媽的佛法書： 不煩不憂照顧好自己與孩子	莎拉・娜塔莉◎著	320 元
JP0123	當和尚遇到鑽石 5：修行者的祕密花園	麥可・羅區格西◎著	320 元
JP0124	貓熊好療癒：這些年我們一起追的圓仔 ~~ 頭號「圓粉」私密日記大公開！	周咪咪◎著	340 元
JP0125	用血清素與眼淚消解壓力	有田秀穗◎著	300 元
JP0126	當勵志不再有效	金木水◎著	320 元

JP0127	特殊兒童瑜伽	索妮亞・蘇瑪◎著	380 元
JP0128	108 大拜式	JOYCE（翁憶珍）◎著	380 元
JP0129	修道士與商人的傳奇故事： 經商中的每件事都是神聖之事	特里・費爾伯◎著	320 元
JP0130	靈氣實用手位法—— 西式靈氣系統創始者林忠次郎的療癒技術	林忠次郎、山口忠夫、 法蘭克・阿加伐・彼得◎著	450 元
JP0131	你所不知道的養生迷思——治其病要先明其因，破解那些你還在信以為真的健康偏見！	曾培傑、陳創濤◎著	450 元
JP0132	貓僧人：有什麼好煩惱的喵～	御誕生寺（ごたんじょうじ）◎著	320 元
JP0133	昆達里尼瑜伽——永恆的力量之流	莎克蒂・帕瓦・考爾・卡爾薩◎著	599 元
JP0134	尋找第二佛陀・良美大師—— 探訪西藏象雄文化之旅	寧艷娟◎著	450 元
JP0135	聲音的治療力量： 修復身心健康的咒語、唱誦與種子音	詹姆斯・唐傑婁◎著	300 元
JP0136	一大事因緣：韓國頂峰無無禪師的不二慈悲與智慧開示（特別收錄禪師台灣行腳對談）	頂峰無無禪師、 天真法師、玄玄法師◎著	380 元
JP0137	運勢決定人生——執業 50 年、見識上萬客戶資深律師告訴你翻轉命運的智慧心法	西中　務◎著	350 元
JP0138	心靈花園：祝福、療癒、能量—— 七十二幅滋養靈性的神聖藝術	費絲・諾頓◎著	450 元
JP0139	我還記得前世	凱西・伯德◎著	360 元
JP0140	我走過一趟地獄	山姆・博秋茲◎著 貝瑪・南卓・泰耶◎繪	699 元
JP0141	寇斯的修行故事	莉迪・布格◎著	300 元
JP0142	全然接受這樣的我： 18 個放下憂慮的禪修練習	塔拉・布萊克◎著	360 元
JP0143	如果用心去愛，必然經歷悲傷	喬安・凱恰托瑞◎著	380 元
JP0144	媽媽的公主病： 活在母親陰影中的女兒，如何走出自我？	凱莉爾・麥克布萊德博士◎著	380 元
JP0145	創作，是心靈療癒的旅程	茱莉亞・卡麥隆◎著	380 元
JP0146	一行禪師　與孩子一起做的正念練習： 灌溉生命的智慧種子	一行禪師◎著	450 元
JP0147	達賴喇嘛的御醫，告訴你治病在心的 藏醫學智慧	益西・東登◎著	380 元
JP0148	39 本戶口名簿：從「命運」到「運命」・ 用生命彩筆畫出不凡人生	謝秀英◎著	320 元

JP0149	禪心禪意	釋果峻◎著	300 元
JP0150	當孩子長大卻不「成人」……接受孩子不如期望的事實、放下身為父母的自責與內疚，重拾自己的中老後人生！	珍・亞當斯博士◎著	380 元
JP0151	不只小確幸，還要小確「善」！每天做一點點好事，溫暖別人，更為自己帶來 365 天全年無休的好運！	奧莉・瓦巴◎著	460 元
JP0154	祖先療癒：連結先人的愛與智慧，解決個人、家庭的生命困境，活出無數世代的美好富足！	丹尼爾・佛爾◎著	550 元
JP0155	母愛的傷也有痊癒力量：說出台灣女兒們的心裡話，讓母女關係可以有解！	南琦◎著	350 元
JP0156	24 節氣　供花禮佛	齊云◎著	550 元
JP0157	用瑜伽療癒創傷：以身體的動靜，拯救無聲哭泣的心	大衛・艾默森 伊麗莎白・賀伯◎著	380 元
JP0158	命案現場清潔師：跨越生與死的斷捨離・清掃死亡最前線的真實記錄	盧拉拉◎著	330 元
JP0159	我很瞎，我是小米酒：台灣第一隻全盲狗醫生的勵志犬生	杜韻如◎著	350 元
JP0160	日本神諭占卜卡：來自眾神、精靈、生命與大地的訊息	大野百合子◎著	799 元
JP0161	宇宙靈訊之神展開	王育惠、張景雯◎著繪	380 元
JP0162	哈佛醫學專家的老年慢療八階段：用三十年照顧老大人的經驗告訴你，如何以個人化的照護與支持，陪伴父母長者的晚年旅程。	丹尼斯・麥卡洛◎著	450 元
JP0163	入流亡所：聽一聽・悟、修、證《楞嚴經》	頂峰無無禪師◎著	350 元
JP0165	海奧華預言：第九級星球的九日旅程・奇幻不思議的真實見聞	米歇・戴斯馬克特◎著	400 元
JP0166	希塔療癒：世界最強的能量療法	維安娜・斯蒂博◎著	620 元
JP0167	亞尼克　味蕾的幸福：從切片蛋糕到生乳捲的二十年品牌之路	吳宗恩◎著	380 元
JP0168	老鷹的羽毛——一個文化人類學者的靈性之旅	許麗玲◎著	380 元
JP0169	光之手 2：光之顯現——個人療癒之旅・來自人體能量場的核心訊息	芭芭拉・安・布藍能◎著	1200 元
JP0170	渴望的力量：成功者的致富金鑰・《思考致富》特別金賺秘訣	拿破崙・希爾◎著	350 元

眾生系列　JP0172

瑜伽中的能量精微體：結合古老智慧與人體解剖、深度探索全身的奧秘潛能，喚醒靈性純粹光芒！

Yoga of the Subtle Body: A Guide to the Physical and Energetic Anatomy of Yoga

---

作　　者／提亞斯・里托（Tias Little）
中　　譯／林資香
責任編輯／陳怡安
業　　務／顏宏紋

總 編 輯／張嘉芳
出　　版／橡樹林文化
城邦文化事業股份有限公司
104 台北市民生東路二段 141 號 5 樓
電話：(02)2500-7696　傳眞：(02)2500-1951
發　　行／英屬蓋曼群島商家庭傳媒股份有限公司城邦分公司
104 台北市中山區民生東路二段 141 號 2 樓
客服服務專線：(02)25007718；25001991
24 小時傳眞專線：(02)25001990；25001991
服務時間：週一至週五上午 09:30 ～ 12:00；下午 13:30 ～ 17:00
劃撥帳號：19863813　戶名：書虫股份有限公司
讀者服務信箱：service@readingclub.com.tw
香港發行所／城邦（香港）出版集團有限公司
香港灣仔駱克道 193 號東超商業中心 1 樓
電話：(852)25086231　傳眞：(852)25789337
Email: hkcite@biznetvigator.com
馬新發行所／城邦（馬新）出版集團【Cité (M) Sdn.Bhd. (458372 U)】
41, Jalan Radin Anum, Bandar Baru Sri Petaling,
57000 Kuala Lumpur, Malaysia.
電話：(603) 90578822　傳眞：(603) 90576622
Email：cite@cite.com.my

內頁排版／歐陽碧智
封面設計／兩棵酸梅
印　　刷／韋懋實業有限公司

初版一刷／ 2020 年 5 月
初版二刷／ 2022 年 4 月
ISBN ／ 978-986-99011-1-6
定價／ 560 元
城邦讀書花園
www.cite.com.tw

國家圖書館出版品預行編目（CIP）資料

瑜伽中的能量精微體：結合古老智慧與人體解剖、深度探索全身的奧秘潛能，喚醒靈性純粹光芒！／提亞斯・里托（Tias Little）著；林資香譯. -- 初版. -- 臺北市：橡樹林文化，城邦文化出版：家庭傳媒城邦分公司發行，2020.05
面；　公分. --（眾生；JP0172）
譯自：Yoga of the subtle body : a guide to the physical and energetic anatomy of yoga.
ISBN 978-986-99011-1-6（平裝）

1. 瑜伽　2. 靈修

411.15　　109005769

104 台北市中山區民生東路二段141號5樓

城邦文化事業股份有限公司
橡樹林出版事業部　收

請沿虛線剪下對折裝訂寄回，謝謝！

|橡|樹|林|

書名：瑜伽中的能量精微體　書號：JP0172

橡樹林文化
讀者回函卡

感謝您對橡樹林出版社之支持，請將您的建議提供給我們參考與改進；請別忘了給我們一些鼓勵，我們會更加努力，出版好書與您結緣。

姓名：＿＿＿＿＿＿＿＿＿＿ □女 □男 生日：西元＿＿＿＿＿年

Email：＿＿＿＿＿＿＿＿＿＿＿＿＿＿＿＿＿＿＿＿

● 您從何處知道此書？

□書店 □書訊 □書評 □報紙 □廣播 □網路 □廣告 DM □親友介紹

□橡樹林電子報 □其他＿＿＿＿＿＿＿

● 您以何種方式購買本書？

□誠品書店 □誠品網路書店 □金石堂書店 □金石堂網路書店

□博客來網路書店 □其他＿＿＿＿＿＿＿

● 您希望我們未來出版哪一種主題的書？（可複選）

□佛法生活應用 □教理 □實修法門介紹 □大師開示 □大師傳記

□佛教圖解百科 □其他＿＿＿＿＿＿＿

● 您對本書的建議：

＿＿＿＿＿＿＿＿＿＿＿＿＿＿＿＿＿＿＿＿

＿＿＿＿＿＿＿＿＿＿＿＿＿＿＿＿＿＿＿＿

＿＿＿＿＿＿＿＿＿＿＿＿＿＿＿＿＿＿＿＿

＿＿＿＿＿＿＿＿＿＿＿＿＿＿＿＿＿＿＿＿

＿＿＿＿＿＿＿＿＿＿＿＿＿＿＿＿＿＿＿＿

非常感謝您提供基本資料，基於行銷及客戶管理或其他合於營業登記項目或章程所定業務需要之目的，家庭傳媒集團（即英屬蓋曼群商家庭傳媒股份有限公司城邦分公司、城邦文化事業股分有限公司、書虫股分有限公司、墨刻出版股分有限公司、城邦原創股分有限公司）於本集團之營運期間及地區內，將不定期以 MAIL 訊息發送方式，利用您的個人資料於提供讀者產品相關之消費與活動訊息，如您有依照個資法第三條或其他需服務之業務，得致電本公司客服。

我已經完全瞭解左述內容，並同意本人資料依上述範圍內使用。

＿＿＿＿＿＿＿＿＿＿（簽名）

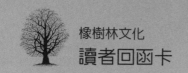